国際栄養学

― グローバルな栄養課題とその対策 ―

編著 村山伸子・五味郁子・坂元晴香
　　 須藤紀子・水元　芳

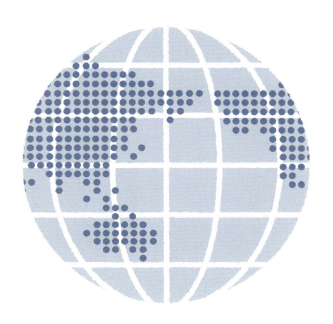

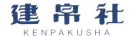
建帛社
KENPAKUSHA

本書は，令和3年度厚生労働省予算事業「諸外国の栄養政策立案・展開支援を担う専門人材の育成に向けた調査等一式」および令和4年度厚生労働省予算事業「国際保健・栄養人材育成の普及推進に向けた調査等一式」において作成されたモデルテキストをもとに，学部・大学院等での学修のため加筆修正を行ったものである。

は じ め に

　今，これまで以上に世界で共通の課題が多く出現し，こうした課題の解決は一国では難しく，世界の人々と共に解決することが必要となっています。栄養・食生活に関する課題に対しても，現場から政策までの視点をもち，世界の人々と共に考え，解決できる人材が求められていることから，本書を出版することとなりました。

　世界の人口は81億1,900万人（「世界人口白書」2024）であり，2080年代まで増加を続ける見込みです。日本の人口は減少に転じている一方で，増加する人口の多くが中所得国，低所得国です。人口増加の中で，世界食糧計画（WFP）によると，飢餓に直面している人口は，2023年現在で7億3,500万人であり，新型コロナウイルス感染症拡大前の2019年より増加しています。さらに，世界中で低栄養と過剰栄養が同時に起こる栄養不良の二重負荷（double burden of malnutrition）が指摘され，人々の健康との関連が示されています。

　こうした現状に対して，1992年世界栄養宣言（FAO/WHO）においては「栄養的で安全な食物へのアクセスは個々人の権利である」とされています。また，国連食糧農業機関（FAO）は，食料安全保障（food security）とは「全ての人が，いかなる時にも，活動的で健康的な生活に必要な食生活上のニーズと嗜好を満たすために，十分で安全かつ栄養ある食料を，物理的，社会的及び経済的にも入手可能であるときに達成される状況」とし，これらが保障されることが必要であるとしています。国連による2015年から2030年までの持続可能な開発目標（SDGs）においても，「飢餓をゼロに」「すべての人に健康と福祉を」が含まれています。したがって，「人間の生存や健康」のために，栄養・食生活が重要であることは明らかです。

　一方で，地球温暖化をはじめとした地球環境問題が深刻化し，その解決に寄与する1つの要素として，栄養・食生活が注目されています。国連はSDGs達成に向けた6つのエントリーポイントの1つとして，「持続可能な食料システムと健康的な栄養パターンの構築」を挙げています。また，2019年にはEAT-Lancet Commissionにより，地球にも人間の健康にもよい食事 "Planetary Healthy Diet" という考え方が提唱され，FAO/WHOからも「持続可能で健康的な食事に関する指針」が出されています。そこでは，「健康的で環境への影響が少ない食事を促進することが急務であること，これらの食事は，すべての人にとって社会文化的に受け入れられ，経済的にアクセス可能である必要」が指摘されています。また，「人間の生存や健康」とともに「持続的な環境」のために，栄養・食生活が重要であることが提唱されています。

　日本においても，こうした世界的（グローバル，国際的，各国の）課題に対応できる人材の養成が急務となっています。そこで，厚生労働省により，2021年度，2022年度に国際栄養人材養成について，2021年度に「諸外国の栄養政策立案・展開支援を担う専門人材の育成に向けた調査等一式」，2022年度に「国際保健・栄養人材育成の普及推進に向けた調査等一式」の事業が実施され，大学院における国際栄養人材の養成について，育成する人材のコンピテンシー（成果につながる行動特性や能力），教育プログラム，テキスト素案の作成が行われました。これらの作成は，諸外国の国際保健や国際栄養の大学院等の教育に関する情報の収集と分析，国際機関等で栄養政策に携わっている日本人の方々へのインタビューなどをもとに行われました。

i

【育成する人材のコンピテンシー】
育成する人材像の到達に必要な姿勢や力
1）世界の栄養課題・健康課題解決の実践者としての倫理観と使命感を有する。
2）国際栄養分野の政策立案・実践に求められる専門的知識を身につけている。
3）健康・栄養の多様な課題の発見と解決に向けて，政策的な観点から，様々な課題解決手法を用いることができる。
4）多様性ある組織の中で協働し，目標を達成するためのリーダーシップを発揮できる。
5）自らの意見を論理的に構築し，言語の壁を越えて口頭・文書による双方向の議論を行うことができる。
6）グローバルな潮流や国際情勢の変化をとらえて，あらゆる危機の結果として生じる栄養課題に対して的確に対応することができる。

【教育プログラム】
　人材像およびコンピテンシーを踏まえて，これらを達成するために必要な授業内容，授業形態について検討し，以下の教育プログラム（案）が作成された。本教育プログラム（案）は，管理栄養士・栄養士養成課程の修了者を対象とした修士課程のプログラム（案）である。
　11の科目（うち7科目は講義，2科目は演習，1科目は実習，1科目はゼミ・論文執筆）で構成され，合計単位数は30単位，すべて必修科目を想定している。
1）国際栄養概論—国際栄養にフォーカスした歴史と変遷—（講義・2単位）
2）フードセキュリティ（講義・2単位）
3）低・中所得国の健康問題と栄養管理（講義・2単位）
4）女性・母子を中心とした，ライフステージごとの健康・栄養（講義・1単位）
5）低・中所得国における栄養・食事調査の手法とデータ解釈（講義・2単位）
6）健康および栄養・食の決定要因（講義・2単位）
7）栄養政策・プログラムの立案・展開・モニタリング評価（講義・3単位）
8）演習（リーディング・ライティング，コミュニケーション・交渉，プレゼンテーション）（演習・2単位）
9）演習（質的・量的データの収集・分析・解釈）（演習・2単位）
10）実習（学外実習，政策関係経験者とのディスカッション）（実習・2単位）
11）ゼミ・論文執筆（10単位）

　厚生労働省の事業では，教育プログラムの1）〜7）の内容について，テキスト素案が作成されました。本書は，そのテキスト素案をもとにして，著者らが作成した教科書です。教科書にする際に，学部の学生，栄養以外の国際保健学を学ぶ学部や大学院の学生が使用できるよう，説明の追記や用語の解説，事例等を入れています。

　本書が，世界の栄養・食生活に関する課題（食を通した健康問題／地球環境問題）を世界の人々と共に考え，共に改善したいと思うきっかけになることを，著者一同，心より願っています。

2024年8月

編著者を代表して
新潟県立大学　村　山　伸　子

目　　次

はじめに ……………………………………………………………………………………… *i*

目　次 ………………………………………………………………………………………… *iii*

著作権に係る留意事項 …………………………………………………………………… *x*

本資料の執筆担当者等 …………………………………………………………………… *xi*

テキスト素案　全体構成 ………………………………………………………………… *xiii*

第1章　国際栄養概論─国際栄養にフォーカスした歴史と変遷─

1．国際保健の変遷 ……………………………………………………………………… *1*
　　1-1　国際保健（グローバルヘルス）とは ……………………………………… *1*
　　1-2　新たな国際保健のパラダイムシフト─SDGs からプラネタリー・ヘルスの時代へ …… *3*

2．国際保健の中での栄養課題の変遷 ……………………………………………… *8*
　　2-1　国際保健における栄養課題の位置付け（栄養のパラダイムシフト）…… *8*
　　2-2　WHO における栄養議論の変遷 …………………………………………… *10*
　　2-3　国連総会，G7，G20での栄養議論の変遷 ……………………………… *13*
　　2-4　その他主要国際会議における栄養議論の変遷 ………………………… *13*

3．国際保健の中でのアクターの変遷，資金の変遷 …………………………… *15*
　　3-1　国際保健領域における主要なアクター ………………………………… *15*
　　3-2　国際保健領域における援助資金の動向 ………………………………… *16*
　　3-3　栄養領域における援助資金の動向 ……………………………………… *17*
　練習問題（グループワーク）　*21*
　文　献　*21*
　【事例】　*23*

第2章　食料安全保障（フードセキュリティ）

1．世界の人口・食料問題 ……………………………………………………………… *25*
　　1-1　人口増加と食生活の変化に影響を受ける食料問題 ………………… *25*
　　1-2　世界の飢餓と栄養問題 …………………………………………………… *27*
　　1-3　飢餓と栄養問題のマッピング ………………………………………… *31*

2．フードセキュリティに関する国際的議論の変遷 …………………………… *34*
　　2-1　1920年代から1970年代の議論：供給（生産）の充実に向けて ……… *34*
　　2-2　1980年代の議論：需要（アクセス）面のフードセキュリティへの視点の転換 …… *36*
　　2-3　1990年代以降の議論：人権としてのフードセキュリティと4つの構成要素 ………… *37*

iii

目　次

3．フードセキュリティを支える食料システム：持続可能な生産と消費 ………… **40**
- 3-1　食料システムとは …………………………………………………………… *40*
- 3-2　食料システムに関する課題の変遷 ………………………………………… *42*
- 3-3　栄養向上のための食料システム …………………………………………… *47*
- 3-4　国際協定と食料システム …………………………………………………… *49*

4．量的（供給）および質的（栄養）なフードセキュリティへの課題 …………… **51**
- 4-1　量的なフードセキュリティ（供給）への課題 …………………………… *52*
- 4-2　質的なフードセキュリティ（栄養）への課題 …………………………… *53*

5．食料システムに関する政策・戦略 ……………………………………………… **54**
- 5-1　栄養政策策定支援 …………………………………………………………… *54*
- 5-2　国際機関等による食料システム …………………………………………… *55*
- 5-3　民間セクターにおける食料システム ……………………………………… *57*

6．域別フードセキュリティ課題の特徴 …………………………………………… **57**
- 6-1　地域別フードセキュリティ課題の多様性 ………………………………… *57*
- 6-2　地域の状況を理解するための指標 ………………………………………… *58*

7．持続可能で強靱かつ包括的な未来に向けて ………………………………… **64**
練習問題（グループワーク）　*65*

文　　献　*66*

【事例1】　*74*

【事例2】　*76*

【事例3】　*77*

第3章　低・中所得国の健康課題と栄養管理

1．低・中所得国の健康問題 ………………………………………………………… **79**
- 1-1　傷病の分類 …………………………………………………………………… *79*
- 1-2　世界の健康課題をとらえる指標 …………………………………………… *81*
- 1-3　世界の健康課題の動向 ……………………………………………………… *82*
- 1-4　健康課題のリスク要因 ……………………………………………………… *83*

2．低・中所得国におけるヘルスケアシステムと栄養管理 …………………… **84**
- 2-1　低・中所得国のヘルスケアにおける栄養ケアの現状 ………………… *84*
- 2-2　学校給食 ……………………………………………………………………… *84*
- 2-3　低・中所得国における事業所給食 ………………………………………… *85*

3．栄養不良の病態と栄養管理 ……………………………………………………… **87**
- 3-1　栄養不良 ……………………………………………………………………… *87*
- 3-2　栄養不良のスクリーニング ………………………………………………… *88*
- 3-3　栄養不良の栄養管理 ………………………………………………………… *89*
- 3-4　地域における栄養不良の栄養管理 ………………………………………… *92*
- 3-5　入院栄養不良 ………………………………………………………………… *92*

3-6 栄養不良を減らすためのプログラム ……………………………………………… 93

4. 非感染性疾患（NCDs）の栄養管理 **93**
4-1 NCDs とは …………………………………………………………………………… 93
4-2 低・中所得国における NCDs の診断と治療 ……………………………………… 93
4-3 低・中所得国における NCDs の栄養管理 ………………………………………… 94
4-4 NCDs Global Action Plan ─ NCDs の予防と管理に関する行動指針 ………… 97
4-5 健康的な食事 ……………………………………………………………………… 97

5. 最先端科学技術を活用した栄養管理 **98**
練習問題　*98*
文　献　*99*
【事例1】　*102*
【事例2】　*103*

第4章　女性・母子を中心とした，ライフステージごとの健康・栄養

1. 低・中所得国における妊娠・授乳期の健康・栄養問題と必要な支援 …………… **107**
1-1 最初の1,000日間からみた胎児期からの栄養の重要性 …………………………… 107
1-2 母子健康手帳 ……………………………………………………………………… 110
1-3 妊娠期・授乳期の食事 …………………………………………………………… 111
1-4 妊婦健診と栄養指導 ……………………………………………………………… 112
1-5 鉄・葉酸サプリメントの配布 …………………………………………………… 114
1-6 低・中所得国における LBW の原因 …………………………………………… 114
1-7 母乳栄養（BF） …………………………………………………………………… 115
1-8 病気や低栄養の母親による BF …………………………………………………… 116
1-9 国際機関による BF 推進の背景と取り組み ……………………………………… 116

2. 低・中所得国における乳幼児期の健康・栄養問題と必要な支援 ………………… **119**
2-1 the WHO Child Growth Standards ……………………………………………… 119
2-2 低・中所得国における栄養不良の割合と地域間格差 …………………………… 119
2-3 5歳未満の死亡原因とその背景にある栄養問題 ………………………………… 120
2-4 低・中所得国における離乳食の問題点と離乳の進め方 ………………………… 122
2-5 WHO の母子栄養に関する世界栄養目標 ………………………………………… 123
2-6 Indicators for assessing infant and young child feeding practices …………… 124

3. 低・中所得国における学童期の健康・栄養問題と必要な支援 …………………… **124**
3-1 学童期の栄養不良とその対策 …………………………………………………… 124
3-2 学校給食 …………………………………………………………………………… 125

4. 低・中所得国における思春期の健康・栄養問題と必要な支援 …………………… **125**

5. 低・中所得国における成人期の健康・栄養問題と必要な支援 …………………… **126**
5-1 低・中所得国における成人の肥満と貧血の現状 ………………………………… 126
5-2 低・中所得国における NCDs の現状とその背景 ……………………………… 127

目　　次

6．低・中所得国における高齢期の健康・栄養問題と必要な支援･･････････ **129**
　6-1　日本の高齢化と食生活 *129*
　6-2　世界の高齢化と栄養問題 *129*

7．低・中所得国におけるジェンダーと健康・栄養問題と必要な支援････ **131**
　7-1　ジェンダーとは何か *131*
　7-2　教育・文化・慣習におけるジェンダー規範がもたらす健康・栄養問題 *131*
　7-3　家庭内での従属的な立場が食物摂取に及ぼす影響（世帯内食料分配の不平等）･････ *132*
　7-4　母親の教育レベルとこどもの健康・栄養状態の関連 *132*
　7-5　意思決定権をもたないことによる間隔の短い頻回な妊娠（避妊の満たされない
　　　 ニーズ）が母体の健康・栄養状態を損なう（セクシャル・リプロダクティブ・
　　　 ヘルス／ライツ） *132*

8．非常時における要配慮者の健康・栄養問題と必要な支援･････････････ **134**
　8-1　低・中所得国における災害による被害と備えの現状 *134*
　8-2　低・中所得国における被災者支援と非常時の食料供給の現状 *134*
　8-3　ライフステージ別の非常時の栄養支援 *136*
　練習問題　*140*
　文　献　*140*
　【事例】　*144*

第5章　健康および栄養・食生活の決定要因

1．健康の決定要因･･ **147**
　1-1　遺伝学・生物学的要因 *147*
　1-2　個人のライフスタイル *147*
　1-3　自然環境 *148*
　1-4　社会環境 *148*
　1-5　医療アクセス *149*

2．健康の社会的決定要因･･･ **149**
　2-1　健康格差の社会的要因 *151*
　2-2　すべての政策において健康を考慮するアプローチ *151*
　2-3　都市部と農村部 *152*
　2-4　雇用と労働 *152*
　2-5　ライフコースを通じた社会保障 *152*
　2-6　ヘルスケアシステム *153*
　2-7　ソーシャル・インクルージョン *153*
　2-8　健康の商業的決定要因 *153*

3．栄養や食生活に影響を与える諸要因･･･････････････････････････････ **154**
　3-1　食物選択・食行動に影響する諸要因 *154*
　3-2　食料システムと消費者行動 *154*

目　次

	3-3	栄養転換	155
	3-4	気候変動	155
	3-5	ライフコースを通した栄養改善	158
	3-6	母子栄養の決定要因の概念的フレームワーク	159
	3-7	こどもの肥満・過体重の関連要因	160
	3-8	高齢化・高齢社会の関連要因	161

4．プラネタリー・ヘルス 161

練習問題　*162*

文　献　*163*

【事例】　*166*

第6章　低・中所得国における栄養・食事調査の手法とデータ解釈

1．個人レベルの栄養・食事調査 169

| | 1-1 | 食事摂取量を反映する身体測定値・生化学的指標 | 169 |
| | 1-2 | 食事調査 | 171 |

2．世帯レベルの栄養・食事調査 176

3．地域レベルの栄養・食事調査 177

| | 3-1 | どのように情報を得るか | 177 |
| | 3-2 | どのような情報を集めるか | 178 |

4．国レベルの栄養・食事調査 179

| | 4-1 | 統計資料から対象国の健康・栄養問題を把握する | 179 |
| | 4-2 | 対象国の健康・栄養政策を把握する | 179 |

5．多様な課題発見の手法 182

6．研究倫理 183

| | 6-1 | ヘルシンキ宣言 | 183 |
| | 6-2 | 研究倫理審査 | 183 |

練習問題　*183*

文　献　*183*

【事例1】　*185*

【事例2】　*187*

第7章①　栄養政策・プログラムの立案・展開・モニタリング評価

1．グローバル社会における栄養政策の位置付け 191

	1-1	国際社会における栄養政策	192
	1-2	外交政策	192
	1-3	貿易・経済政策	194
	1-4	環境政策	194

目　次

$\qquad$ 1-5　安全保障政策 ··· *195*

2.　グローバルな栄養戦略に関する情報収集と評価 ·· **196**

$\qquad$ 2-1　国際的栄養戦略の決定プロセス ··· *196*

$\qquad$ 2-2　グローバルレベルで策定された栄養戦略の情報収集と評価 ··········· *196*

$\qquad$ 2-3　国際的な栄養戦略に関する分野や組織を越えた取り組み ·············· *197*

3.　栄養戦略策定に必要な政治体制，行政構造，財政，ヘルスシステムの理解 ······· **198**

$\qquad$ 3-1　政治体制 ·· *198*

$\qquad$ 3-2　財　政 ··· *198*

$\qquad$ 3-3　行政構造 ·· *199*

$\qquad$ 3-4　ヘルスシステム ··· *199*

$\quad$ 文　献　*200*

$\quad$ 【事例】　*202*

第7章②　栄養政策・プログラムの立案・展開・モニタリング評価

1.　栄養政策のフレームワーク ··· **203**

2.　事前評価のための情報収集 ··· **204**

$\qquad$ 2-1　コミュニティエンゲージメント分析（ステップ1） ······················ *205*

$\qquad$ 2-2　問題分析（ステップ2） ··· *205*

$\qquad$ 2-3　ステークホルダー分析とエンゲージメント（ステップ3） ·············· *206*

$\qquad$ 2-4　決定要因分析（ステップ4） ··· *208*

$\qquad$ 2-5　キャパシティ分析（ステップ5） ··· *209*

$\qquad$ 2-6　既存の政策の分析（ステップ6） ··· *210*

$\qquad$ 2-7　介入研究と戦略の選択（ステップ7） ·· *210*

$\qquad$ 2-8　リスク分析と戦略の優先順位付け（ステップ8） ···························· *211*

3.　栄養政策と栄養プログラム ··· **212**

$\qquad$ 3-1　国レベルの政策と個別栄養プログラムとの関係性 ······················· *212*

$\qquad$ 3-2　栄養政策・プログラムの類型 ··· *213*

4.　栄養政策・栄養プログラムの提案 ·· **214**

$\qquad$ 4-1　政策やプログラムの計画（ステップ9） ··· *214*

$\qquad$ 4-2　理論モデルへの当てはめ（ステップ10） ·· *216*

$\qquad$ 4-3　介入計画の作成 ··· *216*

5.　栄養政策・栄養プログラムの実施 ·· **216**

$\qquad$ 5-1　実施のための計画策定（ステップ11） ··· *216*

$\qquad$ 5-2　実施の管理（マネジメント）（ステップ12） ···································· *218*

$\quad$ 文　献　*219*

$\quad$ 【事例1】　*220*

$\quad$ 【事例2】　*221*

viii

第7章③　栄養政策・プログラムの立案・展開・モニタリング評価

1. 栄養政策・プログラムのモニタリング・評価とは ········· *223*
- 1-1　政策・プログラムの評価とは何か（定義） ········· *223*
- 1-2　政策・プログラムの評価の目的 ········· *223*

2. 評価の種類と方法 ········· *224*
- 2-1　評価の対象と評価手法の対応 ········· *224*
- 2-2　セオリー評価 ········· *224*
- 2-3　プロセス評価（ステップ13） ········· *226*
- 2-4　インパクト評価・アウトカム評価（ステップ14） ········· *227*
- 2-5　能力向上（持続性）の評価（ステップ15） ········· *228*
- 2-6　コスト・パフォーマンス評価（ステップ16） ········· *229*

3. その他の評価 ········· *230*
- 3-1　エンパワメント評価 ········· *230*
- 3-2　経済協力開発機構（OECD）／開発援助委員会（DAC）評価6基準 ········· *230*

4. 評価結果のフィードバック（ステップ17） ········· *231*
- 4-1　政策過程へのフィードバック ········· *231*
- 4-2　報告書の作成 ········· *231*

5. 国際協力の計画・評価手法 ········· *231*
- 5-1　JICA の協力戦略 ········· *231*
- 5-2　PCM 手法の利点と限界 ········· *232*
- 5-3　PCM 手法を用いたマネジメント ········· *233*

練習問題　*238*

文　献　*240*

【事例1】　*240*

【事例2】　*242*

略語表 ········· *249*

索　引 ········· *253*

著作権に係る留意事項

　本文書は，厚生労働省予算事業において作成されたモデルテキストをもとに，学部・大学院等での学修のために加筆修正を行ったものである。

　本文書の著作権は，モデルテキストの記載部分は厚生労働省に，加筆修正部分は出版社（建帛社）に属する。なお，本文書で引用した図表等各著作物の個別の著作権は，引用元の著作権者それぞれに属する。

　本文書の引用等にあたっては，著作権法に従うこと。

※モデルテキストの記載部分と加筆修正部分を確認したい場合は，出版社（建帛社）までご連絡ください。

本資料の執筆担当者等

- 本モデルテキストは，令和3年度厚生労働省予算事業「諸外国の栄養政策立案・展開支援を担う専門人材の育成に向けた調査等一式」において素案を作成し，令和4年度厚生労働省予算事業「国際保健・栄養人材育成の普及推進に向けた調査等一式」において加筆修正を行い，モデルテキストとして編集した。
- 素案の執筆担当，モデルテキストの加筆修正担当は，各年度事業の検討委員会等にご参画いただいた有識者にご分担いただいた。また，モデルテキストに掲載した事例は，令和4年度事業検討委員会の委員およびヒアリング参加者の一部にご執筆いただいた。
- 各ご担当者は以下の通りであった。

■テキスト素案執筆担当（令和3年度事業）

目　次	ご担当　（肩書きは令和3年度時点）
第1章	慶應義塾大学　医学部　医療政策管理学教室　特任助教　坂元　晴香 氏
第2章	中村学園大学　栄養科学部　フード・マネジメント学科　教授　水元　芳 氏
第3章	神奈川県立保健福祉大学　栄養学科　准教授　五味　郁子 氏
第4章	お茶の水女子大学　基幹研究院　自然科学系　教授　須藤　紀子 氏
第5章（旧6章）	長崎大学大学院　熱帯医学・グローバルヘルス研究科　助教　佐藤　美穂 氏
第6章（旧5章）	青森県立保健大学　健康科学部　栄養学科　准教授　三好　美紀 氏
第7章①	帝京大学大学院　公衆衛生学研究科　准教授　井上　まり子 氏
第7章②	青森県立保健大学　健康科学部　栄養学科　教授　吉池　信男 氏
第7章③	新潟県立大学　人間生活学部　健康栄養学科　教授　村山　伸子 氏

■モデルテキスト加筆修正担当（令和4年度事業）

目　次	ご担当　（肩書きは令和4年度時点）
第1章	東京女子医科大学　国際環境・熱帯医学講座　准教授　坂元　晴香 氏
第2章	中村学園大学　栄養科学部　フード・マネジメント学科　教授　水元　芳 氏
第3章	神奈川県立保健福祉大学　栄養学科　教授　五味　郁子 氏
第4章	お茶の水女子大学　基幹研究院　自然科学系　教授　須藤　紀子 氏
第5章（旧6章）	神奈川県立保健福祉大学　栄養学科　教授　五味　郁子 氏
第6章（旧5章）	お茶の水女子大学　基幹研究院　自然科学系　教授　須藤　紀子 氏
第7章①	中村学園大学　栄養科学部　フード・マネジメント学科　教授　水元　芳 氏
第7章②	新潟県立大学　人間生活学部　健康栄養学科　教授　村山　伸子 氏
第7章③	

■モデルテキスト　事例執筆担当（令和4年度事業）

テキスト 素案目次	担当 事例	ご担当（肩書きは令和4年度時点）
第1章	—	東京女子医科大学　国際環境・熱帯医学講座　准教授　坂元　晴香　氏
第2章	事例1	中村学園大学　栄養科学部　フード・マネジメント学科　教授　株田　文博　氏
	事例2	中村学園大学　栄養科学部　フード・マネジメント学科　教授　水元　芳　氏
	事例3	
第3章	事例1	熊本県立大学　環境共生学部　環境共生学科　准教授　坂本　達昭　氏
	事例2	神奈川県立保健福祉大学　栄養学科　教授　五味　郁子　氏
第4章	—	中村学園大学　栄養科学部　フード・マネジメント学科　教授　水元　芳　氏
第5章 （旧6章）	—	常葉大学　健康プロデュース学部　健康栄養学科　准教授　野末　みほ　氏
		学校法人自由学園（高等科）　教諭（技術家庭科）　千原　正子　氏
第6章 （旧5章）	事例1	常葉大学　健康プロデュース学部　健康栄養学科　准教授　野末　みほ　氏
		学校法人自由学園（高等科）　教諭（技術家庭科）　千原　正子　氏
	事例2	青森県立保健大学　健康科学部　栄養学科　教授　鹿内　彩子　氏
	事例3	お茶の水女子大学　基幹研究院　自然科学系　教授　須藤　紀子　氏
第7章①	—	中村学園大学　栄養科学部　フード・マネジメント学科　教授　水元　芳　氏
第7章②	—	中村学園大学　栄養科学部　フード・マネジメント学科　教授　水元　芳　氏
第7章③	事例1	新潟県立大学　人間生活学部　健康栄養学科　教授　村山　伸子　氏
	事例2	長野県立大学　健康発達学部　食健康学科　教授　草間　かおる　氏

［本書における注］

＊第6章（旧第5章）事例3は，本書では掲載していません。

＊第7章②には「事例2」として，事例を追加しております。執筆担当は下記の通りです。

　新潟県立大学　人間生活学部　健康栄養学科　教授　村山　伸子　氏

テキスト素案　全体構成

　本テキストは，大学院修士課程で国際栄養の領域で政策レベルでの実践者を育成するためのテキストとして作成された。したがって，世界の栄養課題・健康課題解決の実践者としての倫理観と使命感を醸成し，国際栄養分野の政策立案・実践に求められる専門的知識の修得，グローバルな変化をとらえた栄養課題への対応能力の修得のために必要な基本的事項で構成されている。第1章から第7章まで1つの章が1科目に対応し，以下のように構成されている。

　第1章と第2章は，国際栄養とそれを支える食料システムの概論である。第1章では，国際保健の歴史とともに国際保健における栄養の位置付けの変遷を学修し，国際栄養という学問分野の全体像を学修する。第2章では，栄養を支える食料側の要素として，フードセキュリティとフードシステムについて国際的な視点で学修する。

　第3章，第4章は，低・中所得国の疾患別，ライフステージ別の栄養課題と栄養対策である。第3章では，低・中所得国に多い疾患と関連する栄養課題と対応方法を学修する。第4章では，女性・こどもを中心に，低・中所得国に特徴的なライフステージごとの栄養課題を学修する。

　第5章～第7章は，低・中所得国あるいは国際機関で栄養政策を立案する際に必要な知識と技術である。第5章は，栄養政策立案上考慮すべき要素として，健康および栄養・食生活の決定要因の方法を学修する。第6章は低・中所得国における栄養・食事調査の手法とデータ解釈の方法を学修する。第7章はグローバルな政策と健康課題との関連を踏まえた既存の栄養政策の評価，実施可能な栄養政策・プログラムの立案，モニタリング，評価の手法を学修する。

本書における開発途上国，所得による国の分類について

　発展途上国もしくは開発途上国（Developing Countries）の明確な定義はなく，国際連合や世界銀行，OECD などの国際機関がそれぞれ異なった基準を使っている。

　経済協力開発機構（Organization for Economic Co-operation and Development: OECD）の開発援助委員会（Development Assistance Committee: DAC）では，1 人あたりの国民総所得（Gross National Income: GNI）を基準として，政府開発援助を受ける対象国について「援助受取国・地域リスト」を作成しており，このリストにある国を開発途上国（発展途上国）と呼んでいる。

　世界銀行は，世界の国を低所得国（Low-income countries），低中所得国（Lower-middle-income countries），高中所得国（Upper-middle-income countries），高所得国（High-income countries）の 4 つの所得グループに分類している。分類は前年度の 1 人あたり GNI に基づき，毎年 7 月 1 日に更新される。2025年度における低所得国とは2023年時点の 1 人あたり GNI が1,145米ドル以下の国，低中所得国とは 1 人あたりGNI が1,146米ドルから4,515米ドルの国，高中所得国とは 1 人あたり GNI が4,516米ドルから14,005米ドルの国，高所得国とは，1 人当たり GNI が14,005米ドル以上の国を指す。
https://datahelpdesk.worldbank.org/knowledgebase/articles/906519-world-bank-country-and-lending-groups（2024年 7 月15日閲覧）

　本書では，基本的には上記の分類に基づいており，「低・中所得国」などの表記をする場合は，各箇所で具体的に記載している。

第1章

国際栄養概論
―国際栄養にフォーカスした歴史と変遷―

目　的	①世界の栄養課題・健康課題解決の実践者としての**倫理観と使命感**を醸成し，②**国際栄養分野の政策立案・実践に求められる専門的知識**の修得，⑥**グローバルな変化をとらえた栄養課題への対応能力**の醸成の基盤となる国際保健の概念と歴史，および国際保健における栄養の位置付けの変遷を学修し，国際栄養という学問分野の全体像を理解する。
到達目標	・国際栄養の実践者として遵守する**倫理**を理解し，国際的な栄養課題・健康課題の解決に**使命感**を持つ。 ・国際保健の**概念・目標**，**歴史的変遷**を理解し，**国際会議等における合意文書**および国際社会共通の目標について説明できる。 ・国際保健における**主要な課題**を理解し，説明できる。 ・国際保健における**栄養の位置付けの変遷**および現在に至るまでの**国際的な議論**を理解し，国際会議等における合意文書，目標，並びに**栄養政策と行動戦略**，報告書等の主要なメッセージを説明できる。 ・国際栄養における**主要なカウンターパート**について，**資金拠出**の面も含めて説明できる。

1　国際保健の変遷

1-1　国際保健（グローバルヘルス）とは

　国際保健 / グローバルヘルスとは文字通りグローバルレベルでの人々の健康課題を取り扱う領域のことである。以前は，International Health と呼ばれていた時代があったが，これは，"inter" の言葉通り，国家間の支援，多くは富める高所得国から低・中所得国に対する一方向的な援助を指すことが多かった。しかしながら，例えば2019年から世界中に甚大な影響をもたらしている新型コロナウイルス感染症の流行を見てもわかる通り，近年の健康課題は，International Health で想起されていたような，「先進国が途上国に支援を行う」といった国家間（International）の枠組みでとらえることは難しくなっている。国境を越えた感染症対策や気候変動の健康影響など，むしろ地球規模で課題やその解決方法を考える必要性があることから，グローバルヘルスという言葉が一般的に用いられるようになっている。なお，本章における「高所得国」「中所得国」「低所得国」は，経済的な豊かさの程度を表すものとする。

1-1-1　疾病構造の変化と国際保健

　グローバルヘルスが取り扱う課題は多岐にわたる。従来は，母子保健（妊娠出産関連の病気やこどもの健康），HIV/AIDS[1]・結核・マラリア等感染症のように主に低・中所得国を中心に流行している疾病がグローバルヘルスで扱う主要な課題であった。2000年には，世界規模で取り組み2015年までに達成すべき課題として，ミレニアム開発目標（Millennium Development Goals:

1

第1章　国際栄養概論

MDGs）が採択された。全部で8つ設定された目標のうち実に3つが保健関連であり，その内容は乳幼児死亡率の減少（目標4），妊産婦の健康の改善（目標5），HIV/AIDS，マラリア，その他の疾病の蔓延の防止（目標6）であった（文献1）。

　しかしながら，このMDGsが設定されて以降，世界の疾病構造は劇的な変化を迎えていくことになる。なかでも重要なのは，非感染性疾患（Non-Communicable Diseases: NCDs）の増加であろう。NCDsは，世界保健機関（World Health Organization: WHO）の定義では不健康な食事や運動不足，喫煙，過度の飲酒等に起因する疾患で，生活習慣等の改善により予防可能な疾患とされており，主にはがん，糖尿病，循環器疾患，慢性呼吸器疾患を指す（文献2）。

　このNCDsは，一般的なイメージとしてはいわゆる高所得国を中心に，その中でも富裕層が贅沢な食事をすることで発症する病気というのが強いかもしれないが，その実態は大きく異なり，むしろその疾病負荷（死亡率や有病率）は低所得国や貧困層で大きい。2012年の時点でNCDsは世界の死因の第1位であり，また2017年の全世界の死亡者のうち，実に71％に相当する4,100万人がNCDsを原因として亡くなっており，その約80％は低・中所得国に住む人々とされる（文献3）。また，NCDsが原因の若年死（30〜69歳の間での死亡）を見ても，その85％は低・中所得国で発生しているとされる（文献3）。

　また，このように疾病構造が変化すること（主要な疾病負荷が感染症や妊娠・授乳期関連からNCDs関連へとシフトすること）は高所得国，低・中所得国の双方で生じている事象であるがその両者の間には大きな違いがあることに留意が必要である。すなわち，高所得国ではこの疾病構造の変化が比較的緩徐に進んだため，感染症・母子保健関係の疾病をある程度コントロールできるようになってから（これらによる死亡をある程度削減することに成功してから），NCDsが主要な課題になった。日本の歴史を見ても，戦後間もなくは妊娠出産関連や結核等の感染症で命を落とす人が多かったが，その後，1980年代以降にこうした母子保健や感染症関連で命を落とす人は減り，代わりに脳血管疾患やがんなどが主要な死因となっている。

　他方で，低・中所得国ではNCDsが増えているとはいえ，感染症や母子保健関連の疾病負荷も依然として高い。急激なグローバリゼーションや産業構造の変化等により感染症や母子保健の状況が改善される前にNCDs患者が増大しており，いわば感染症・母子保健とNCDsの「二重の疾病負荷」に悩まされているのである（文献4）。高所得国と比較して，もともと低・中所得国では医療提供体制が脆弱であるが，そのような脆弱な医療提供体制の中で，二重の疾病負荷への対応に迫られているのが低・中所得国の現状である。つまり，日本のように緩やかに疾病構造の転換が起こった場合は，ある程度既存の医療資源をNCDsに集約的に投入することができたのに比べ，低中所得国では病床も人材も不足しており，また医療に充てられる国内財源も高所得国と比較すると圧倒的に少ない中で，母子保健や感染症といった旧来からある課題に加えて，NCDsにも対応しなければいけない状況に直面しているのである。

1-1-2　人口動態の変化と国際保健

もう一つ，MDGs制定以降の大きな変化として人口動態の変化が挙げられる。1950年以降，

---

[1]　HIV（ヒト免疫不全ウイルス：Human Immunodeficiency Virus）/AIDS（後天性免疫不全症候群：Acquired Immunodeficiency Syndrome）

世界では急激な人口増加を続けており，総人口は1950年の25億人から2015年には73億人に達した。医療技術等の進歩に伴い，人々の平均寿命も延伸し，1950年の世界全体での平均寿命は48.1歳（男性），52.9歳（女性）から，2017年には70.5歳（男性），75.6歳（女性）となっている（文献5）。高齢化率（総人口に占める65歳以上の割合）も1950年の5.1％から2015年には8.3％と増えており，この数字は2060年には17.8％になるとも推定されている（文献6）。

　高齢化が進むと，すなわち人がより長く生きるようになると，個人レベルでは慢性疾患を抱えやすくなり，それらに対処するための医療需要がより高まるため，いかに「健康で」長生きできるかどうかが重要になってくる。また社会全体で見ても，高齢化への対処が不十分であると，それに付随する，介護者の負担の増加や医療・介護費の高騰が問題になるため，高齢者が人生の最期まで健康でいきいきと生活できるようにすること，早期予防や健康的な生活習慣を含めて推進していくことが重要になっている。

　留意すべきは，高齢化は先進国特有の課題ではないという点である。確かに，低・中所得国と比較して高所得国の高齢化率は高く，主要7か国首脳会議（G7）の国々の多くは高齢化率が20％を超えている（日本に至っては世界で最も高齢化率が高く，2020年時点で28.7％である）（文献6）。しかしながら，高齢化の課題は決して先進国だけの課題ではない。高齢化の定義は人口に占める65歳以上の割合が7％を超えた時とされているが，この定義に照らし合わせると，アジア地域のいくつかの国では既に高齢化が始まっており，さらにWHOの推計によると2050年までに世界の高齢者人口の80％は低・中所得国に住むとされている（文献7）。

　また，さらに注目すべきは，高齢化に至るまでのスピードである。一般的に，高齢化率が7％から14％に至るのに要する期間をdoubling timeと呼ぶが，世界に先駆けて高齢化を迎えた欧米諸国ではこのdoubling timeが50〜100年前後であったのに対し，日本では24年，シンガポールでは20年と短くなっており，これから高齢化を迎える低・中所得国はさらに短くなると予測されている（文献6）。Doubling timeが一定程度の長さがある場合にはそれなりの猶予をもって社会の高齢化に対応することが可能であるが，このdoubling timeが短くなると非常に限られた短い期間で高齢化への備えを行う必要性に迫られている。

1-2　新たな国際保健のパラダイムシフト―SDGsからプラネタリー・ヘルスの時代へ

1-2-1　MDGsからSDGsへ

　このような疾病構造や人口動態の変化，さらには地球規模での様々な課題を踏まえ，2015年に策定されたのが持続可能な開発目標（Sustainable Development Goals: SDGs）である（文献8）。これまで述べてきた疾病構造や人口動態の変化を踏まえてSDGsに記載されている課題を見てみると，従来グローバルヘルスの主要課題であった感染症や母子保健に加えて，NCDsや高齢化，精神疾患など実に多様な課題が，SDGsの保健目標が扱う対象として含まれているかがわかる。保健関連目標に限らないが，MDGsが基本的には低・中所得国に存在する課題を世界がどう解決するかという視点であったのに対し，SDGsは各国の所得によらずすべての国が地球上に存在する様々な課題を自分ごととしてとらえるように転換されたのがSDGsともいえる。

（1）格差の是正

また，SDGs の根底にある重要な概念に，格差の是正が存在する。MDGs が制定された2000年から2015年にかけて MDGs に記載されている目標の多くは大きな進捗を見せた。しかしながらその成果は必ずしも一様ではなく，豊かな国や人々はより豊かに，貧しい国や貧しい人々はより貧しくなるという格差の拡大もまた進んだ。一国で見ても，国全体では MDGs に示される指標が改善されたものの，実態として国内格差が進んだ国も多く存在する。こうした国内外双方に存在する格差を是正し，成長の果実を遍く人々に行き渡らせることが SDGs 時代の新たな目標となった。

（2）ヘルスシステムの強化

もう一つ，グローバルヘルスにおける重要な流れとして，個別の疾病治療のみならず個人を取り巻く環境の重要性も高まっていることに触れておきたい。従来，グローバルヘルスの世界では，基本的には個別疾患に対するアプローチが主流であり（結核，マラリア，熱帯病，妊娠出産関連の合併症など），vertical approach と呼ばれていた。2000年前後には世界中で HIV/AIDS が猛威を奮っていたことも影響し，MDGs に制定された保健関連課題も基本的にはこうした個別疾病に対する vertical approach がメインであった。しかしながら，徐々に個別疾病対策の限界点も指摘されるようになる。例えば，低・中所得国の実際の現場では，小さなヘルスセンターでごく限られた人材が，HIV/AIDS，結核，マラリア，妊婦健診，外傷，栄養指導等を担当しているのが一般的であり，それぞれの分野ごとに潤沢にスタッフが存在するわけではない。そうすると，例えば，HIV/AIDS 分野に先進国が援助資金を投入し，HIV/AIDS には対応できる医療スタッフ・コミュニティボランティアが育成されたとしても，それ以外の疾患や領域には対応できません，というスタッフが量産されることになり，現場としては非効率となる。

したがって，当然ながら個別疾病対策も重要であるが，個別疾病対策を支えるためのより横断的な医療制度の強化（Health Systems Strengthening: HSS），vertical approach との対比で horizontal approach と指摘されることもあるが，この HSS の重要性が指摘されるようになる。これは2008年に日本で開催された G 7 北海道洞爺湖サミットで日本が強く主導した概念でもあるが，個別疾病対策のみならず，それを支える医療人材の育成や健全な医療財政，医療情報の管理等もまた等しく重要であり，vertical approach と horizontal approach の双方をバランスよく推奨していくことがこの頃から提唱されるようになる。

（3）PHC とヘルスプロモーション

さらにより広く個人を取り巻く社会環境の整備の観点からは，1978年の WHO/ 国際連合（国連）児童基金（United Nations Children's Fund: UNICEF）主催の国際会議で採択された「アルマ・アタ」宣言とそこで初めて定義されたプライマリ・ヘルスケア（Primary Health Care: PHC）アプローチ，および1986年に WHO がオタワ憲章の中でヘルスプロモーションを提唱したことも触れておきたい（文献9）。

PHC は，すべての人にとって健康を基本的な人権と認め，その達成過程において，住民の主体的な参加や自己決定権を保障する理念であり，それを実現するための方法・アプローチである。1）住民のニーズに基づくこと，2）地域資源の有効活用，3）住民参加，4）他セクター連携を基本原則とし，その中でさらに実施すべき具体的な活動として8つの項目を掲げている（健康教育，食料確保と適切な栄養，安全な飲み水と基本的な衛生，母子保健（家族計画含む），

主要な感染症への予防接種，地方風土病への対策，簡単な病気や怪我の治療，必須医薬品の供給）。

　また，オタワ憲章の中で，ヘルスプロモーションは，「人々が自らの健康をコントロールし，改善できるようにするプロセス」と定義されるが，人々の健康増進のためには各個人がその能力を身に付けるのみならず，政治・経済や文化，環境等も含めた広い意味での健康のための条件を整えていくこと，保健分野を超えた社会の広い分野の活動や関心を調整していくことが述べられている。

（4）SDH への配慮

　その後，1997年には「健康づくりを21世紀へと誘うジャカルタ宣言（Jakarta Declaration on Leading Health Promotion into the 21st Century）」[2]（文献10）の中で，健康の決定要因の重要性が強調されると，後に健康の社会的決定要因（Social Determinants of Health: SDH）という概念が誕生する。

　SDH は，WHO では以下の通り定義される「The social determinants of health（SDH）are non-medical factors that influence health outcomes. They are the conditions in which people are born, grow, work, live, and age, and the wider set of forces and systems shaping the conditions of daily life」（文献11）。人の健康というのはその人が生まれながらに持っている要因のみならず，収入，学歴，成育環境，居住地域等の様々な社会環境要因に影響を受ける。したがって，社会の中に存在するあらゆる格差（収入格差，教育格差など）が健康格差に直結することのないよう，人の健康を考える際にはこうした社会経済的要因に配慮することが必要となる。例えば，喫煙はあらゆる疾患のリスクファクターとして知られているが，喫煙率は学歴や収入で異なることが知られており，低収入・低学歴であるほど喫煙率が高くなる。また，生育環境とも深く関連しており，例えば家庭内で喫煙をする人がいる場合といない場合では，前者の方が喫煙習慣を持ちやすくなることも指摘されている。また，生育環境に関連して，例えば青少年期に学校や友人関係等の中で喫煙する人が多いと（こうした課題も居住地域にある程度由来するものであり，さらには居住地域の選定も親の職業や収入が影響する場合が多い），本人もまた喫煙しやすくなることがわかっている。このような社会背景は本人の自助努力だけでは如何ともし難い部分でもあり，病気の予防やリスクファクター管理を行う際には，このような社会経済的背景にも注目した介入が必要とされている。

（5）UHC の概念の誕生

　このように，2000年から2015年に MDGs から SDGs に切り替わる議論が行われる中で格差是正が非常に重要視されていたこと，従来の個別疾病対策（vertical approach）のみならず横断的な医療制度強化の重要性がいわれるようになっていたこと，さらにヘルスプロモーションの流れから SDH への配慮が強く求められるようになるといった変化が起き，そこからユニバーサル・ヘルス・カバレッジ（Universal Health Coverage: UHC）の概念が誕生する。UHC は「すべての人が，適切な健康増進，予防，治療，機能回復に関するサービスを，支払い可能な費用で受けられること」を指す状態で，すべての人が経済的困窮によって医療サービスを諦めないように，

---

[2]　1986年オタワ憲章の制定以降，WHO では定期的にヘルスプロモーションに関する国際会議を開催。当該会議はその第4回目に該当する（4 th International conferences on health promotion）。

第1章　国際栄養概論

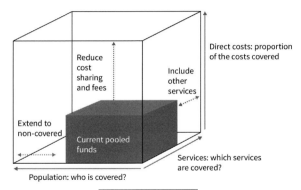

図1　UHCキューブの概念（文献12から抜粋）

もしくは医療サービスを享受することによって貧困に陥らないようにすることを目指す（文献12）。ユニバーサルの言葉に表されるように，UHCはすべての人が医療を享受することができ，あらゆる健康格差の是正もまた目指している。

UHCは，図1に示すUHCキューブの概念を用いて説明されることが一般的である。

第1の軸は，医療サービスを提供される対象となる集団である。これは各国が何らかの医療制度を構築する際に，特にその財源に注目すると，社会保険制度，もしくは税制のどちらかを採択することが一般的であるが，いずれにしてもこのような公的な医療費制度が対象とする人口をどのように規定するかということである。多くの国では医療費制度を導入する際に，まずは公務員から開始されることが多い。そして徐々に拡大し，大企業などの勤務者や，農村等のコミュニティ集団がカバーされ，最後にインフォーマルセクターへと拡大されていくことが一般的である。UHCでは，特に取りこぼしの大きいインフォーマルセクターへも焦点を当てて，あらゆる人が各国で導入される医療費制度（financial risk protection）の仕組みの中に取り入れられることを目指している。

第2の軸は，カバーされる医療サービスの割合である。多くの国で，極めて基礎的な医療サービス（妊婦健診，こどもの予防接種）等はカバーされるものの，NCDsを含めた多くの医療費はカバーされていない。したがって，一度NCDsに罹患すると，抗がん剤治療や脳血管疾患治療等はすべて自己負担になるという国が大半である。多くの国が財政難の中であらゆる医療サービスを公的な医療費制度の中でカバーすることは簡単ではないものの，極めて基礎的な医療サービスから徐々に拡大していくことがUHCの中では求められている。

最後の第3の軸は，患者の自己負担割合である。資金が無限にある場合はあらゆる医療サービスを無料で提供できるが，実際には財源には限りがあり，限られた医療サービスを患者側も一定程度の負担で支払うことが求められる。例えば，日本ではこの自己負担割合は3割に設定されているが（年齢等により0～3割まで幅あり），国によってはこの自己負担割合が非常に高く設定されており，そうすると結局医療費を支払えない，もしくは医療費を支払った結果として貧困になってしまうという事態が生じている。したがって，UHCを達成する取り組みの中で，適正な自己負担割合となるよう各国で細かな制度設計が進められているのである。

1-2-2　プラネタリー・ヘルスの時代へ

　このように近年では，UHC や SDH の概念が強く打ち出されることによって，より公平に格差なくという視点が強くなっている。栄養の文脈でも，例えば食習慣や運動習慣はその人の社会経済的要因に深く由来することから，そうした社会的要因に配慮することが求められているし，また UHC の枠組みの中ではカバーされるべきサービスの中に栄養関連の介入も適切に含めるべきという流れになっている。

　そしてさらに，近年，この MDGs から SDGs の流れにさらに大きな影響を及ぼしている分野としてプラネタリー・ヘルス（Planetary Health）が注目を集めている。プラネタリー・ヘルスは，もともとは2015年頃から始まった概念で，これまでは「人間」を中心に据え，人間の健康を追求してきたが，そうではなく人間もこの地球環境に暮らす一部としてとらえ，地球全体の健康を考えていこうとする動きである（文献13）。すなわち，地球と人間は別々の存在ではなく，相互依存関係にあることを前提に置き，すべての生態系と地球の健康の共存を目指すものである。開発アジェンダ全体としては SDGs を掲げつつ，保健領域では格差の是正を含めた UHC の達成と，人の健康だけでなく地球上のあらゆる生態系や地球環境そのものへ配慮しながら人の健康を目指すというプラネタリー・ヘルスが近年のグローバルヘルスの主要アジェンダとなっていた。

　そこに登場したのが，2019年から流行が続く新型コロナウイルス感染症（COVID-19）である。2023年時点で未だ収束の兆しは見えず，世界各国で甚大な被害をもたらしている。それは単に感染者や死者数の多さにとどまらず，私たちのあらゆる社会経済活動を停滞させている。この COVID-19の流行は改めて UHC の重要性とプラネタリー・ヘルスの重要性を想起させるものでもあった。例えば，COVID-19の被害は必ずしも一様ではなく，これまでの研究からはその被害状況は人種間で大きな差があること，貧困層でより死亡率が高いことなどが指摘されている。また，COVID-19の流行以前から，近代ではパンデミック発生の間隔が狭まっていることが指摘されていた。COVID-19も動物を扱う市場が発生起源と想定されているが，このような人と動物との近くなりすぎた距離が新たなパンデミックの発生を高めていること，過度にグローバリゼーションが進み都市化が進んだ近代社会では感染症の流行は早く，経済成長と効率性を重視した都市計画が極めてパンデミックの前には脆弱であることも明らかになった。また，COVID-19ではワクチンの新たな研究開発が迅速に進んだ結果，世界中で多くの人がワクチン接種を行った。その結果として大量の医療産業廃棄物も発生している（ワクチン接種に限らず，徹底した感染管理のためマスクやガウン等の廃棄物が大量に発生した）。そもそも医療セクター事態が国に換算すると世界第4位の CO_2 排出量とする推計も出ており，医療セクター全体でグリーン化を目指す努力も求められている。現在は，人新世（Anthropocene，アントロポセン）の時代ともいわれ，人の存在そのものが地球環境に多大な負荷をかけているとされるが，その中にあって COVID-19の発生は改めてパンデミックのリスクが高まっていることを明らかにし（COVID-19収束以降も人類は常に新たなパンデミック発生のリスクを抱えていること），人新世時代の健康のあり方，プラネタリー・ヘルスへの関心が高まっている。

第1章　国際栄養概論

❷　国際保健の中での栄養課題の変遷

2-1　国際保健における栄養課題の位置付け（栄養のパラダイムシフト）

　従来から栄養はグローバルヘルスの中で重要な位置を占めており，例えばMDGs制定の時代には，大目標として掲げられた乳幼児死亡の削減や妊産婦の健康改善にも，栄養は密接に関わるとして支援が行われてきた（妊婦に対する妊娠中の栄養状態改善や，こどもの健康改善の一環としてこどもへの栄養改善事業など）。その中で，栄養がより注目されるようになった契機に，2013年にロンドンで開催された「成長のための栄養サミット（Nutrition for Growth: N 4 G Summit）―ビジネスと科学を通じた飢餓との戦い」で，国際食糧政策研究所（International Food Policy Research Institute: IFPRI）が発表した「2014年世界栄養報告（Global Nutrition Report: GNR）」がある（文献14）。

　そこには，栄養が単に健康に関係するのみならず，様々な領域の課題に関係することが記載されており，栄養が人間の幸福の基盤になると述べられている（Good Nutrition is the bedrock of human well-being）。また，この当時の時代背景としては，先に述べたNCDsの増加が世界的に大きな問題となっており，2011年と2013年にはそれぞれ国連NCDsハイレベル会合が開催されるなどNCDsへの対応が急務となっていた（文献15）。NCDsによる疾病負荷を削減するためには健康的な食生活，すなわち栄養状態の改善なくしては達成できないとのことで，こうしたNCDs対策に向けたモメンタムの高まりもまた栄養への注目を高めることとなった。さらに，より包括的に栄養が一つのセクターとして重視される契機となったことの一つにはSDGsが挙げられるであろう。

　表 1 にはSDGsと栄養の関連性をまとめている。SDGsは合計17の目標からなるが，その多くが栄養セクターに密接に関わるものである。

　例えば，目標 1 「貧困をなくそう」とあるが，貧困は必要かつ適切な食料へのアクセスを阻害する最大要因の一つである。また，目標 4 「教育」に関してはこどもが適切な栄養状態でなければ学校での最適な学びを得ることはできないし，目標 6 「水・衛生」へのアクセスも，栄養状態の改善には水・衛生環境の改善なくしてはあり得ない。さらには，目標13「気候」や目標16「平和」といった，一見，栄養とは直接的には関係ないように思えるような項目であっても，気候変動は食料の減産や水不足に関係しているし，一度紛争・戦争が生じると多くの人が栄養不良に陥ってしまう（栄養危機の最大要因の一つが紛争である）。

　こうして，栄養に関して考える際には単に人の栄養状態に注目するのみならず，現在では栄養を取り巻く環境改善まで含めて多セクターと連携して栄養を推進することが主流になっている。栄養状態の改善に関する課題と，栄養を取り巻く環境改善に関する課題については表 2 の通りにまとめられる。

　さらに近年では，あらゆるセクターに栄養の要素を取り入れるところから一歩進み，「栄養分野の主流化（nutrition mainstreaming）」が指摘されている。「主流化（mainstreaming）」とは，元々はジェンダー領域で用いられていた言葉で，政策全般に関わるすべての領域，政策分野にジェンダーの視点を盛り込むことを目指すものである。この概念を栄養領域にも応用することで，あらゆる政策や計画に栄養改善の視点を入れ込むことを目指す。例えば，WHOでは以前か

8

2．国際保健の中での栄養課題の変遷

表1　SDGs の各項目と栄養との関連（文献16：文献17より筆者作成）

SDGs の目標	関連する栄養課題
目標1：貧困をなくそう	貧困であることは，十分な食料へのアクセスを制限する
目標2：飢餓をゼロに	農業と食料安全保障は栄養の重要な基盤である
目標3：すべての人に健康と福祉を	5歳未満時の死亡原因の45％は栄養不良とされる
目標4：質の高い教育をみんなに	栄養状態が不十分だとこどもは学校で集中できず，こどもは学ぶ能力を十分に発揮できない
目標5：ジェンダー平等を実現しよう	女性が家計収入を管理するようになると，こどもの健康と栄養状態が大幅に向上する
目標6：安全な水とトイレを世界中に	安全な水・衛生環境は，栄養状態の絶対的な条件である
目標7：エネルギーをみんなにそしてクリーンに	N/A
目標8：働きがいも経済成長も	ある国々では高度の栄養不良は約11％の GDP 損失につながる
目標9：産業と技術革新の基盤をつくろう	N/A
目標10：人や国の不平等をなくそう	主に低・中所得国で多い発育障害（stunting）を減らす
目標11：住み続けられるまちづくりを	N/A
目標12：つくる責任　つかう責任	より健康な食料が利用可能となることは栄養不良や肥満対策に貢献する
目標13：気候変動に具体的な対策を	気候変動は食料生産を減らし，安全な水の利用可能性を減らしうる
目標14：海の豊さを守ろう	N/A
目標15：陸の豊さも守ろう	土壌環境の悪化は食料生産の障壁となる
目標16：平和と公正をすべての人に	戦争や内戦は栄養の不安定化（nutrition insecurity）を引き起こす主要因である
目標17：パートナーシップで目標を達成しよう	栄養は投資効果が大きい。1ドルの投資で16ドルの経済効果が期待できる

表2　現在の栄養課題（筆者作成）

栄養状態の改善	栄養を取り巻く環境の改善
1．飢餓人口の増加	1．食料供給能力
2．こどもの低栄養	2．気候変動
3．過栄養	3．農業，畜産，水産業
4．高齢者・思春期の栄養	4．食産業，貿易
	5．食文化，教育

ら，ライフコースアプローチという，生涯を通じた健康増進の必要性を指摘してきたが，近年では，mainstreaming nutrition through the life-course と，幼少期から老年期に至る健康の中で栄養改善の視点を盛り込むことを提唱している（文献18）。また，2021年12月に開催された東京栄養サミット（Tokyo Nutrition Summit for Growth）においても，前述したユニバーサル・ヘルス・カバレッジやパンデミックの予防・備え・対応の強化といった主要国際保健アジェンダの中に，栄養分野をどう主流化していけるかが大きな議論となった。

2-2 WHO における栄養議論の変遷

ここで，国連組織の中で保健の専門機関である WHO で栄養議題がどのように取り上げられてきたかを見たい。WHO の最高意思決定機関は毎年5月に開催される世界保健総会（World Health Assembly: WHA）で，WHO の行動計画や戦略・規範等は基本的にはこの WHA で議論・採択が行われる。その WHA でどのような議論が行われてきたかをおよそ2000年前後から振り返ると，今日に至るまでほぼ毎年のように何かしらの栄養課題が議論されていることがわかる（表3）。

この中でも特に重要なものは，2013年に採択された，Global Action Plan for the prevention and control of NCDs，および母子保健領域の栄養に関係して2012年に採択された Comprehensive implementation plan on maternal, infant and young child nutrition であろう。WHO の業務範囲は多岐にわたるが，最も重要な役割の一つは基準・規範設定（norm setting）とされている。科学的知見に基づいた最新のエビデンスを踏まえた各種基準・規範・ガイドライン設定を行うことが WHO の重要なミッションであり，基本的には法的拘束力はないものの，こうしたガイドラインの採択に合意した加盟各国も，極力自国内でこのガイドライン等の実施を推進することが求められる。栄養領域に関してもここで紹介したような各種ガイドラインや行動計画が，その後長く，特に低・中所得国における栄養政策立案の基盤となっている。

表3　近年 WHO 総会で取り上げられた主な栄養関連議題（文献19より筆者作成）

第 XX 回（開催年）	議題名
51回（1998年）	Noncommunicable diseases
52回（1999年）	Prevention and control of iodine deficiency disorders
53回（2000年）	- Food safety - Infant and young child nutrition - Global strategy for the prevention and control of noncommunicable diseases
54回（2001年）	Global strategy for infant and young child feeding
55回（2002年）	- Infant and young child nutrition 　・ Childhood nutrition and progress in implementing the International Code of Marketing of Breast-milk Subsidies 　・ Infant and young child feeding - Diet, physical activity and health
57回（2004年）	- Global strategy on diet, physical activity and health - Health promotion and healthy lifestyles
58回（2005年）	Infant and young child nutrition

59回（2006年）	- Nutrition and HIV/B7 AIDS - Infant and young child nutrition: quadrennial report
60回（2007年）	Prevention and control of noncommunicable diseases: implementation of the global strategy
61回（2008年）	Prevention and control of noncommunicable diseases: implementation of the global strategy
63回（2010年）	- Infant and young child nutrition - Food safety
64回（2011年）	- Infant and young child nutrition: implementation plan - Prevention and control of noncommunicable diseases: implementation of the global strategy
65回（2012年）	- Prevention and control of noncommunicable diseases 　・　Implementation of the global strategy for the prevention and control of noncommunicable diseases and the action plan - Maternal, infant, and young child nutrition: draft comprehensive implementation plan - Nutrition of women in the preconception period, during pregnancy and the breastfeeding period
66回（2013年）	- Noncommunicable diseases 　・　Draft comprehensive global monitoring framework and targets for the prevention and control of noncommunicable diseases 　・　Draft action plan for the prevention and control of noncommunicable diseases 2013−2020
67回（2014年）	- Prevention and control of noncommunicable diseases 　・　The action plan for the global strategy for the prevention and control of noncommunicable diseases 2008−2013 　・　WHO's role in the preparation, implementation and follow-up to the United Nations General Assembly comprehensive review and assessment in 2014 of the progress achieved in the prevention and control of noncommunicable diseases - Maternal, infant and young child nutrition
68回（2015年）	- Outcome of the Second International Conference on Nutrition - Maternal, infant and young child nutrition: development of the core set of indicators - Update on the Commission on Ending Childhood Obesity - Follow-up to the 2014 high-level meeting of the United Nations General Assembly to undertake a comprehensive review and assessment of the progress achieved in the prevention and control of noncommunicable diseases
69回（2016年）	- Maternal, infant and young child nutrition - Report of the Commission on Ending Childhood Obesity - Prevention and control of noncommunicable disease: responses to specific assignments in preparation for the third High-level Meeting of the United Nations General Assembly on the Prevention and Control of Non-communicable Diseases in 2018
70回（2017年）	- Preparation for the third High-level Meeting of the General Assembly on the Prevention and Control of Noncommunicable diseases, to be held in 2018

第 1 章　国際栄養概論

	- Outcome of the Second International Conference on Nutrition - Report of the Commission on Ending Childhood Obesity: implementation plan
71回 （2018年）	- Preparation for the third High-level Meeting of the General Assembly on the Prevention and Control of Noncommunicable diseases, to be held in 2018 - Maternal, infant and young child nutrition 　・ Comprehensive implementation plan on maternal, infant and young child nutrition: biennial report 　・ Safeguarding against possible conflicts of interest in nutrition programmes
72回 （2019年）	- Follow-up to the High-level Meetings of the United Nations General Assembly on health-related issues: Prevention and control of noncommunicable diseases
73回 （2020年）	- Political declaration of the third High-level Meeting of the General Assembly on the Prevention and Control of Noncommunicable diseases - Maternal, infant and young child nutrition - Accelerating efforts on food safety
74回 （2021年）	- Political declaration of the third High-level Meeting of the General Assembly on the Prevention and Control of Noncommunicable diseases
75回 （2022年）	- Follow-up of the political declaration of the third High-level Meeting of the General Assembly on the Prevention and Control of Noncommunicable diseases 　・ Draft implementation road map 2023–2030 for the global action plan for the prevention and control of noncommuicable diseases 2013–2030 　・ Draft recommendations to strengthen and monitor diabetes responses within national noncommunicable diseases programmes, including potential targets 　・ Draft action plan （2022–2030） to effectively implement the global strategy to reduce the harmful use of alcohol as a public health priority 　・ Draft recommendations for the prevention and management of obesity over the life course including national targets 　・ Draft workplan for the global coordination mechanism on the prevention and control of noncommunicable diseases - Maternal, ingant and young child nutrition - WHO global strategy for food safety
76回 （2023年）	- Political declaration of the third High-level Meeting of the General Assembly on the Prevention and Control of Noncommunicable diseases, and mental health 　・ Draft updated menu of policy options and cost-effective interventions for the prevention and control of noncommunicable diseases - United Nations Decade of Action on Nutrition
77回 （2024年）	- Political declaration of the third High-level Meeting of the General Assembly on the Prevention and Control of Noncommunicable diseases, and mental health - Maternal, infant and young child nutrition

12

2-3　国連総会，G7，G20での栄養議論の変遷

　国際保健課題は従来，保健の専門機関であるWHOの議論が主流であったが，保健課題が年々複雑化・多様化する中で，WHO以外の場でも保健課題が議論されるようになる。その具体例が，国連総会であり，G7，G20である。

　例えば，国連総会では，2000年以前は保健関連課題が議論されることはほぼなかった。しかしながら，2001年のHIV/AIDS流行以降，頻繁に保健関連課題が取り上げられるようになる。その背景には，従来，保健課題は保健セクターだけで解決すべき課題ととらえられていたが，HIV/AIDSの流行時には若年層が大量にHIV/AIDSで亡くなったことで，各国の労働力の喪失，孤児の増加などあらゆる社会経済活動に影響を及ぼし，保健セクターだけで解決できる範囲を超えていた。そのため，HIV/AIDSの解決のためにはよりハイレベルでの貢献，すなわち国家元首レベル（head of states）の貢献が必要だという認識のもとで国連総会でも徐々に議論が行われるようになる。このような流れを受けて，HIV/AIDS以外についても徐々に国連総会で議論される機会が増え，栄養に関連するNCDsについても，2011年，2013年，2018年に国連総会で議論されている。

　もう一つの国際保健課題の"政治化"の契機となったのは2014年の西アフリカでのエボラウイルス病の流行であろう。この当時も，西アフリカを中心に甚大な数の死者・感染者が生じたのみならず，経済・社会にも大きな影響を及ぼし多額の経済損失が生じた。この様子から，HIV/AIDSの流行同様に，感染症危機とは単に人の健康や命の問題だけではなく，国の社会経済，さらには安全保障に直結する問題との認識が各国首脳の間で高まった。特に経済安全保障と感染症危機が密接に関連するとの認識が生じたことで，単に各国の中だけで議論するのではなく，国境を越えたより国際的な連帯が必要との認識の高まりにつながり，国際保健課題はより一層，国連総会の場で議論される機会が増える。時を同じくして，2015年頃より国際保健課題がG7やG20サミット等でも積極的に議論されるようになる。栄養関連議題も例外ではなく，G7やG20サミット本会合に加え，保健大臣会合，農業大臣会合等で議論されるようになる。例えば，前回日本が議長国を務めた2016年G7伊勢志摩サミットでは，G7首脳宣言の中に，食料安全保障および栄養という一つのセクションが設けられており，その中で改めて2030年までのSDGs達成に向けて栄養分野への取り組みを強化する必要性を述べている。また，2023年に開催されたG7広島サミットでも，首脳宣言の中には栄養や食料安全保障に関する内容が盛り込まれたほか，「強靱なグローバル食料安全保障に関する広島行動声明」も発表されている。

　このように，高度に政治化された場所で国際保健課題が議論されることは，より多くの注目を集め，結果としてより多くの資金的コミットメントを得やすいという利点がある。他方で，単にテクニカルな問題が過度に政治化するリスクもあり，そのあたりについては留意が必要でもある。

2-4　その他主要国際会議における栄養議論の変遷

　次に，WHOや国連総会，G7，G20以外の場所，主に国際会議等を通じた栄養改善に向けた国際的動きについて見ていきたい（表4）。国際的な栄養改善に対する機運の高まりは，2008年まで遡ることができる（文献20）。2008年には世界で最も権威がある医学雑誌の一つであるLancet誌に母子低栄養シリーズが掲載されることで特に母子保健領域の栄養が注目を集めた。

表4　栄養領域におけるベンチーマークイベント（筆者作成）

1992年	第1回国際栄養会議（International Conference on Nutrition: ICN 1）
2008年	Lancet 母子低栄養シリーズ
2010年9月	SUN movement
2012年5月	WHO 国際栄養目標2025
2013年6月	成長のための栄養（Nutrition for Growth: N 4 G）サミット（ロンドン）
2013年8月	Lancet 母子低栄養シリーズ
2014年	第2回国際栄養会議（ICN 2）：栄養に関するローマ宣言，行動のための枠組み
2014年	第6回アフリカ開発会議，マラボ宣言（文献25）
2015年	SDGs 採択
2016年8月	国連 栄養のための行動の10年（UN Decade of Action on Nutirtion）
2016年8月	食と栄養のアフリカ・イニシアチブ（Initiative for Food and Nutrition Security in Africa: INFA）[3]立ち上げ
2016年	成長のための栄養（N 4 G）サミット（リオデジャネイロ）
2019年8月	第7回アフリカ開発会議（Tokyo International Conference on African Development Ⅶ : TICAD Ⅶ）[4]
2021年1月	UN Nutrition 設立
2021年9月	国連食料システムサミット（UN Food Systems Summit: UN FSS）開催
2021年12月	成長のための栄養（N 4 G）サミット（東京）

　その後，2010年9月には Scaling Up Nutrition（SUN）movement が始動する（文献21）。SUN movement は，政府，市民社会，国際機関，民間企業，学術機関等が参画し，低・中所得国の栄養課題の解決に取り組む世界的なムーブメントである。栄養不良の割合が高い国に対して支援を実施するのみならず，アドボカシー活動やユース・エンゲージメント（若者参加）も積極的に推奨することで，従来とは違う形で，かつ圧倒的なスケールをもって栄養改善に取り組む動きである。

　このように徐々に栄養に向けた国際的機運が高まる中で，決定的な契機となったのが，2014年に WHO と国連食糧農業機関（Food and Agriculture Organization of the United Nations: FAO）が共同開催した，第2回国際栄養会議（International Conference on Nutrition 2: ICN 2）（文献22）およびそこで採択された「栄養に関するローマ宣言」および「行動のための枠組み」である（文献23）。同時期には，SDGs が策定されることでより一層栄養領域への関心が高まる中，2016年には国連が「栄養のための行動の10年（United Nations Decade of Action on Nutrition）」を宣言している（文献24）。

---

[3]　IFNA（食と栄養のアフリカ・イニシアチブ）：アフリカにおける食料と栄養に関する政策の現場実践を促進することを目的に，TICAD Ⅵで立ち上がったイニシアチブ。期間は2016～2025年。

[4]　TICAD（アフリカ開発会議）：アフリカの開発をテーマとする国際会議。1993年以降，日本政府が主導し，国連，国連開発計画（United Nations Development Programme: UNDP），世界銀行およびアフリカ連合委員会（African Union Commission: AUC）と共同で開催している。

また，近年では，世界的なスポーツの祭典を契機として地球規模で栄養課題について考え，取り組もうとN４Gサミットが開始。健康，強さ，人間の可能性の象徴であるオリンピック・パラリンピックを背景に，世界的に栄養改善を推進しようとするものであり，オリンピック・パラリンピックのホスト国が開催する慣行で，これまでに2013年ロンドン会合，2016年リオ会合が開催されてきた。さらに，2021年東京オリンピック・パラリンピック開催に合わせて，2021年には日本で，東京栄養サミット（Tokyo Nutrition Summit for Growth）が開催されている。東京栄養サミットでは，66か国および20社の企業を含む156のステークホルダーから331のコミットメント（それぞれの政策的・資金的貢献の意図表明）が提出されるとともに，合計270億ドル以上の栄養関連の資金拠出が表明された。さらに，栄養改善に向けて国際社会が今後取り組むべき方向性をまとめた成果文書として東京栄養宣言（グローバルな成長のための栄養に関する東京コンパクト）が発出されている。東京栄養宣言では，2030年までに栄養不良を終わらせるため，健康・食・強靭性・説明責任・財源確保という５つの項目について，今後取り組むべき具体的な方向性が示された。このように，栄養課題の解決というと，ともすると保健医療関係者の間だけの世界のように思えるが，近年ではセクターを超えて，保健のみならず，農業や教育，外交の分野でも議論されるようになっており，また援助の文脈でも政府や国際機関等の公的機関のみならず，民間企業や市民社会との積極的な参加も活発に見られるようになっている。

❸ 国際保健の中でのアクターの変遷，資金の変遷

3-1　国際保健領域における主要なアクター[5]

　国際保健には様々なアクターが存在するが，その中でも特に栄養領域に関わっている伝統的なアクターとしては，１）国際機関，２）ドナー国（二国間援助機関）が挙げられる。

　まず，１）国際機関に関しては，保健を司っているWHOに加えて，例えば小児の栄養であればUNICEF，女性の健康に関しては国連人口基金（United Nations Population Fund: UNFPA）なども主要な役割を果たしてきた。また，これら組織が人の健康・栄養に焦点を当てたものだとすると，フードシステムそのものや食へのアクセスなどの観点から関わっている国際機関としては，FAOや国連世界食糧計画：World Food Programme: WFP）などが存在する。WFPは主に人道危機時において緊急での食料支給を行う一方で，FAOはより中長期的に飢餓と食料不足，栄養不良をなくすことを目標に農業・林業・漁業の持続可能性，包摂的かつ効率的な農業食料システムの確立等に取り組んでいる。

　また，２）ドナー国（二国間援助）は，主に高所得国が低・中所得国に直接的に援助を実施する形態で，援助の実施に際しては政府間で合意したのち，実際の実施に関する調整等は二国間援助機関が担当する（日本であればJICA[6]が該当し，米国，英国ではそれぞれUSAID[7]，DFID[8]

---

[5]　アクターに加えて，国際保健では「ステークホルダー」という言葉も一般的に使われる。日本語では，「利害関係者」と訳されることが多い。しかしながら，国際保健の領域では，単に利害関係者よりもより広い範囲を含むことが多い。具体的には，介入やプロジェクトを担当する援助機関・相手国実施機関，直接的に便益を受ける対象となるグループや組織，さらにプロジェクトの対象とならないが間接的に便益や不利益を受けるグループや組織である。さらに，プロジェクトが及ぼす影響を拡大して解釈すれば，ステークホルダーの範囲も拡大解釈され，広く実施するプロジェクトに関わる関係者というニュアンスで使われることも多い（一部，国際保健医療学会用語集から抜粋）。

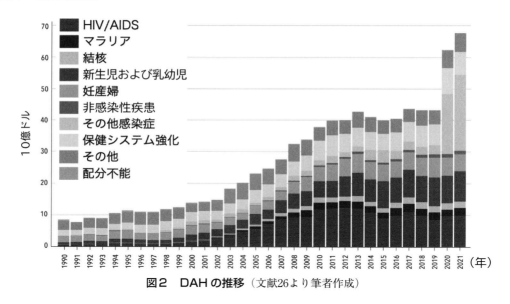

図2　DAHの推移（文献26より筆者作成）

が該当する)。さらには、実際に現場レベルでの活動の中心的担い手として非政府組織（Non-governmental Organization: NGO）もまた重要な役割を果たしてきた。

　しかしながら近年、栄養領域を含む国際保健のアクターには大きな変化が生じている。まずは二国間援助に関して、従来はG7を中心とする高所得国が中心であったが、ここにきて中国やインド等の新興国が急速に存在感を増している。また、民間セクターの影響力も年々増している。特筆すべきはゲイツ財団の存在で、ゲイツ財団はグローバルヘルスおよび栄養課題を優先事項と設定し莫大な資金投入を行うのみならず、WHO等の国際機関との連携を通じて、栄養領域におけるアジェンダセッティングにも積極的に参加している。また、ゲイツ財団のような慈善財団以外の民間企業も年々栄養分野への参画が増している。近年では官民連携（Public Private Partnership: PPP）の言葉に代表されるように、公的セクターと民間セクターが連携し様々な活動を行うことが、栄養領域のみならずグローバルヘルス全体で増えている。なお、ここでは詳細は割愛するが、市民社会、学術機関（アカデミア）も重要な役割を果たしていることは述べておきたい。

3-2　国際保健領域における援助資金の動向

　一般的に政府開発援助（Official Development Assistance: ODA）のうち、時に保健領域に投入される資金をDevelopment Asssistance for Health（DAH）と呼ぶ。図2は、1990年以降のDAHの金額の推移についてセクター別に示したものである。全体的なトレンドとしては、2000年頃まではほぼ横ばいだったものが、2000年以降に急増しているのが見てとれる。これは、2000年のMDGs策定に伴い、保健関連課題が注目を集めたことに起因する。その後、リーマンショックを契機に2010年から2019年まではほぼ頭打ちの状況が続いていた。2020年以降はDAHが急増

---

[6] JICA: 国際協力機構（Japan International Cooperation Agency）
[7] USAID: 米国国際開発庁（United States Agency for International Development）
[8] DFID: 英国国際開発省（Department for International Development）

しているが，これは COVID-19対策に割り当てられる予算が急増したことによるものである。また，セクター別で見ると，一貫して感染症（HIV/AIDS，マラリア，結核）および母子保健関係（新生児および乳幼児・妊産婦）への配分と保健システム強化への配分が多い。NCDs（非感染性疾患）の疾病負荷が低・中所得国でも増えていることは先に述べた通りであるが，NCDsへの資金割り当ては伸びやんでいる。

3-3　栄養領域における援助資金の動向

　DAH のセクター別の支出を分析する一般的な手法としては，OECD[9] 開発援助委員会（Development Assistant Committee: DAC）が定める CRS（creditor reporting system）コードを用いることが多い。CRS コードは，ドナーが資金を，どの国や地域，分野やプログラムに拠出しているか等を把握するために設定されたコードのことで，ドナーが統一した様式・コードを用いて OECD に援助資金を報告することでその全体像の把握を可能にするものである。援助領域におけるドナー資金の推計を行う際には，この CRS コードを用いて行うことが一般的である。しかしながら，例えば複合領域にまたがるプロジェクトでは正確に推計できない等の限界もあり（例：妊産婦の貧血改善に対する鉄材配布のようなプロジェクトの場合，母子保健に計上される場合と，栄養に計上される場合がある），このような限界を踏まえつつ，援助資金動向を見ていくことが必要である。

　また，栄養分野の資金動向を把握する際に押さえておくべき概念として，"栄養に焦点を当てた介入（Nutrition Specific）（直接的介入）"と，"栄養を視点に含めた介入（Nutrition Sensitive）（間接的介入）"がある。前述の OECD による CRS コードは，Nutrition Specific を測定する指標として用いられるが，必ずしもその具体的なコードとして示されている内容が網羅的ではないこと，また Nutrition Sensitive に関しては包括的に測定する指標が存在しないことが課題として挙げられている（文献27）。また，近年では新興国の台頭により OECD 以外の加盟国も栄養を含めた援助資金の提供を始めているが，こうした OECD 加盟国以外の資金や，南南協力[10]で提供される資金についても，ここでは計上されていないことに注意が必要である。

　COVID-19による経済停滞や食料危機の影響で，栄養不良の状態にある人は増加が見込まれており，栄養分野は圧倒的な資金難に直面している。2022年から2030年に国際的な栄養目標を達成するために必要とされる推計では，nutrition-specific に限定した場合で，年間 US ドル10.8 billion，nutrition-sensitive まで含めた場合には年間 US ドル39～50billion もの資金が必要とされている（文献28）。しかしながら，先に述べた通り，栄養に限らずドナー国からの援助資金は停滞傾向にあり，さらに COVID-19の影響を受けた経済停滞の影響などもあいまって，今後，ドナーからの資金量が圧倒的に増加する見通しはない。

　図3は，近年の栄養領域への援助資金の動向を示したものである。2010年から2012年にかけて栄養領域への援助資金は増加したものの，その後はほぼ横ばい傾向が続いており，現在でも実際の ODA に占める割合もわずか0.5％程度にとどまっている。また，援助資金の内訳を見ると，二国間援助資金（ODA from government donors）についてはほぼ横ばいであるが，最近では国

---

[9]　OECD: 経済協力開発機構（Organisation for Economic Co-operation and Development），2023年現在の加盟国数は38か国。

[10]　南南協力：開発途上国の中で，ある分野において開発の進んだ国が，別の途上国の開発を支援すること（JICA）。

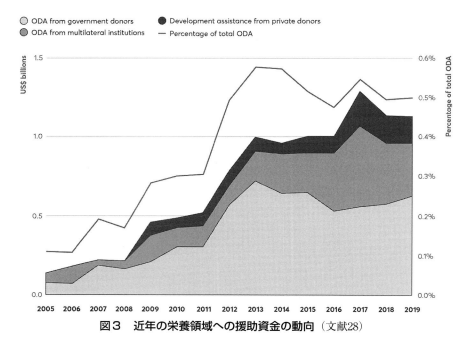

図3　近年の栄養領域への援助資金の動向（文献28）

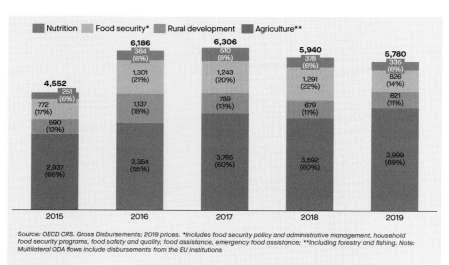

図4　マルチを通じた栄養領域への資金拠出の動向（文献29）

3．国際保健の中でのアクターの変遷，資金の変遷

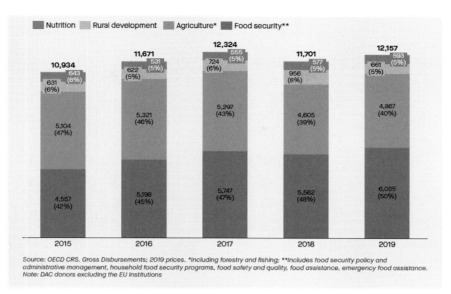

図5　バイを通じた栄養領域への拠出（文献29）

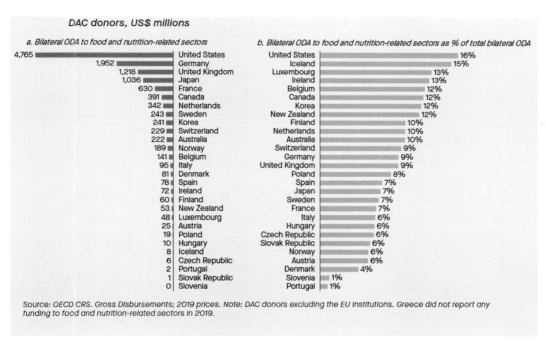

図6　バイ・マルチそれぞれのドナー内訳（文献29）

第 1 章　国際栄養概論

際機関等の多国籍機関（ODA from multilateral institutions）および民間資金からの援助資金割合（Development assistance from private donors）が増えていることがわかる。

　図 4 および図 5 は，栄養および栄養関連領域に割り当てられている資金について，国際機関（マルチ）を通じた資金提供と二国間（バイ）を通じた資金提供についての2015年からの推移を示したものである。これまでに述べた通り，栄養領域に関しては国連等を通じてあらゆるモメンタム形成が行われているものの，実際にドナーから提供される資金提供はほぼ横ばいの状態が続いている。

　図 6 は，バイによる栄養セクターへの投資に関して国別の詳細・ランキングを示したものである。左側は栄養領域への絶対額が大きい順から並んでおり，米国，ドイツ，英国と続き日本は第 4 位に位置する。右側のグラフは各国の ODA に占める栄養の割合を多い順から示しており，こちらも米国が第 1 位（16%），アイスランド（15%）と続く。日本の栄養セクターが ODA に占める割合は 7 % でトップ10圏外に位置している。

　また，近年ではドナーからの公的資金だけでは限界があることから，様々な革新的な資金導入メカニズムが試みられている。例えば，世界銀行では「極度の貧困の撲滅」と「繁栄の共有の促進」の実現に向けて，世界銀行が低・中所得国のために取り組むあらゆる分野の開発プロジェクトを支援することを目的に，「サステナブル・ディベロップメント・ボンド」と称する債権の発見を行っており，プロジェクトの対象には栄養分野も含まれる。また，革新的な資金プラットフォームとして注目を集めているものに，"Power of Nutrition" も挙げられる。これは，児童投資基金財団（Children's Investment Fund Foundation: CIFF）や UBS[11]オプティマス財団（UBS Optimus Foundation），DFID，UNICEF，世界銀行グループなどが協働するプラットフォームである。投資家からこのプラットフォームに提供された資金はプラットフォームを介することで数倍の規模になり，投資効果の高い栄養関係のプロジェクトに割り当てられる仕組みである。2024年時点の成果としては US ドル171million の資金を投資プラットフォームを介することで，US ドル352million に増大させ，結果として13か国の17のプログラムに US ドル523million を提供している。

　また，低・中所得国の母子・青少年の健康・栄養の改善と保健システム強化を目指す，世界銀行内に置かれている Global Financing Facility（GFF）が取り組む，グローバル・パートナーシップも注目されている。GFF は独立資金に加え，国際開発協会（International Development Association: IDA）/ 国際復興開発銀行（International Bank for Reconstruction and Develoment: IBRD）の資金動員を行うことで，各国政府による栄養分野への効果的な投資，計画づくりと実施を支援している。

　このように，各国政府からの資金援助が頭打ちとなる中で，民間資金の動員やより革新的なプラットフォームの重要性は今後も増すことが想定される。

---

[11]　UBS: 世界最大級の金融グループ企業。

練習問題（グループワーク）

1 栄養領域で活動するアクターにはどのようなものがあるか（組織等），挙げてみよう。さらに，それぞれのアクターがどのような活動をしているか整理してみよう。
2 WHO の作成する基準・規範について
   2.1 これまで WHO が策定した栄養領域に関する行動指針・行動計画について主要なものを選び，その概要を整理してみよう。
   2.2 さらに，そうした行動指針や行動計画が，低・中所得国の政策にどのように反映されているか，具体的な事例を挙げてみよう。

文　献

1．外務省．ミレニアム開発目標（MDGs）．
https://www.mofa.go.jp/mofaj/gaiko/oda/doukou/mdgs.html（最終閲覧日：2023年3月16日）
2．WHO. Noncommunicable Diseases.
https://www.who.int/health-topics/noncommunicable-diseases#tab=tab_1（最終閲覧日：2023年3月16日）
3．WHO. Noncommunicable Diseases Key Facts.
https://www.who.int/news-room/fact-sheets/detail/noncommunicable-diseases（最終閲覧日：2023年3月16日）
4．Boutayeb A.（2006）. The double burden of communicable and non-communicable diseases in developing countries. Transactions of the Royal society of Tropical Medicine and Hygiene, 100.3: 191−199.
https://academic.oup.com/trstmh/article-abstract/100/3/191/1880267?redirectedFrom=fulltext&login=false（最終閲覧日：2023年3月16日）
5．GBD 2017 Mortality Collaborators（2018）. Global, regional, and national age-sex-specific mortality and life expectancy, 1950−2017: a systematic analysis for the Global Burden of Disease Study 2017. The Lancet, 392.10159: 1684−1735.
https://www.thelancet.com/journals/lancet/article/PIIS0140-6736（18）31891-9/fulltext#%20（最終閲覧日：2023年3月16日）
6．内閣府．令和2年版高齢社会白書．
https://www8.cao.go.jp/kourei/whitepaper/w-2020/html/zenbun/s1_1_2.html（最終閲覧日：2023年3月16日）
7．WHO. Ageing and health Key Facts.
https://www.who.int/news-room/fact-sheets/detail/ageing-and-health（最終閲覧日：2023年3月16日）
8．外務省．SDGs とは．
https://www.mofa.go.jp/mofaj/gaiko/oda/sdgs/about/index.html（最終閲覧日：2023年3月16日）
9．WHO. The Ottawa Charter for Health Promotion.
https://www.who.int/teams/health-promotion/enhanced-wellbeing/first-global-conference（最終閲覧日：2023年3月16日）
10．Jakarta Declaration on health promotion into the 21st century.
https://iris.paho.org/bitstream/handle/10665.2/9007/3n1a9.pdf?sequence=1&isAllowed=y（最終閲覧日：2023年3月16日）

11. WHO. Social Determinants of Health.
https://www.who.int/health-topics/social-determinants-of-health#tab=tab_1（最終閲覧日：2023年3月16日）

12. Universal Health Coverage. WHO.
https://www.who.int/news-room/fact-sheets/detail/universal-health-coverage-（uhc）（最終閲覧日：2024年6月4日）

13. Whitmee S, Haines A, Beyrer C, *et al*.（2015）. Safeguarding human health in the Anthropocene epoch: report of The Rockefeller Foundation−Lancet Commission on planetary health. The Lancet, 386.10007: 1973−2028.

14. 2014 Global Nutrition Report.
https://globalnutritionreport.org/reports/2014-global-nutrition-report/（最終閲覧日：2023年3月16日）

15. 2011 High Level Meeting on Prevention and Control of Non-communicable Diseases.
https://www.un.org/en/ga/ncdmeeting2011/（最終閲覧日：2023年3月16日）

16. Scaling Up Nutrition. Implementation of the SDGs at the national level.
https://scalingupnutrition.org/sites/default/files/2022-07/SDGs%20AdvocacyToolkit%20En%20final.pdf（最終閲覧日：2023年3月16日）

17. Scaling Up Nutrition. Linking nutrition and the SDGs.
https://scalingupnutrition.org/resources/nutrition-info/nutrition-action/linking-nutrition-and-sdgs（最終閲覧日：2023年3月16日）

18. WHO（2019）. Essential nutrition actions: mainstreaming nutrition through the life-course.
https://www.who.int/publications/i/item/9789241515856（最終閲覧日：2023年3月16日）

19. WHO. Governance.
https://apps.who.int/gb/（最終閲覧日：2023年3月16日）

20. The Lancet（2008）. Maternal and Child Undernutrition.
https://www.thelancet.com/series/maternal-and-child-undernutrition（最終閲覧日：2023年3月16日）

21. Scaling Up Nutrition.
https://scalingupnutrition.org（最終閲覧日：2023年3月16日）

22. FAO/WHO（2014）. Second International Conference on Nutrition（ICN2）. Report of the Joint FAO/WHO Secretariat on the Conference.
https://www.fao.org/documents/card/en/c/50ec9968-742f-4fee-a35f-e6f413130a72/（最終閲覧日：2023年3月16日）

23. FAO（2014）. Rome Declaration on Nutrition. Conference Outcome Document.
https://www.fao.org/publications/card/en/c/4a908ee5-d2de-4c30-a6b2-be9bcf996171/（最終閲覧日：2023年3月16日）

24. United Nations. Decade of Action on Nutrition.
https://www.un.org/nutrition/（最終閲覧日：2023年3月16日）

25. African Union Development Agency（AUDA-NEPAD）（2014）. Malabo Declaration on Accelerated Agricultural Growth and Transformation for Shared Prosperity and Improved Livelihoods.
https://www.nepad.org/caadp/publication/malabo-declaration-accelerated-agricultural-growth（最終閲覧日：2023年3月16日）

26. IHME. Financing Global Health.
https://www.healthdata.org/data-visualization/financing-global-health（最終閲覧日：2023年3月16日）

27. Results for Development (2016). Tracking Funding for Nutrition: Improving how aid for nutrition is reported and monitored.
https://r4d.org/resources/policy-brief-tracking-funding-nutrition-improving-aid-nutrition-reported-monitored/（最終閲覧日：2023年3月16日）
28. Donor Tracker. Hunger in time of crisis.
https://donortracker.org/publications/hunger-times-crisis-trends-donor-financing-food-and-nutrition-security（最終閲覧日：2023年3月16日）
29. 2022 Global Nutrition Report.
https://globalnutritionreport.org/reports/2021-global-nutrition-report/financing-nutrition/（最終閲覧日：2023年3月16日）

【事例】
公衆衛生の推進と産業の保護の対立を解決に導くために

"Tobacco use is unlike other threats to global health. Infectious diseases do not employ multinational public relations firms. There are no front groups to promote the spread of cholera. Mosquitoes have no lobbyists."

　これは，WHO が2000年にまとめたタバコ対策のレポートの中での一節であるが，産業界の存在が公衆衛生学上の対策を推進する上でいかに困難かを物語る一節である。栄養や NCDs のリスクファクターである，不健康な食事や喫煙，飲酒は，対策を推進しようとすると産業界との大きな対立構造が生じることが多い。つまり，酒やタバコ，ファストフードや清涼飲料水を販売したい産業界と，それらを健康上の脅威とみなして規制したいと考える公衆衛生関係者の間での対立である。こうした対立構造はしばしば WHO 等の国際会議の場にも持ち込まれる。特に，タバコや酒類，ファストフードや清涼飲料水等の大手企業を有する国では，しばしばそうした国の産業を守るために，産業界擁護の側に回ることがある。すると，こうした企業を有さない国や，肥満等の健康課題が国家的脅威になっている国との間で激しい議論が行われることになる。

　2016年に開催された第69回世界保健総会では，母および乳幼児の栄養に関して議論が行われた（議題番号 12.1, Maternal, infant and young child nutrition）。その際，乳幼児に対する不適切な食品の販売促進の終止に関するガイダンスが提出されたが，その扱いを巡って大きな議論となった。このガイダンスは，乳幼児やこどもに対して食品の不適切なプロモーションやマーケティング活動がこどもの栄養不良となっていることを指摘するものであり，こうしたプロモーション活動について各国で何らかの規制を設けること，さらにはその実施状況に関して適切なモニタリング体制を整えることを求める内容になっている。WHO が出す行動計画やガイダンス等は WHO 総会での加盟国の承認が必要となるが，その際には決議案（Resolution）という形でそれら行動計画やガイダンスを承認することを決める。したがって，決議案でどのようにこうした行動計画やガイダンスを位置付けるかというのが，WHO 総会での主な議論となる。

　当初，このガイダンスの扱いについて決議案として出されたのは以下のものである。

"Endorse the technical guidance on ending the inappropriate promotion of foods for infants and young children"

　この決議案が最初に出たとき，清涼飲料水やファストフード等の大手企業を有さない国の多くは賛成に回った。同時に，自国にこうした産業界を有する国の多くは，自国内での販売活動への影響が大きすぎるとして強烈な反対に動くことになる。議論が平行線のまま数日が過ぎたが，公衆衛生を優先したい国と自国産業を優先したい国の間で落とし所を見つけることは容易なことではない。皆さんであれば，この状況の打破をどのように考えるであろうか。

　最も強固な立場の反対としては，この決議案そのものを削除してしまうことである。すなわち，WHO としてこのガイダンスを認めないという立場である。しかしながら，いかに自国産業の保護が優先される国であっても，正面から世界の公衆衛生上の脅威への対策（この場合は，不適切なマーケティングによるこどもの栄養不良への対策）に反対することは立場上難しく，全削除や決議案の採択拒否ということはモラル的にあまり行われない。そうすると次に行われるのは，この決議案の文言をできるだけ"弱める"ことである。具体的にどういうことかというと，冒頭の "endorse" という単語をより弱い言葉に変えていくのである。Endorse というと全会一致で採択するという印象が強くなるが，例えばこれが "Note（もしくは take note）"だとどうであろうか。日本語にすると，"聞き置きました"というニュアンスに変わるであろう。また，冒頭の文章を変えるだけではなく，例えば，文章の中に，"as appropriate" や "based on each country's context" などの言葉を入れると，"それぞれの国の状況に合わせて対策をしましょう"というニュアンスになる（いわゆる表現の"骨抜き"に近い）。

　一見するとこれらはただの言葉遊びに見えるかもしれないが，仮にとても強い言葉で採択されてしまうと，それに応じて各国の国内法整備等の対策に迫られ，そうすると必然的に自国内での産業界との強い対立が生じることなどから，文言をどのようにするかというのは，常に非常に高い注目をもって議論される。では，実際にこの決議案の文章は最終的にどのようになったか想像がつくだろうか。最終的にはこの決議案は冒頭が "Welcome" に修正され，"Welcome the technical guidance on ending the inappropriate promotion of foods for infants and young children" という形で採択された。Endorse よりも弱く，take note よりもさらに弱く，"とりあえずレポートの発行を歓迎しますよ"，くらいのニュアンスであろう。当然，このレポートを強く推進する立場からは，当初の endorse のような強い文言を希望しており welcome のような弱い表現になることは不満であるが，他方，決議が採択されない（すなわち，このガイダンスが実用化されない）ことよりは良いとの判断で合意に至ったものである。

　WHO など国際機関が策定するガイドラインは科学的妥当性・信頼性が十分であることは当然重要であるが，同時にこのようなすべての加盟国から支持してもらえることもまた必要となる。国際栄養の世界でもこのような保健外交の内側はあまり表に知られることのない世界であるが，自分たちの作成したガイドライン等が世に出るためには，こうした外交的対応もまた求められるのである。

第2章

食料安全保障（フードセキュリティ）

目　的	①国際栄養分野の実践者としての倫理観と使命感を高め，②国際栄養分野の政策立案・実践に求められる専門的知識に基づいて⑥グローバルな変化をとらえた栄養課題に対応できる力を培うため，食料安全保障（フードセキュリティ）および国際的な食料システムの基本的知識を身に付ける。
到達目標	・フードセキュリティの定義と構成要素，フードセキュリティに影響を及ぼす要素を説明できる。 ・グローバルな食料システムの構造を理解し，その変化がフードセキュリティに及ぼしてきた影響と今後の課題について説明できる。 ・高・中・低所得国のフードセキュリティの特徴と食料システムの構造を理解し，違いを説明できる。 ・主要な国際機関等による食料システムに関する政策・戦略の例を挙げることができる。 ・特定の集団のフードセキュリティに関する情報を解釈し，健康と栄養への影響を評価できる。 ・災害や感染症，気候変動，紛争，経済危機といった事態が，フードセキュリティに及ぼす影響について説明できるとともに，食料システムの観点からの対応策を提案できる。

※本章では，「Food security」の和訳として機関名や会議名，声明などの日本語の定訳が「食料安全保障」とされているもの以外は「フードセキュリティ」と表記した。また，「Food system」については，固有名詞の日本語定訳が「フードシステム」とされているもの以外は「食料システム」と表記した。

1　世界の人口・食料問題

1-1　人口増加と食生活の変化に影響を受ける食料問題

　第二次世界大戦後の世界的な人口増加は「人口爆発（人口ビッグバン）」と呼ばれ，なかでも1960年代以降の中・低所得国で急激に人口が増加した（文献1，p. 2-88）（図1）。人口増加は続き，2022年11月，世界人口が80億人に到達したことを国際連合（国連）が公表している（文献3，p. 6）。20世紀は奇跡的な食料増産で人口増加に対応したと評価されているが，2050年を予測した国連食糧農業機関（Food and Agriculture Organization of the United Nations: FAO）の報告書では，農業生産の全体的な拡大は，過去50年間よりも低くなると見込まれている。地域によっては農業生産拡大の可能性があることが言及されながらも，その可能性をもつ地域は今後さらに人口増加が予測される地域と対応していない（文献4，p.95-98）。なお，FAOによる2050年までの将来見通しは，農業生産における主要な推進要因ごと，複数のシナリオによって幅のある予測となっている。

25

第2章　食料安全保障（フードセキュリティ）

　今後の人口増加については，国連は2030年に85億人，2050年には97億人，2100年には109億人に達すると推計している（文献5，p.27-30）。**高所得国では出生率の低下による少子化**が進み，今後人口は減少に転じると予測されているが，2050年までの地域別増加率が最も高くなると予測されるのはサブサハラ・アフリカ（サハラ砂漠以南アフリカ）であり，人口はほぼ倍増する見通しである。その一方で，人口増加はコンゴ民主共和国，エジプト，エチオピア，インド，ナイジェリア，パキスタン，フィリピン，タンザニア連合共和国の8か国に集中し（図2），ここに含まれないサブサハラ・アフリカの大半の国，およびアジア，ラテンアメリカ・カリブ諸国では出生率が減少している国が増加傾向にある（文献5，p.3-5）。こうした人口統計と未来予測は，今後の食料問題への対策が地域をひとくくりにしたものではなく，国別人口動態の特徴を踏まえて検討する必要性が示唆されている。

　また，2050年までの人口増加は，都市部で顕著となることが予測されている。都市部と農村部で人々の生活環境や消費パターンは異なり，都市化の進展とそれに伴う所得水準の向上は将来の食料需要を決定する重要な要因であると考えられている（文献4，p.10-11）。特に所得水準が大きく向上している新興国では国民の所得水準の向上に伴って食生活が変化して畜産物や油脂類などの消費増加が見込まれている。さらに，エネルギー需要の増加に伴って**バイオ燃料用の農作物の需要も増加**している（文献6，p.16-20）。都市化の進展により，単に人口増加による食料不足といった従来の議論とは異なる構造での食料供給問題が生じており（文献6，p.54；文献7，p.6），将来の食料供給は，人口増加，所得増加，生活環境や消費者嗜好の変化による需要への対応が求められる（文献4，p.96-97）。2023年の報告ではすでに世界人口の56%が都市部に住んでいるとされ，2050年までに約7割まで増加することが予測されている（文献8，p.2）。都市化の進展による人々の生活および消費行動の変化傾向を踏まえた食料政策の立案が，今後益々重要な課題となってくる。

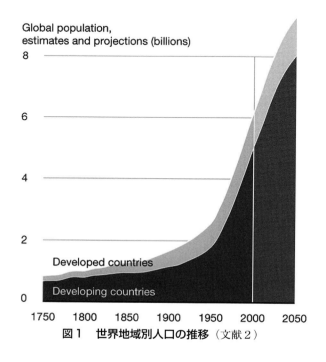

図1　世界地域別人口の推移（文献2）

1．世界の人口・食料問題

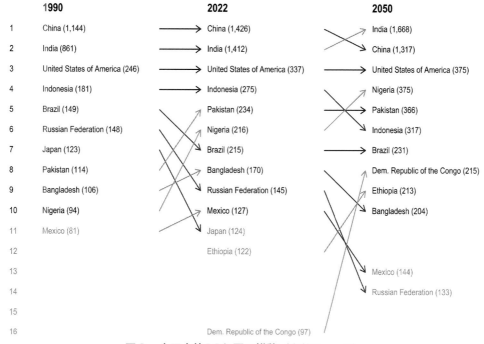

図2　人口上位10か国の推移（文献5，p.6）

食料問題に影響を及ぼす人口動態データ

　世界における人口動態は食料問題に大きな影響を及ぼす。世界の人口動態と人口問題の潮流は，国連人口基金（United Nations Fund for Population Activities: UNFPA）が**「世界人口白書（State of World Population）」**にとりまとめ，年次報告を行っている。人口予測については，国連経済社会局（United Nations Department of Economic and Social Affairs: DESA）が**「世界人口推計（World Population Prospects）」**を定期的に公表している。

　「世界人口推計」2022年版では，新しく開発されたプロトコルで国勢調査データの評価と調整が行われており，各国の出生率と死亡率に関する各種実証データのデータベース統合，また，様々な外部要因に影響されにくい人口推定の手法が導入されている（文献5，p.35-36）。そのため，1950年から2021年までの人口統計にも修正が加えられ，世界人口が50億人，60億人，70億人に到達したのはそれぞれ1987年，1998年，2010年であったと改訂された（文献5，p.3）。「世界人口推計」はこれまでも繰り返し改訂が行われており，人口動態統計は常に国連の最新刊行物を確認する必要がある。

1-2　世界の飢餓と栄養問題

　国際社会の共通目標として2030年までにその達成を目指す持続可能な開発目標（Sustainable Development Goals: SDGs）の目標2は，**「ゼロ・ハンガー」**として知られる「飢餓を終わらせ，

27

食料安全保障及び栄養改善を実現し，持続可能な農業を促進する」である。FAO は「飢餓（Hunger）」を「食事から十分なエネルギーを摂取できていないことから引き起こされる不快感または苦痛（an uncomfortable or painful physical sensation caused by insufficient consumption of dietary energy）と定義しており，「慢性的な栄養不足（chronic undernourishment）」が「飢餓」の同義として用いられている（文献 9，p.19）。指標には，「**栄養不足蔓延率**（Prevalence of Undernourishment: **PoU**）」，「食料不安の経験尺度（Food Insecurity Experience Scale: FIES）に基づく，中程度又は重度な食料供給不足の蔓延度」などが用いられている（表 1，文献10）。SDGs が策定された2015年の飢餓人口は約 5 億8,900万人，PoU は7.9％と推定されていたが，2023年の報告書「**世界の食料安全保障と栄養の現状**（The State of Food Security and Nutrition in the World: **SOFI**）」では，2022年の推定飢餓人口は 6 億9,100万～ 7 億8,300万人，PoU は8.7～9.8％まで拡大した（図 3）。このことは，世界的な新型コロナウイルスの流行，気候変動，ウクライナなど各地での紛争が影響していると考えられているが，SDGs 目標 2「飢餓を終わらせる」の達成に遠く及ばない状況である。同報告書で，推定飢餓人口が最も多いのはインド（2 億3,390万人），続いてパキスタン（4,280万人），ナイジェリア（3,400万人），コンゴ民主共和国（3,380万人），エチオピア（2,640万人）の順で（表 2），これらの国は前述した2050年までの人口増加が集中する国でもあり，喫緊の対策が必要とされている。

SDGs 目標 2，ターゲット2.1の指標解説

栄養不足蔓延率（PoU）：
人口に対する栄養不足人口の割合を「飢餓人口」と表記されることもある。FAO は「栄養不足（undernourishment）」を，健康で生産的な生活を送るために多くの人が最低限必要なエネルギー量とみなす 1 日当たり1,800kcal 未満の消費と定義している（文献 9，p.7）。

食料不安の経験尺度（FIES）に基づく，中程度又は重度な食料供給不足の蔓延度：
FIES は，回答者個人または回答者の世帯全体のフードセキュリティの経験（資源の制約により食料の入手が困難になっていること等，過去12か月間の食料関連の行動や経験）に基づく自己申告型の調査モジュールで，下記 8 項目の質問で構成される。その回答から，世帯ごと（各国1,000世帯対象）に中等度または重度の食料不安を経験する確率が推計される（文献12）。

1. You were worried you would not have enough food to eat?
2. You were unable to eat healthy and nutritious food?
3. You ate only a few kinds of foods?
4. You had to skip a meal?
5. You ate less than you thought you should?
6. Your household ran out of food?
7. You were hungry but did not eat?
8. You went without eating for a whole day?

表1　SDGs 目標2のターゲットと指標 （文献10）

	目標2：飢餓を終わらせ，食料安全保障及び栄養改善を実現し，持続可能な農業を促進する
2.1	2030年までに，飢餓を撲滅し，すべての人々，特に貧困層および幼児を含む脆弱な立場にある人々が一年中安全かつ栄養のある食料を十分得られるようにする。 ・2.1.1　栄養不足蔓延率（PoU） ・2.1.2　食料不安の経験尺度（FIES）に基づく，中程度又は重度な食料供給不足の蔓延度
2.2	5歳未満の子どもの発育障害や衰弱について国際的に合意されたターゲットを2025年までに達成するなど，2030年までにあらゆる形態の栄養失調を撲滅し，若年女子，妊婦・授乳婦，および高齢者の栄養ニーズへの対処を行う。 ・2.2.1　5歳未満の子供の発育阻害の蔓延度（WHO 子供の成長基準の中央値から－2SD 未満の年齢に対する身長） ・2.2.2　5歳未満の子供の栄養失調の蔓延度（WHO 子供の成長基準の中央値から＋2SD より大きいか又は－2SD 未満の身長に対する体重）（衰弱，過体重等のタイプ別に詳細集計）
2.3	2030年までに，土地その他の生産資源，投入財，知識，金融サービス，市場，および付加価値や非農業雇用の機会への平等なアクセスの確保などを通じて，女性，先住民族，小規模な家族経営の農家，牧畜家および漁師をはじめとする，小規模食料生産者の農業生産性および所得を倍増させる。 ・2.3.1　農業／牧畜／林業企業規模の分類ごとの労働単位あたり生産額 ・2.3.2　小規模食料生産者の平均的な収入（性別，先住民・非先住民の別）
2.4	2030年までに，持続可能な食糧生産システムを確保し，生産性および生産の向上につながるレジリエントな農業を実践することにより，生態系の保全，気候変動や極端な気象現象，干ばつ，洪水その他の災害への適応能力向上，および土地と土壌の質の漸進的改良を促す。 ・2.4.1　生産的で持続可能な農業の下に行われる農業地域の割合
2.5	2020年までに，国内，地域，および国際レベルで適正に管理および多様化された種子・植物バンクなどを通じて，種子，栽培植物，飼育動物・家畜，およびその近縁野生種の遺伝的多様性を維持し，国際的合意に基づく遺伝資源および伝統的な関連知識の活用による便益へのアクセスおよび公正かつ公平な共有を推進する。 ・2.5.1　中期又は長期保存施設に確保されている食物および農業のための動植物の遺伝資源の数 ・2.5.2　絶滅の危機にある，絶滅の危機にはない，又は，不明というレベルごとに分類された在来種の割合
2.a	国際協力の強化などを通じて，農村インフラ，農業研究・普及サービス，技術開発，および植物・家畜遺伝子バンクへの投資を拡大し，開発途上国，特に後発開発途上国における農業生産の強化を図る。 ・2.a.1　政府支出における農業指向指数 ・2.a.2　農業部門への公的支援の全体的な流れ（ODA および他の公的支援の流れ）
2.b	ドーハ開発ラウンドの決議に従い，あらゆる形態の農産物輸出補助金および同一の効果を伴うすべての輸出措置の並行的廃止など，世界の農産物市場における貿易制限や歪みを是正および防止する。 ・2.b.1　農業輸出補助金
2.c	農産物商品市場およびデリバティブ市場の適正な機能を確保するための措置を講じ，食料備蓄などの市場情報への適時のアクセスを容易にすることにより，食料価格の極端な変動に歯止めをかける。 ・2.c.1　食料価格の変動指数（IFPA）

WHO: 世界保健機関
ODA: 政府開発援助

第2章　食料安全保障（フードセキュリティ）

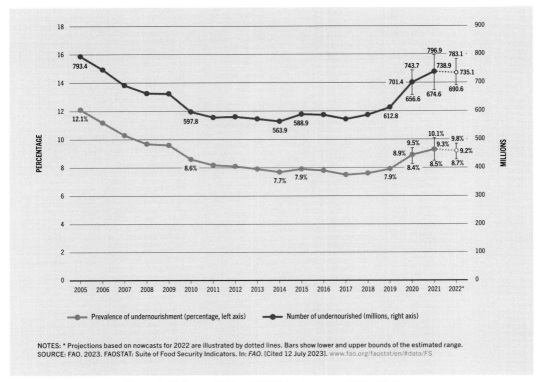

図3　世界の飢餓人口と栄養不足蔓延率（PoU）の推移（文献11, p.8）

表2　国別・飢餓人口と栄養不足蔓延率（PoU）順位（文献8, p.148-177より筆者作成）

\multicolumn{3}{c	}{飢餓人口}	\multicolumn{3}{c}{栄養不足蔓延率（PoU）}
順位	国名	推定飢餓人口*	順位	国名	推定PoU*
1	インド	2億3,390万人	1	マダガスカル	51.0%
2	パキスタン	4,280万人	2	中央アフリカ共和国	48.7%
3	ナイジェリア	3,400万人	2	ソマリア	48.7%
4	コンゴ民主共和国	3,380万人	4	レソト	46.0%
5	エチオピア	2,640万人	5	朝鮮民主主義人民共和国	45.5%
6	バングラデシュ	1,890万人	6	ハイチ	45.0%
7	インドネシア	1,620万人	7	リベリア	38.4%
8	タンザニア連合共和国	1,490万人	7	ジンバブエ	38.4%
9	マダガスカル	1,480万人	9	ギニアビサウ	37.9%
10	ケニア	1,470万人	10	コンゴ民主共和国	35.3%

*2020-2022年平均値

1-3　飢餓と栄養問題のマッピング

　世界全体では，食料が継続的に不足することによって栄養不足の状態が続く「飢餓」が問題である国や地域と，過剰栄養による肥満人口の増加が問題となっている国や地域が混在している。2023年の報告では，世界の飢餓人口の約55％にあたる４億人がアジア地域に暮らし，２億５万人がサブサフラ・アフリカに暮らしている。一方，肥満人口の割合が高い地域は北米，中東地域の一部，そして太平洋島嶼国であり（文献8，p.148-177），飢餓，肥満の世界的な分布と食料供給との関係を把握した上で世界全体のフードセキュリティを考える必要がある。

　国連世界食糧計画（United Nations World Food Programme: WFP）は，各国・地域の飢餓状況を栄養不足人口の割合により色分けした HungerMap を毎年公表している。2019年には人工知能（artificial intelligence: AI）を活用した世界の飢餓状況モニタリングシステム「HungerMap LIVE」も公開され（文献13），このシステムでは全世界の自然災害，紛争，栄養失調，食事量，食物の生産量，降雨状況などによる総合的食料安全保障レベル分類（Integrated Food Security Phase Classification: IPC）（Phase １: Minimal，２: Stressed，３: Crisis，４: Emergency，５: Famine）で，Phase ３（Crisis/ 急性食料不安）以上の地域の情報を，画面下部のマークをクリックすることで地図を切り替えて表示できる（図４）。

　肥満人口については世界保健機関（World Health Organization: WHO）が1975年以降の国・地域ごとの成人の肥満指数（Body Mass Index: BMI）分布を色分けした Obesity Map を作成している（文献14）（図５）。

　このような国や地域で異なる栄養問題の状況がわかりやすいマップは，世界で広く活用されている。

世界飢餓指数（Global Hunger Index: GHI）

　国連機関が公表している各種の指標データとは別に，「世界飢餓指数（GHI）」と呼ばれ，世界で広く活用されているものがある。GHI は，国際食糧政策研究所（International Food Policy Research Institute: IFPRI），Welthungerhilfe，Concern Worldwide の３つの国際非営利団体によって開発され，WHO のウェブサイトでも紹介されている国際的な指標の１つである。指標は，1）食料の入手可能性，2）こどもの栄養状態，そして栄養不良に大きく起因する，3）こどもの死亡率を，FAO が推計した栄養不足蔓延率（PoU），WHO がとりまとめた５歳未満児の消耗症（wasting: weight-for-height）と発育阻害（stunting: height-for-age）の割合，国連児童基金（United Nations Children's Fund: UNICEF）が報告する５歳未満児死亡率を用いて算出され，その数値から飢餓の深刻度が５段階に分類され，毎年の国別ランキングも公表されている。また，GHI を一人当たり GNI(gross national income)に回帰分析することで，経済状況から予測される飢餓と栄養不良の状況より，良い国，あるいは悪い国の評価なども行われており，政策立案者や国際援助機関によって，飢餓の緊急性や効果的な介入の必要性を理解するための重要なツールとして活用されている（文献16）。

　2023年の GHI 報告書では，飢餓の深刻度が alarming（レベル４）に分類された国が６か国あり，最も深刻度が高い国は中央アフリカ共和国（GHI: 42.3），続いてマダガスカル（41.0），イエメン（39.9）の順であった（文献17，p.45-48）。

第2章　食料安全保障（フードセキュリティ）

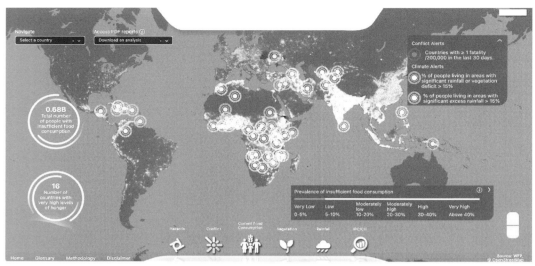

図4　HungerMap LIVE（2024年3月24日時点）（文献13）

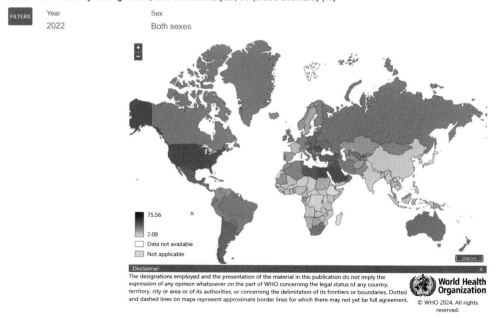

図5　Obesity Map 2022（文献15）

世界の食料安全保障と栄養の現状（SOFI）

　SOFI は，FAO，国際農業開発基金（International Fund for Agricultural Development: IFAD），UNICEF，WFP，WHO が共同で作成している年次報告書で，1999年以来，飢餓の撲滅，フードセキュリティの達成，栄養改善に向けた世界各国の取り組みと進捗状況を分析し，報告している。SDGs 達成に向けた文脈での分析として，SDGs ターゲット2.1の飢餓に関する指標，およびターゲット2.2のあらゆる形態の栄養不足の指標データに基づき，フードセキュリティを実現し，栄養を改善するための鍵となる課題について詳細な分析を提供するとともに，飢餓問題に取り組むための具体的な戦略と政策提言が行われている。報告書は各年で個別のテーマが設定され，そのテーマはサブタイトルに示されている。

　報告書は近年，国連公用5か国語（アラビア語，英語，スペイン語，中国語，フランス語）のほかロシア語でも作成されており，日本語版については国際農林業協働協会（Japan Association for International Collaboration of Agriculture and Forestry: JAICAF）が要約版を提供している（2021年版は，日本語要約版未刊行）。

　以下は SOFI が取り扱った最近のテーマである。

2023年　Urbanization, agrifood systems transformation and healthy diets across the rural-urban continuum
　　　　（都市化，農業・食料システム変革，農村・都市連続体における健康的な食生活）

2022年　Repurposing food and agricultural policies to make healthy diets more Affordable
　　　　（健康的な食事がより手頃な価格で手に入るよう食料・農業政策を見直す）

2021年　Transforming food systems for food security, improved nutrition and affordable healthy diets for all
　　　　（すべての人が食料安全保障，栄養改善，手頃な価格での健康的な食事を実現できるようにするための食料システム（フードシステム）の変革）

2020年　Transforming food systems for affordable healthy diets
　　　　（健康的な食事を手の届くものにするためのフードシステムの変革）

2019年　Safeguarding against economic slowdowns and downturns
　　　　（経済の低迷・悪化から食料安全保障を守る）

2018年　Building climate resilience for food security and nutrition
　　　　（食料安全保障と栄養の確保に向けた気候レジリエンスの構築）

第2章　食料安全保障（フードセキュリティ）

② フードセキュリティに関する国際的議論の変遷

2-1　1920年代から1970年代の議論：供給（生産）の充実に向けて

　国際社会で食料供給問題は，1920年に設立された国際連盟においても1929年の世界大恐慌を機に様々な議論が行われるようになった（文献18, p.19-26）。その後，食料供給問題の議論は，人々の生命を維持し得る「量」の供給だけではなく，栄養面にも考慮された「質」を含めた「食料安全保障（フードセキュリティ）」へと発展していく（表3）。

　第二次世界大戦中の1943年，米国のホット・スプリングで開催された国際会議（ホット・スプリング会議）は，国際社会で初めてフードセキュリティの概念が議論された会議として記録されている。そこでは「すべての人々に適切かつ持続的な食料供給の確保（A secure, an adequate, and a suitable supply of food for every man）」が合意された。また，この会議ではFAOの設立も決定された（文献19, p. 3；文献20, p. 5）。

　第二次世界大戦以降は，1950年代以降の農業技術の発展と農業増産政策，1960年代以降は「緑

表3　フードセキュリティに関する主要国際会議年表（各関連文献を参考に筆者作成）

年	国際会議	議論・採択事項など
1943年	ホット・スプリング会議（連合国食料農業会議）（米国）	「すべての人々に適切かつ持続的な食料供給の確保」を決議　国際的な食料農業機関としてFAOの設立が合意された
1974年	世界食糧会議　World Food Conference: WFC（ローマ・イタリア）	「飢餓および栄養不良の撲滅に関する世界宣言」を採択　IFADの設立，世界食料備蓄制度の確立，世界食料理事会の設置，世界食糧情報・早期警告システムの創設などが決議された
1992年	第1回国際栄養会議　International Conference on Nutrition: ICN（ローマ・イタリア）	「世界栄養宣言と行動計画（World Declaration and Plan of Action for Nutrition）」を採択　栄養的で安全な食物へのアクセスは個々人の権利であることを宣言
1996年	**世界食料サミット**　**World Food Summit**（ローマ・イタリア）	**「食料の安全保障に関するローマ宣言（The Rome Declaration on World Food Security）」を採択**　宣言には，食料へのアクセスの改善，公正で市場指向の世界貿易システムを通じたフードセキュリティの向上，災害時の緊急食料援助などが盛り込まれた
2014年	第2回国際栄養会議　Second International Conference on Nutrition: ICN 2（ローマ・イタリア）	「栄養に関するローマ宣言（The Rome Declaration on Nutrition）」と「行動のための枠組み（Framework for Action）」を採択　「行動のための枠組み」には，「健康的な食事を促進するための持続可能な食料システム（sustainable food systems promoting healthy diets）」が項目に盛り込まれた
2021年	国連食料システムサミット2021　UN Food Systems Summit 2021: FSS 2021（ニューヨーク・米国）	2030年までのSDGs達成に向け，世界の飢餓と栄養問題解決のための行動宣言を採択　「食料システムの変革」を目指す行動宣言には，1）生産性の向上と持続可能性の両立，2）自由で公正な貿易の維持・強化，3）各国・地域の気候風土，食文化を踏まえたアプローチ，という3点の重要性が強調された

34

の革命」と呼ばれる穀類の生産性向上を目指して多収穫種の品種改良を推し進めた農業改革による単収増加によって，世界的な食料供給力は飛躍的に増加したが，1972年からの世界的な天候不良を発端とした「**世界食料危機**」が状況を一変した。穀物等の国際取引価格は高騰し，1973年の第一次オイルショックがそれに追い打ちをかけるかたちとなった（文献21，p. 7-8）。1973年，FAO の第17回総会では事務局長による世界的なフードセキュリティに関する提案が合意され，この時フードセキュリティは「広範囲にわたる作物の不作や自然災害が発生した際の深刻な食料不足を回避するために，世界における適切な穀物供給が常に利用できることを確実にする（Ensuring the availability at all times of adequate cereal supplies in the world so as to avoid acute food shortages in the event of widespread crop failures or natural disasters）」と定義されている（文献22，Ⅲ-C）。この定義は，翌年（1974年）ローマで開催された国連主催の **WFC** で採択され，また会議は，「**飢餓および栄養不良の撲滅に関する世界宣言**（Universal Declaration on the Eradication of Hunger and Malnutrition）」を採択した（文献23，p. 1-3）。この会議では，食料生産の増強や世界食料備蓄制度の確立，食料援助などについて幅広く議論され，国際農業開発基金の設立や FAO に世界食料安全保障委員会を設立すること，さらに世界食料情報・早期警報システムの設立などもここで議決されている。この WFC で採択されたフードセキュリティの定義は，「**供給面のフードセキュリティ**」として国際的な政策協調をより有効に実行できる点で大きな意義があったとされる一方で，この時点では世界全体としての供給量が増加してもなお食料を入手することができない低所得国の人々を考慮した「**需要面のフードセキュリティ**」の国際的な枠組みを検討するには至っていなかった（文献21，p. 8）。

WFC が開催された1974年以降から1990年代半ばにかけて，フードセキュリティに関する考え方に変化が現れてくる。英国の経済学者 Maxwell は，この時期に主に以下３つの変化（シフト）があり，これらのシフトは他の領域におけるポストモダンの考え方と一致していると論じている。なお，３つのシフトの詳細については「1980年代の議論」および「1990年代以降の議論」で説明する。

●世界，国家レベルから世帯，個人へのシフト（From the global and the national to the household and the individual）（p.36参照）
●食料優先の視点から生活優先への視点的シフト（From a food first perspective to a livelihood perspective）（p.37参照）
●客観的指標から主観的知覚へのシフト（From objective indicators to subjective perception）（p.38参照）
（文献24，p. 4-19）

飢餓および栄養不良の撲滅に関する世界宣言
(Universal Declaration on the Eradication of Hunger and Malnutrition)

　飢餓撲滅を目指し，世界的なフードセキュリティと栄養改善を実現するため，国際的な協力を促進することを目的として，行動計画を含む12の条文で構成された宣言となっている。
　「すべての人々は，飢餓と栄養不良から解放される権利を持っている（Every man,

woman and child has the inalienable right to be free from hunger and malnutrition in order to develop fully and maintain their physical and mental faculties)」ことが基本原則として条文冒頭に述べられ，以下のような宣言文が続く。

- ・栄養不良の撲滅：栄養不良の問題に対処するために，適切な栄養教育と健康管理の強化を促進する。
- ・食料安全保障の確保：世界中の人々が安全で栄養価の高い食料にアクセスできるようにするために，食料安全保障の確保が不可欠であることを強調する。
- ・国際協力の必要性：国際社会の協力と連携が，飢餓と栄養不良の問題に対処するために不可欠であることを認識する。
- ・持続可能な農業と開発：持続可能な農業の推進と開発が，飢餓と栄養不良の根本的な原因を解決するための重要な手段であることを認識する。

　行動計画には，フードセキュリティと栄養改善に関する国際的な戦略・ガイドラインを策定し，実施すること，飢餓と栄養不良をなくすための国際的な協力を強化することが強調されている（文献25）。

2-2　1980年代の議論：需要（アクセス）面のフードセキュリティへの視点の転換
●世界，国家レベルから世帯，個人へのシフト（マクロからミクロへのシフト）

　1970年代後半には農業投資が増大し，前述「緑の革命」に代表される技術革新がこれを後押しした。1980年代に入ると世界の食料供給は安定し，穀物等の国際取引価格は低下していった。しかしながら，低所得国の貧困層では安定した食料入手が依然困難な状況にあり，特にサブサハラ・アフリカでは紛争や干ばつによる飢饉が頻発していた（文献21，p. 9）。食料が増産され，低所得国への輸出，また食料援助も行われている一方で，なお多くの人々が飢餓に苦しむのは，食料の供給量が不足しているのではなく，食料を生産・購入する土地や資産，雇用，教育などの手段や権原（エンタイトルメント）の不足が問題であることが指摘された（文献26，p.45-51）。この指摘は国際社会に広がっていった。

　エンタイトルメントは人権を保障する物的基盤を指す概念であり，人々は互いのエンタイトルメントを交換し合うことによって自らの厚生を高めていくことができるとされている。「食料供給量の低下（food availability decline）」から分析されていた従来のフードセキュリティ議論の中心に「食料へのアクセス」問題を持ち込み，実際に人々が食料を手に入れることができるのかという需要面からフードセキュリティを分析する「エンタイトルメントアプローチ」を提唱したのは，インドの経済学者 Sen である。Sen はまた，後述する「人間の安全保障」における「自由」の範囲を公平にするためには，教養や知識などの「潜在能力（capability; ケイパビリティ）」を高めることが必要であると論じている（文献27，p.19）。

　1983年，FAO の世界食料安全保障委員会（Committee on World Food Security: CFS）ではこうした国際社会の動きが反映されて「食料へのアクセス」に注目が集まった。フードセキュリティは食料の需要と供給の両面で取り組むべきとされて，従来のフードセキュリティの概念が拡張された（文献28，p. 1）。フードセキュリティは，「すべての人々が，いかなるときでも，その

必要とする基本食料に対し，物理的，経済的にアクセスすることを保障することである（Ensuring that all people at all times have both physical and economic access to the basic food that they need）」と再定義された（文献29，p.14）。この定義は，地方と国家のレベルの集団に加え，個人と世帯のレベルを含むように改訂されていく。

●食料優先の視点から生活（livelihood）優先への視点的シフト

フードセキュリティの概念はさらに広がりを見せる。食料が何にも先んじて第1に必要とされるというフードセキュリティ従来の概念は，長期的な視野での「生活（livelihood）」がより優先される方向にシフトしていった。1984年から翌年にわたるダルフール（スーダン）食料危機の際，人々は将来的な飢えをしのぐために一時的な飢えを選び，次の耕作期に蒔くための種子を保存していた。こうした，一時的ではない継続的な利用可能性を念頭に置いたフードセキュリティ，ひいては，長期に及ぶ構造的な貧困と低所得の問題に関連した慢性的な食料確保の不安定さへの対応の重要性が注目された。

1986年に世界銀行が公表した「Poverty and Hunger」では，紛争や自然災害などによって引き起こされる「一時的な食料の不安定性」と，構造的な貧困や低所得がもたらす「慢性的な食料の不安定性」は区別すべきで，後者がより深刻であることなどが報告された。この報告書でのフードセキュリティは，「すべての人が，いかなるときでも，活動的で健康な生活を営むために十分な食料にアクセスすることができること（access by all people at all times to enough food for an active and healthy life」と定義され（文献30，p.v，p.1-12），今日的なフードセキュリティの概念の確立に至った。こうした議論は，**持続的，かつ強靭なレジリエンスを持つフードシステム**を推し進める今日の動きにつながっている。

レジリエンス（resilience）

SDGsの複数の目標に使われている「レジリエンス」という言葉は，2000年以降に国際社会で頻繁に用いられるようになった。物理学では外部の力が加わった際の「復元力」を示し，心理学では変化する環境への「適応力」を意味する。開発分野においては，「回復力」や「対応力」と訳されることが多く，時に「危機管理能力」とも訳される。自然災害やテロ攻撃などの災害に対処するための能力を強化する必要性が高まり，近年「レジリエンス」の概念が注目されるようになっている。

2-3　1990年代以降の議論：人権としてのフードセキュリティと4つの構成要素

その後世界のフードセキュリティの情勢は改善方向に向かい，食料供給は需要を十分に満たすようになっていったが，環境問題による食料生産の持続性に警鐘が鳴らされ始めた。また，フードセキュリティの代表的な指標である全人口に対する栄養不足人口の比率は，アジアや中南米で大幅に低下していたが，サブサハラ・アフリカでの比率に変化はなく，人口増加率を考慮すると，この地域の栄養不足人口総数は億単位で増加しており，世界全体のフードセキュリティが改善する一方で，事態がむしろ悪化する地域や国があることが明確になっていった（文献21，p.9-

第2章　食料安全保障（フードセキュリティ）

12)。

　こうした国際社会での状況を背景に，1992年，FAO と WHO の共同主催により世界規模で初の国際栄養会議である「**第1回ICN**」がローマにて開催され，「**世界栄養宣言と行動計画**」が採択された。そこには，「栄養学的に適切で安全な食料へのアクセスは個々人の権利である（access to nutritionally adequate and safe food is a right of each individual）」と述べられている（文献31，p.1）。

　その頃，国連開発計画（United Nations Development Programme: UNDP）は，開発の目的は国の発展ではなく「人間開発」であるとし，「人間開発」とは人間が自らの意思に基づいて人生の選択肢と機会の幅を拡大させることとの概念を示して，1990年に人間開発報告（Human Development Report: HDR）を創刊した。1994年の UNDP 年次報告書においては，貧困，栄養失調，教育・保健医療といった社会サービスなどの「欠如」からの自由（解放）と，紛争，災害，環境破壊，感染症の蔓延，経済危機といった「恐怖」からの自由（解放）が，「**人間の安全保障**」であるとの概念を示した（文献32，p.3）。なお，同報告書には人間の安全保障の主要7要素（経済，食料，保健，環境，個人，コミュニティ，政治）が示されており（文献32，p.24-25），人間の安全保障とフードセキュリティのつながりの深さを確認することができる。

　1996年にローマで開催された「**世界食料サミット**」では，飢餓・栄養不良の撲滅や世界のフードセキュリティへの対応などが議論された。このサミットで採択された「**食料の安全保障に関するローマ宣言**」もまた，「飢えからの自由はすべての人にとっての基本的権利である（reaffirm the fundamental right of everyone to be free from hunger）」と謳われ（文献33，p.1），食料保障を人権ととらえる考え方が国際社会に定着していった。

　「世界食料サミット」では，フードセキュリティを構成する4つの要素として，「**量的供給可能性（Availability）**」「**物理的・経済的入手可能性（Access）**」「**利用可能性（Utilization）**」，そして「**安定性（Stability）**」が提示され，それぞれの指標が設定されている（表4）。栄養ある食事を摂取するため，適切な食料を獲得する十分な資源（および「権利」）へ個々のアクセスが可能となることは「Access」に含まれ，ここでの「権利」は，生活するコミュニティにおいて与えられた法的，政治的，経済的，社会的制度を個人が規定できるすべてのコモディティの全体に対して定義される（文献34，p.10；文献35，p.1）。また，これら4つの要素は，SDGs と相互に関連している（文献36，p.19-20，26）。

●客観的指標から主観的知覚へのシフト

　1974年の WFC 以降から1990年代半ばにかけて変化したフードセキュリティに関する考え方の第3として Maxwell が取り上げたのは，「客観的指標から主観的知覚へのシフト」である。客観的指標とは，食料消費量，エネルギーや各種栄養素の摂取量などの指標を指す。栄養所要量は，年齢，健康状態，体格，仕事量，環境，行動の関数であり，異なる集団の正確なエネルギー必要量などを推定することは困難であるため，栄養所要量をどのくらい満たしているかの数値がフードセキュリティを評価する際の唯一の指標となり得ないことが指摘されている。主観的知覚とは，人々の欠乏感，また，食料入手に関する社会的困難性に関する意識などの主観的な側面に関する評価を意味する。Maxwell は，「国や人々がフードセキュリティを確保できるのは，食料システムが，食べるものが十分にないのではないかという不安を取り除くような形で機能している

表4　フードセキュリティの構成要素別指標（文献37，p.48より筆者作成）

DIMENSION	FOOD SECURITY INDICATORS
Availability	Average dietary energy supply adequacy Average value of food production
	Share of dietary energy supply derived from cereals, roots and tubers Average protein supply Average supply of protein of animal origin
Access	Percentage of paved roads over total roads Road density Rail lines density
	Gross domestic product (in purchasing power parity)
	Domestic food price index
	Prevalence of undernourishment Share of food expenditure of the poor Depth of the food deficit Prevalence of food inadequacy
Utilization	Access to improved water sources Access to improved sanitation facilities
	Percentage of children under 5 years of age affected by wasting Percentage of children under 5 years of age who are stunted Percentage of children under 5 years of age who are underweight Percentage of adults who are underweight Prevalence of anaemia among pregnant women Prevalence of anaemia among children under 5 years of age Prevalence of vitamin A deficiency in the population Prevalence of iodine deficiency in the population
Stability	Cereal import dependency ratio Percent of arable land equipped for irrigation Value of food imports over total merchandise exports
	Political stability and absence of violence/terrorism Domestic food price volatility Per capita food production variability Per capita food supply variability

（日本語訳あり：文献38，p.194）

なお，フードセキュリティ指標の最新データは以下のサイトから閲覧・ダウンロードが可能である。
▶FAOSTAT: https://www.fao.org/faostat/en/
▶FAO Food and Agriculture Statistics: http://www.fao.org/economic/ess/ess-fs/ess-fadata/en/

ときである（A country and people are food secure when their food system operates in such a way as to remove the fear that there will not he enough to eat)」と述べており（文献24，p.5），主観的知覚とは，Maxwell が第2の「シフト」として論じている「生活（livelihood）優先への視点」とつながっている。一時的ではない，継続的な食料へのアクセスが確保されている状況で人々が感じる主観的な指標なくフードセキュリティを評価することはできず，地域の食習慣など文化的背景，また，家族構成や生活環境，職業，収入，嗜好などを踏まえた個人レベルでの主観的なフードセキュリティの評価が必要であるとされ，柔軟性（flexibility），適応性（adaptability），

第2章　食料安全保障（フードセキュリティ）

多様性（diversification），および回復力（resilience）をキーワードとする調査指標が導入されるようになった。

世界栄養宣言と行動計画

　1992年，FAOとWHOの共同主催により，159か国および欧州経済共同体（European Economic Community: EEC）の代表が参加した第1回ICNがローマにて開催された。飢餓をなくし，あらゆる形態の栄養不良を減らす決意の表明として，そこで採択された宣言，および宣言の内容に基づいた行動計画である。栄養学的に適切で安全な食料へのアクセスは個々人の基本的な権利であることが強調され，食料と栄養に人権からアプローチしたこの考え方は，当時大変画期的なものであった。食料と栄養への権利は，個々の健康と生産性，そして国の発展に欠かせないものであることのほか，以下の項目を含んで多岐にわたる栄養不良削減のための宣言がされ，宣言に基づく具体的な行動計画が示されている（文献31）。
- ・栄養不良と栄養関連疾患の予防と管理に対する包括的なアプローチの推進
- ・食品の安全性と品質の向上，栄養教育の普及，母子保健サービスの強化，貧困層への支援など，様々な取り組みの必要性を確認
- ・国際的な協力とパートナーシップを重視し，政府，民間部門，国際機関，NGO（非政府組織）などの連携を強化する必要性を強調

3　フードセキュリティを支える食料システム：持続可能な生産と消費

3-1　食料システムとは

　食料システム（food systems）は，「食品産業に農水産業，消費者を加えた食料の供給に関わる主体とそれらを繋ぐ関係全体」を示し（文献39，p.3），食料システム全体を把握するための統計データには，食料需給表から算出する**供給純食料，供給熱量，エネルギー産生栄養素（Protein, Fat, Carbohydrate: PFC）熱量比率**などがある（文献40；文献41）。各指標の国際比較を通して**食料の必需性と飽和性**，経済成長に伴う穀物消費と畜産物消費の関係を理解することができる（文献39，p.11-15）。

　国際的な「食料システム」の定義として，2018年にFAOが示した「農業，林業または漁業，および食品産業に由来する食品の生産，集約，加工，流通，消費および廃棄に関するすべての範囲の関係者およびそれらの相互に関連する付加価値活動，並びにそれらが埋め込まれているより広い経済，社会および自然環境を含むもの（Food systems encompass the entire range of actors and their interlinked value-adding activities involved in the production, aggregation, processing, distribution, consumption and disposal of food products that originate from agriculture, forestry or fisheries, and parts of the broader economic, societal and natural environments in which they are embedded）」（文献37，p1）が広く引用されている。2018年のFAO報告書には，**持続可能な食料システム**がすべての人々にフードセキュリティを提供すると述べられており（文献42，p.1），食料システムは，国際社会が掲げる「貧困の削減」や「フード

40

セキュリティ」などの目標の達成に必要とされる重要な要素であることが理解できる（図6）（文献42, p.3；文献43, p.12-13）。

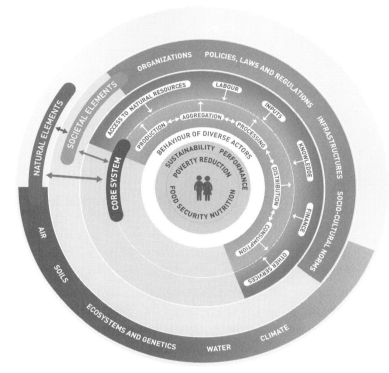

図6　THE FOOD SYSTEM WHEEL（文献42, p.3）

「栄養に関するローマ宣言」と「行動のための枠組み」

　2014年，ICN 2 は再び FAO と WHO の共同主催によりローマで開催された。ICN 2 で採択された宣言文は，政府，国際機関，民間部門，市民社会が協働で栄養問題に取り組むことへのコミットメントを確認し，栄養改善に向けた包括的かつ継続的なアプローチが必要であることが述べられている。また，栄養改善が SDGs の達成に不可欠であるとの認識を示し，そのためには政府，国際機関，民間部門，市民社会など，様々なステークホルダーが責任を共有し，連携して栄養問題に取り組むことの重要性に加え，異なるセクター間での協力や情報共有の重要性が強調された。
　ローマ宣言に続く「行動のための枠組み」は，この宣言に基づいて具体的な行動を促進するための具体的な目標や指標，監視体制の確立，リソースの提供，パートナーシップの構築について述べられており，健康な食生活を促進するための持続可能な食料システムも項目に盛り込まれている（文献44）。

3-2　食料システムに関する課題の変遷
3-2-1　主要な国際フォーラムにおける議論

　フードセキュリティに関する国際的議論の拡大は1990年代に遡る一方，食料システムに関する国際的議論が急激に拡大することになったきっかけは，2007年から2008年にかけての**世界的な食料価格の高騰**であった。このときの食料価格高騰は，特に開発途上国に大きな打撃を与え，新興国の経済成長や人口増加による消費増のほか，過去の食料危機の局面にはなかった原油価格高騰との連動や気候変動，バイオ燃料の需要増など複合的な要因による食料価格高騰であり，以降，国際社会では食料価格高騰への対応が頻繁に議論されるようになった（文献45）（表5）。

　2008年，Ｇ8洞爺湖・サミット（日本）においては，「農業・食料安全保障に関するグローバル・パートナーシップ」構築が合意され（文献46, #42），2012年Ｇ8キャンプ・デービッド・サミット（米国）では「**食料安全保障および栄養のためのニュー・アライアンス**」が採択された（文献47, #18）。2014年のG20ブリスベン・サミット（オーストラリア）では，長期的に統合された持続可能な食料システムの取り組みを行うための基盤となる「**食料安全保障・栄養フレームワーク**」が採択された（文献48, #11）。

表5　G7，G8，G20におけるフードセキュリティ，食料システムに関する議論年表

（文献49；文献50；文献51より筆者作成）

年	国際フォーラム	議論・採択事項
2008年	**Ｇ8洞爺湖・サミット（日本）**	「農業・食料安全保障に関するグローバル・パートナーシップ」の構築を進めることに合意
2010年	G20ソウル・サミット（韓国）	フードセキュリティを含めた「開発に関する複数年行動計画」を採択
	アジア太平洋経済協力（Asia Pacific Economic Cooperation: APEC）第1回食料安全保障担当大臣会合（日本）	持続可能な農業の発展と投資，貿易および市場の円滑化について議論。「APEC 食料安全保障に関する新潟宣言」および「APEC 食料安全保障行動計画」を採択
2011年	G20カンヌ・サミット／農業大臣会合（フランス）	持続可能な農業生産と生産性の向上および市場透明性向上の取り組み等を含む「食料価格乱高下および農業に関する行動計画」を採択
2012年	**Ｇ8キャンプ・デービッド・サミット（米国）**	「食料安全保障および栄養のためのニュー・アライアンス（New Alliance for Food Security and Nutrition）」を採択
	APEC 第2回食料安全保障担当大臣会合（ロシア）	新潟宣言を再確認。農業生産の増大と生産性の向上，貿易円滑化と食料市場の発展等について議論。「APEC 食料安全保障に関するカザン宣言」を採択
2014年	G20ブリスベン・サミット（オーストラリア）	G20が長期的に統合された持続可能な食料システムの取り組みを行うための基盤となる「食料安全保障・栄養フレームワーク（The G20 Food Security and Nutrition Framework）」を採択
	APEC 第3回食料安全保障担当大臣会合（中国）	農業生産性の向上および食料生産の強化，食品ロス削減に向けた取り組み，地域協力の強化について議論。「APEC 食料安全保障に関する北京宣言」を採択

3．フードセキュリティを支える食料システム：持続可能な生産と消費

2015年	G7エルマウ・サミット（ドイツ）	「食料安全保障および栄養に関するより広範な開発アプローチ」を採択 2030年までに開発途上国の5億人を飢餓・栄養不良から救出するとの目標を設定
	G20アンタルヤ・サミット／農業大臣会合（トルコ）	「G20食料安全保障・栄養フレームワークの実施計画」，農業大臣会合コミュニケ，「食料安全保障と持続可能なフードシステムに係るG20行動計画」を採択
2016年	G7伊勢志摩・サミット（日本）	「食料安全保障と栄養に関するG7行動ビジョン」を採択
	G20杭州・サミット／農業大臣会合（中国）	「2030アジェンダに係るG20アクションプラン」，持続可能な開発や農業イノベーションに関する農業大臣会合コミュニケを採択
	APEC第4回食料安全保障担当大臣会合（ペルー）	気候変動に対応する農業強化，農村と都市の開発について議論。「APEC食料安全保障に関するピウラ宣言」を採択
2017年	G7タオルミーナ・サミット（イタリア）	サブサハラ・アフリカにおける食料安全保障，栄養および持続可能な農業に対する共同の支援を高めることを決定
	G20農業大臣会合（ドイツ）	食料と水の安全保障に向けたG20農業大臣宣言および行動計画を採択
2018年	G7シャルルボワ・サミット（カナダ）	食料安全保障，人間の健康，生物多様性，経済的繁栄および生活様式を支える海洋の健全性保全に関する議論
	G20農業大臣会合（アルゼンチン）	持続可能な食料の未来，情報通信技術の農業への展開に向けたG20農業大臣宣言を採択
2019年	G7ビアリッツ・サミット（フランス）	強靱かつ持続可能な食料システムの推進，食料不安の根絶に向けた適切な雇用創出などを盛り込んだ，G7・G5サヘル・パリ共同コミュニケを採択
	G20農業大臣会合（日本）	「農業・食品分野の持続可能性に向けて―新たな課題とグッドプラクティス」のテーマの下，人づくりと新技術，フードバリューチェーンやSDGsへの取り組みを含むG20農業大臣宣言を採択
2022年	G7エルマウ・サミット（ドイツ）	食料安全保障や気候変動および生物多様性の損失との闘いへの農業分野の貢献を強化すると同時に農業生産を増加し，農家の収入源の創出を含む議論が行われ，ウクライナ支援を盛り込んだ世界の食料安全保障に関するG7コミュニケを採択
	G20農業大臣会合（インドネシア）	ロシアによるウクライナ侵略は世界の食料安全保障を脅かすものとして，持続可能な食料システムに向けた中・長期的な取り組みを強化すべきとの議論が展開された
2023年	G7広島・サミット（日本）	新型コロナウイルス感染症の世界的流行，エネルギー・食料・肥料の価格高騰，気候変動，ウクライナおよびその他の戦争が与えた食料安全保障への影響を再認識し，より強靱で持続可能かつ包摂的な農業・食料システムを構築するため緊密に協力する重要性が強調された
	G20農業大臣会合（インド）	ウクライナ戦争の影響を再認識し，持続可能な農業・食料システム，食料価格とサプライチェーンの安定，国際法と平和の重要性に関する声明が採択された

第 2 章　食料安全保障（フードセキュリティ）

3-2-2　持続可能な食料システム

　2014年，ICN 2 の開催を機に，国際的な食料システムの内容的整備が加速していく。ICN 2 では，2008年以降に国際社会で活発な議論が展開された食料システムの議論が色濃く反映され，「栄養に関するローマ宣言」，および「健康的な食事を促進するための持続的食料システム」を項目に盛り込んだ「行動のための枠組み」が採択された（文献52，p. 1 - 6 ；文献53，p.15-16）。「健康な食生活を促進するための持続可能な食料システム」のコンセプトは，2015年にトルコで開催されたG 20アンタルヤ・サミット／農業大臣会合でもまた「食料安全保障と持続可能なフードシステムに係る G20行動計画」に反映され，ここには，世界的なフードセキュリティおよび栄養を改善し，また，食料を生産し，消費し，および販売する方法が経済的，社会的および環境的に持続可能であることを確保するというコミットメントが強調されている（文献54，＃ 1 - 3 ；文献55，p.28）。

　食料システムに関する取り組みの多くは，環境に調和した農業を推進するといった生産サイドの持続可能性に焦点を当てたものであったが，消費サイドの持続可能性の重要性も問われるようになっていった。2015 年に始まった SDGs では「つくる責任 つかう責任（responsibe production and consumption）」として，12番目の目標に「持続可能な生産消費形態を確保する」が掲げられている（表 6 ）。その最初のターゲットには，「持続的な消費と生産に関する10年枠組みプログラム（the 10-year framework of programmes on sustainable consumption and production patterns: 10YFP）」実施に向けてすべての国々が対策を講じるための指標が設定されている（文献56，p.22）。2016年の国連総会では，2014年の ICN 2 で採択された「行動のための枠組み」に基づいた「栄養のための行動の10年（2016-2025年）」が宣言され（文献57；文献58；文献59，p.15-22），栄養失調を解決するために必要とされる 6 つの行動分野の 1 つ目に「健康的な食事のための持続可能で強靭な食料システム」が掲げられており（表 7 ），食料システムは「持続可能」であるべきとする潮流が確立されて今日に至っている。

3-2-3　栄養に配慮した食料システム

　ICN 2 以降，フードシステムに関する取り組みは，栄養に配慮することがより重視されるようになっていった。FAO は，栄養に配慮した食料システム（nutrition sensitive food systems）に関する政策やプログラムの設計を支援するツールとして，2017年に「栄養に配慮した農業・食料システムとは─実践のためのオプション（Nutrition-sensitive agriculture and food systems in practice ─ Options for intervention）」を公表している（文献60；文献61）。同書は，栄養に配慮した食料システムを「持続可能なかたちで人々が必要とする適切な量および質の食料を満たすために，手頃な価格で，栄養価が高く，文化に配慮した適切かつ安全な様々な食料生産を確保するアプローチ」と位置付け，フードチェーンのすべての段階（生産，加工，小売から消費まで）において栄養に取り組む必要があり，食料システム全体を包含するより幅広い観点から栄養を考慮することが重要であることを強調している（文献60，p.viii）。また，栄養改善をもたらす可能性のある食料および農業分野での実践手段を，食料生産（food production），食品の処理・保管・加工（food handling, storage and processing），食品の取引・マーケティング（food trade and marketing），消費者需要・調理・嗜好（consumer demand, food preparation and preferences），および分野横断的な課題（cross-cutting issues）に分類し，政策やプログラムの設計段階で考慮されるべき

3．フードセキュリティを支える食料システム：持続可能な生産と消費

表6　SDGs目標12のターゲットと指標（文献10）

目標12：持続可能な生産消費形態を確保する	
12.1	開発途上国の開発状況や能力を勘案しつつ，持続的な消費と生産に関する10年枠組み（10YFP）を実施し，先進国主導の下，すべての国々が対策を講じる。
12.2	2030年までに天然資源の持続可能な管理および効率的な利用を達成する。
12.3	2030年までに小売・消費レベルにおける世界全体の一人当たりの食品廃棄物を半減させ，収穫後損失などの生産・サプライチェーンにおける食品の損失を減少させる。
12.4	2020年までに，合意された国際的な枠組みに従い，製品ライフサイクルを通じ，環境上適正な化学物資やすべての廃棄物の管理を実現し，人の健康や環境への悪影響を最小化するため，化学物質や廃棄物の大気，水，土壌への放出を大幅に削減する。
12.5	2030年までに，廃棄物の発生防止，削減，再生利用，および再利用により廃棄物の発生を大幅に削減する。
12.6	特に大企業や多国籍企業などの企業に対し，持続可能な慣行を導入し，持続可能性に関する情報を定期報告に盛り込むよう奨励する。
12.7	国内の政策や優先事項に従って持続可能な公共調達の慣行を促進する。
12.8	2030年までに，人々があらゆる場所において持続可能な開発および自然と調和したライフスタイルに関する情報と意識を持つようにする。
12.a	開発途上国に対し，より持続可能な消費・生産形態の促進のための科学的・技術的能力の強化を支援する。
12.b	雇用創出，地方の文化振興・産品販促につながる持続可能な観光業に対して持続可能な開発がもたらす影響を測定する手法を開発・導入する。
12.c	開発途上国の特別なニーズや状況を十分考慮し，貧困層やコミュニティを保護する形で開発に関する悪影響を最小限に留めつつ，税制改正や，有害な補助金が存在する場合はその環境への影響を考慮してその段階的廃止などを通じ，各国の状況に応じて，市場のひずみを除去することで，浪費的な消費を奨励する化石燃料に対する非効率な補助金を合理化する。

項目とともに実践手段を紹介した指南書となっている（文献60，p. xi；文献61，p. xi）（表8）。

　2021年に開催されたFSS2021では，**フードセキュリティは量（供給）の充足のみでなく，質（栄養）も考慮して確立**することの重要性が議論された（文献50；文献51）。ICN2以前，栄養面の改善については，農業・食料部門とは別の大きな論点であり，農業・食料部門のみの取り組みで解決できるものではないとして，フードセキュリティにおける栄養を独立させてFood and Nutrition Securityとしての取り組みを提唱する動きもあったが（文献34，p.11-12；文献62，p.23-37），当時より，フードセキュリティの定義は栄養問題を十分包含しているとFAOは主張している。食料システムにおける栄養への配慮は，フードセキュリティにおける「質」の保障を担う重要な視点である。

3-2-4　強靭なレジリエンスを持つ食料システム

　強靭なレジリエンスを持つ食料システムは，様々なストレスやショックに対処し，持続可能な食料供給を確保する能力を保有したシステムといえる。食料システムに適用されるレジリエンスの7原則（The seven resilience principles applied to food systems）として提案されているもの

45

第2章　食料安全保障（フードセキュリティ）

表7　「栄養のための行動の10年」における6つの行動分野（文献59より抜粋して筆者作成）

Action Area	Description
1	Sustainable, resilient food systems for healthy diets
2	Aligned health systems providing universal coverage of essential nutrition actions
3	Social protection and nutrition education
4	Trade and investment for improved nutrition
5	Safe and supportive environments for nutrition at all ages
6	Strengthening governance and accountability for nutrition

表8　栄養改善をもたらす可能性のある食料および農業分野での実践手段分類（文献60, p. xi）

MAIN FUNCTIONS OF THE FOOD SYSTEM	INTERVENTIONS
Food production	Diversification and sustainable intensification of agricultural production
	Nutrition-sensitive livestock and fisheries
	Biodiversity for food and nutrition
	Biofortification
	Urban and peri-urban agriculture
Food handling, storage and processing	Nutrition-sensitive post-harvest handling, storage and processing
	Food fortification
Food trade and marketing	Trade for nutrition
	Food marketing and advertising practices
	Food price policies for promoting healthy diets
	Food labelling
Consumer demand, food preparation and preferences	Nutrition education and behaviour change communication
	Income generation for nutrition
	Nutrition-sensitive social protection
	School food and nutrition
	Nutrition-sensitive humanitarian food assistance
Cross-cutting issues	Nutrition-sensitive value chains
	Women's empowerment and gender equality
	Food loss and waste: prevention, reduction and management
	Food quality, safety and hygiene

46

を以下に示す（文献63）。

1. 多様性と柔軟性：様々な障害に対する反応の多様性と，主要機能の柔軟性を高めることで長期的な安定性が確保できる。食品供給チェーンの多様性を促進し，リスクを分散させることが重要である。
2. 相互接続性：食料システムは主要なアクターと供給源との間の相互作用を可能にするため，その接続が適切に確立されていることが重要であり，障害の拡散を最小限に抑えるためにはシステム全体の視点で考えることが求められる。
3. 社会的セーフティネットと保護スキーム：社会的セーフティネットを拡大し，保護スキームを強化することで，回復力を高めることができる。
4. 自然資源を活用したソリューション：機能する生態系は，人々の食文化，食料システム経済（食品産業を含む），および人間の健康の基盤であり，自然資源の効率的かつ持続可能な管理を通じて環境影響と脆弱性を減らすことが必要である。
5. 技術と実践の革新：技術と実践は，食料システムの管理とガバナンスに内在するものであり，食料の生産性を最適化し，革新をもたらす。
6. セクター間の協力と信頼：食品システムと他のセクターとの接続を再調整し，共同利益を追求によりレジリエントな食料システムが確保される。
7. 持続的な変革：食品システムの変革は継続的なプロセスであり，社会的回復力と適応能力に取り組む必要がある。

3-3　栄養向上のための食料システム

3-3-1　栄養向上のための農業生産

　農業生産性の向上が寄与する主要分野は，「食料の入手可能性とアクセスの向上」「食料の多様化と生産の持続可能性の向上」「食料自体の栄養強化」である。農業生産性を高めることは食料を妥当な価格で容易に入手することを可能にし，家庭での食事の多様性にもつながる（文献64，p.5-7）。低栄養や微量栄養素欠乏を主要な栄養失調問題として抱える地域に，特に有効とされている（文献65，p.14-17）。農業生産性の向上はまた，農業セクターをより経済効率が高く環境的に持続可能なものにすることができ，国や地域の幅広い経済成長，貧困の削減，食料の実質価格の低下にもつながる（文献66，p.26-27）。

　一方，低所得国において，農業生産が一定程度向上した後に継続的に人々の栄養状態が改善されるわけではなく，経済的不平等やジェンダー格差，劣悪な衛生環境や清潔な水の供給不足といった農業セクターの成果を上回る諸要因が存在する場合もある。栄養改善につながる持続的な農業生産性の向上政策として，農家が生産する作物や家庭が入手する**食料の多様化**（家庭菜園の活用や小動物の飼育など）に的を絞った具体的な介入の効果は複数報告されている（文献66，p.30-36）。

3-3-2　栄養向上のための食料サプライチェーン

　食料サプライチェーン内のそれぞれの連携が食料の入手可能性，価格妥当性，多様性および栄養価に影響を与え，サプライチェーンのすべての連携点において食料をより多様化し栄養価を高める機会が存在している。流通拠点として機能する地域の大きな市場と，限られた種類の食料を

第2章　食料安全保障（フードセキュリティ）

取り扱う地元の小規模な週市（小売市場）とで成り立っている。従来型のサプライチェーンが高い割合で残っていた低所得国地方部においても，海外資本によるスーパーマーケット展開が進んでいるが，従来型のサプライチェーンもまた地元食品の低価格提供や販売可とされる食品規格の柔軟性などを強みとして存在し，新しいサプライチェーンが従来のサプライチェーンの役割を補完するかたちで，将来的にもそのかたちは残ると考えられている。消費者にとっては，より多様なエネルギー供給源となる穀物や微量栄養素摂取が期待できる生鮮食品へのアクセスが可能になる。ただし，中・低所得国で現在均衡を保っている新しいサプライチェーンと従来型のサプライチェーンが，将来そのバランスを崩して「買い物弱者」を生み出さないための考慮は必要であろう。

　従来型の小売セクターを活用した新たな**フードバリューチェーン**の導入や，既存のサプライチェーン効率化もまた栄養向上につながる可能性をもつ（文献66，p.37-48）。高所得国においては，**食品ロス**の多くが消費レベルで生じていることに対し，低所得国における食品ロスのほとんどは消費者に届けられる前の農場レベル，および保管・加工・流通レベルで生じていることから（文献67，p.67-81；文献68，p.9-18），食料サプライチェーン効率化は栄養の向上への寄与とともに食品ロス削減にも貢献できる。

　一方，今日の**グローバルな食料サプライチェーンの脆弱性**が浮き彫りになっている。2019年，新型コロナウイルス感染症の世界的な拡大は，必要なときに必要な量だけの仕入れにより在庫を減らすジャストインタイム生産システムに基づく中央集権的なグローバル・フードサプライチェーンの脆弱性を示したと指摘されている（文献69；文献70，p.3-4）。強靱なフードサプライチェーンの構築のためには，小規模生産者や小売業者のエンパワーメントにつながる農村社会の転換を図り，ローカル生産される食料によってより効率的な配分を可能にすること，植物性食品に基づく食生活へのシフトによって生態系の保全と脱炭素社会の実現を図ることが重要とされている（文献71，p.306-314）。

3-3-3　栄養向上のための消費者支援

　消費者への食料支援プログラムには食料配給，食料引換券配布，現金支給などの種類があり，栄養の向上を目的に含むフードセキュリティの観点からは，支援する弱者層の対象をより適切に絞ることが効果的である。SDGsが謳う「**誰一人取り残さない**」の観点からは，特別な栄養ニーズをもつ高齢者，特に社会的な偏見が根強いヒト免疫不全ウイルス（human immunodeficiency virus: HIV）感染者を抱える世帯，障がい者およびその他慢性疾患患者などへの支援配慮が必要となってくる（文献72，p.622-633；文献73，p.91-98）。また，支援の一環としての栄養教育の効果的な展開にも対象者の絞り込みが重要であり，さらに，栄養教育とともに**衛生環境や食環境の改善**を行うことでより高い教育効果を得ることができる事例が複数報告されている（文献66，p.49-60）。

3-3-4　栄養向上のための政策（食環境整備・マーケティング）

　食料システムをあらゆるレベルで適切に統制するには，ビジョンを共有し，証拠に裏打ちされた政策を支援し，多様なセクターによる統合的な活動を通じた効果的な連携や協業を促進する，高度な政治的支援が必要となる。2005年の「バンコク憲章」では，1986年のオタワ憲章で提唱さ

48

れたヘルスプロモーションの定義「人々が自らの健康をコントロールし，改善できるようにするプロセスである」（第1章参照）に「決定要因」という言葉が盛り込まれ，「人々が自らの健康とその決定要因をコントロールし，改善することができるようにするプロセスである」と改められた。このことは，国際社会における健康を取り巻く文脈が大きく変化し，健康の決定要因として拡大する格差，消費とコミュニケーション手段の変化，商業化，地球規模の環境変化，都市化，労働条件や家族形態の変化などがあり，個人の努力だけでは解決困難な様々な要因が複雑に絡み合った社会で，法的整備を含む環境整備が必要になってきた社会的背景がある（文献74，p.52）。

栄養分野における代表的な政策は，欧米諸国における栄養成分表示の義務化，ジャンクフードや高脂肪食品への課税（文献74，p.52-54），また，WHOによる食品広告の規制などで，こどもたちに対しての**食品のマーケティング規制**の枠組みなども公表されている（文献75；文献76）。2001年からイギリスで行われている食産業界の協力によるパンなど加工食品の食塩含有量の低減もまた，栄養政策への介入によって**食環境整備**を試みた一例である（文献77，p.207-225）。2015年に公表された各国の減塩政策の取り組み状況を把握した研究報告では，75か国で何らかのプログラムが実施されており，大半のプログラムは多面的であった（消費者教育：71か国，成分調整など製品改良のための食品業界の関与：61か国，公的機関への介入：54か国，食品中の食塩含有目標値の設定：39か国，食品パッケージ表面への含有量・警告表示制度の導入：31か国，高塩分食品への課税：3か国）（文献78）。2018年に南アフリカでは砂糖入り飲料（sugar-sweetened beverage：SSB）に10％の課税を導入しているが，その際の飲料メーカーや砂糖業界との協議は2年に及んでおり（文献79），民間セクターとの連携は食環境整備に係る政策策定において欠かせないものとして留意する必要がある。

3-4　国際協定と食料システム

国際貿易と貿易政策は，製品および生産要素（労働力等）の国内供給量や価格に影響を及ぼし，食料アクセスにも影響を与え，国際貿易がフードセキュリティに与える影響の評価は極めて複雑である（文献80，p.33）。様々な農業政策を巡って議論が行われた**ウルグアイ・ラウンド**（1986-1994年）での交渉の結果，1995年に**世界貿易機関（World Trade Organization：WTO）**が設立された。WTO協定は貿易に関する様々な国際ルールを定め，貿易摩擦による一方的な制裁措置の発動などが抑制されて紛争が迅速に処理されていることなどに貢献しているが，貿易における先進国と新興国，農業国と農産物消費国との間には常に対立があり，2001年に開始された**ドーハ・ラウンド**は現在も継続している。最終合意に達しないこのラウンドを補完するかたちで，二国間での様々な**自由貿易協定（Free Trade Agreement：FTA）**や**経済連携協定（Economic Partnership Agreement：EPA）**が結ばれている。

3-4-1　国際協定と食料援助

食料援助は，人道的見地から価値がある反面，短期的に被援助国の穀物価格に悪影響を与え，また，被援助国の中長期的な農業開発に悪影響を与え，ひいては，食料援助への依存体質を助長するのではないかといった問題が指摘されてきている。最終的には，援助を受ける国自身が食料援助を必要としない国となること，すなわち，自国の農業生産を育成すること，または，他産業で外貨を稼いで貿易で食料を輸入することが最終目標である（文献81，p.47）。

第2章　食料安全保障（フードセキュリティ）

　開発途上国への食料援助は，1950年代前半に米国が穀物の余剰処理として開始したといわれている。食料援助が商業貿易や被援助国の農業生産に与える影響への懸念から，1954年にFAOでは「余剰処理原則」が策定された。これは，供与国は，受益国の農業生産および通常の国際貿易に有害な影響を及ぼすことを回避するため，米の輸出国に対する事前通報および協議期間の設定を行うとともに，FAOの余剰処理小委員会に対する事前通報を行う義務を示したものであり，同原則の遵守を監視する**FAO余剰処理小委員会**も設けられたが，この原則は参加国政府の約束に基づく行動規範であり，法的拘束力は持たない（文献81，p.43-44）。余剰処理原則は1995年のWTOの「農業貿易に関する条約（Agreement of Agriculture）」（通称：農業協定）第10条4項でも言及されており，「資金供与による二国間の食料援助を含む国際的な食料援助に係る取引は余剰処理の原則に従って実施すべき」とされている（文献82，p.48）。

　食料援助については，我が国も戦後食料難の時代に米国から脱脂粉乳と小麦粉の支援を受け，1956年に学校給食再開を実現させた（日本での学校給食開始は明治時代）。そこには，外貨節約のための粉食奨励方針に基づく日本側の小麦贈与の要望があったこと（文献81，p.168-176），また，こうした食料援助が当時の日本人の栄養状態改善に寄与したと評価される一方，戦後の米国での膨大な余剰農産物処理と将来的な市場獲得戦略であったと論じられることは少なくない。客観的な検証は困難でありながらも，当時の小麦贈与によるパン給食が日本人の米消費量を減少させるきっかけであり，食料援助国の余剰農産物現物援助が被援助国の食生活パターンに影響を与えた実例とされることもある（文献81，p.48）。

　援助における物資の調達先が援助供与国に限定されるなどの条件が付くものを「タイド援助」（通称：ひも付き援助）と呼び，タイド援助では余剰農産物を援助に利用するため援助される側のニーズに合わないことも多く，援助総額に占める輸送コストの割合も高くなる。欧州各国ではタイド援助ではなく現金拠出を増やす傾向にあるが，米国は余剰農産物を食料援助に使うことを基本方針としており，国際的な議論の場においての立場を異にしている（文献81，p.49）。

3-4-2　国際協定における貿易政策と関税

　関税の引き下げによる自由貿易の拡大は，フードセキュリティに寄与するという考え方と，反対に食料危機のリスクを高めるという考え方の間で議論がある。例えば，輸入税を下げると消費者が支払う食料価格は下がるが，競合する輸入農家の所得が圧迫され，彼ら自身のフードセキュリティに悪影響が及ぶ可能性がある（文献80，p.33-35）。また，食料輸出国が自国の供給確保を優先して輸出規制を導入した場合，途上国を含む食料輸入国において国民の生命に直接影響を及ぼす深刻な問題となってくる（図7）。2020年からの世界的な新型コロナウイルス感染拡大を受けて15か国を超える食料輸出国が輸出制限を行っており（文献83），2021年2月にロシアによるウクライナ侵攻が開始されてからは，20か国を超える食料輸出国が自国の供給確保を優先して輸出規制を導入した（文献84）。2007〜2008年の世界的な穀物価格高騰時，食料輸出国からの制限に対して輸入国は，食料価格の上昇を懸念し，食料の輸入関税を引き下げて需要を支えた経緯があるが，途上国の貧困層が受けた影響はやはり大きかった（文献85，p.66）。

　貿易は関税の問題に限らず，**食品衛生，食品添加物に関する規約，遺伝子組み換え作物・食品に関する規約**など，国や地域で異なる規約から生じる問題も考慮する必要がある。貿易それ自体は，フードセキュリティにとっては脅威となるものでも万能な解決策となるものでもないと考え

50

4．量的（供給）および質的（栄養）なフードセキュリティへの課題

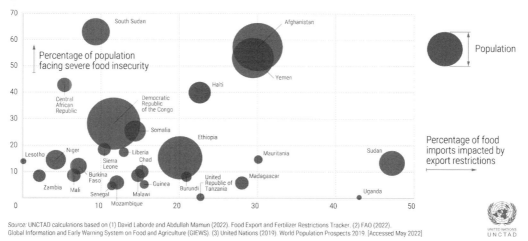

図7　国別にみた深刻な食料不足に直面している人口割合と輸出規制の影響を受けている食品輸入の割合
（文献87）

られているが，政策の意思決定においては，考慮する必要のある課題やリスクを与えることがある。国のフードセキュリティおよび開発ニーズを一貫した体系的な方法で対処することができるようにするためには，国家は利用可能なすべての政策手段の全体像を適切に把握し，目標達成に最も効果的な政策の組み合わせを柔軟に適用することが必要である（文献80，p.33；文献86）。

FTAやEPA以外にも，**環太平洋パートナーシップ（Trans-Pacific Partnership: TPP）協定，地域的な包括的経済連携（Regional Comprehensive Economic Partnership: RCEP）協定**など地域協定における食料システムへの影響も今後注視していく必要がある。

❹ 量的（供給）および質的（栄養）なフードセキュリティへの課題

2021年のFSS2021で，フードセキュリティは**量（供給）の充足のみでなく，質（栄養）も考慮して確立**することの重要性が議論された（「3-2-3　栄養に配慮した食料システム」参照）。国際社会でフードセキュリティの議論が始まった当初は食料の「生産」に主眼が置かれていたが，「需要（アクセス）」に係る問題も重要とされ，1996年の世界食料サミットではフードセキュリティを構成する4つの要素「Availability」「Access」「Utilization」，そして「Stability」が提示された（「2-3　1990年代以降の議論：人権としてのフードセキュリティと4つの構成要素」参照）。食料の「量」の確保に特化されたように見えるこれらの構成要素を現在も維持しつつ，量的なフードセキュリティとしての食料供給は，生命をつなぐことができる量の確保ではなく，栄養を考慮し，健康な生活を送ることができる質を担保したものでなくてはならないとの考えが定着してきた。ここでは，量的（供給）および質的（栄養）なフードセキュリティに関する近年の課題を確認する。

51

第2章　食料安全保障（フードセキュリティ）

4-1　量的なフードセキュリティ（供給）への課題
4-1-1　気候変動による要因

　気候変動は，特に量的なフードセキュリティにとって世界的に極めて重大な脅威である。気候変動により危惧される様々な影響（気温の上昇，異常気象の頻発化，渇水，海面の上昇，海洋の酸性化，土地の劣化，生態系の攪乱，生物多様性の喪失等）は，社会の最弱者層を飢えから救う農業の能力を著しく損ない，飢餓や栄養失調，貧困の根絶に向けた取り組みを妨げるおそれがある。気候変動による環境条件の急激な変化に耐え得る**気候変動対応型の食料システム**へ転換していく必要がある（文献88，p. 4-9）。

　気候変動抑制のための温室効果ガス排出量をモニタリングするための指標は様々で，食料生産と流通における**カーボンフットプリント**，食肉生産による環境へのインパクトを評価する**バーチャルウォーター**，**メタンガス排出量**などがある。また，温室効果ガス排出量が少なく，かつ，人々の健康に配慮した「**人新世（人類の時代）における食料（Food in the Anthropocene）**」をハーバード大学の Willett 博士が委員長を務める EAT-Lancet 委員会より公表され，その中で推奨された「**プラネタリー・ヘルス・ダイエット（The Planetary Health Diet）**」を推し進める動きが世界的に広がっている（文献89）。さらに，環境問題を考えるとき，人間と動物，生態系の健康を一体としてとらえる「**ワンヘルス・アプローチ（One Health Approach）**」の考え方が広がってきている。特に，2019年からの新型コロナウイルスのパンデミックは，人間だけでなく動物や生態系の健康を一体として取り組むことの重要性を認識する大きな契機になった（文献90）。

4-1-2　災害による要因

　自然災害は，先進国においても，経済，社会，そして量的フードセキュリティへ大きな影響を及ぼす。とりわけ，政府による迅速かつ効果的な救援復興支援政策の実施が難しい途上国においては，災害による影響の深刻化，長期化が懸念される。実際に，多くの実証研究がマクロ経済，および世帯レベルにおけるミクロ経済までの影響を検証し，途上国の脆弱性が多く報告されている（文献91；文献92；文献93；文献94；文献95）。

　自国における災害時のフードセキュリティを強固にする取り組みを行う一方，国際社会における多くの国では，他国で自然災害が起こった際に緊急援助を行う枠組みを備えている。日本においては，海外で災害等が発生した際の緊急な人道支援の枠組みとして「**国際緊急援助**」がある。国際緊急援助には，1）国際緊急援助隊の派遣，2）緊急援助物資の供与，3）緊急無償資金協力があり，災害規模や被災国等からの要請内容に基づいて，いずれか，または複数を組み合わせて行われる。食料援助は，3）緊急無償資金協力の一環である。国際緊急援助隊の派遣や緊急援助物資の供与の対象となるのは，自然災害および人為的災害（石油・ガスタンクの爆発，火事等）であり，後述する紛争起因災害は対象とされないが，食料援助を含む緊急無償資金協力は自然災害や人為的災害に加え，紛争起因災害も対象としている（文献96）。

　災害時の食料備蓄，特に優先的に援者を必要とする「**要支援者（乳幼児，妊婦，高齢者，特定の疾患をもつ人等）**」に対する栄養支援もまた課題であり，詳細について第4章を参照されたい。

4-1-3　紛争による要因

　紛争影響国に暮らす人々は，食料不安や栄養不足に陥りやすい。世界の栄養不足人口の大多数

は紛争や暴力に直面している国や地域に暮らしており，こうした地域の PoU は紛争影響のない国々よりはるかに高い。1990年代後半より，世界では飢餓と低栄養の大幅な削減を達成しているのに対し，紛争を経験しているほとんどの国々では改善ペースが停滞しているか，むしろ後退している。紛争は，長らく続いた世界の飢餓の減少傾向がここにきて反転し始めた事態を説明し得る主要な因子でもあり，飢餓と栄養不良の解消にとって最大の課題でもあると考えられている（文献97，p.30-39）。紛争下にある国では，GDP（国内総生産）の低迷や下落，激しい人口移動，広範囲におよぶ不安感，インフラ基盤の劣悪化，マクロ経済的不均衡，政府収入の流動性低下，自給自足農業への新たな注目，社会指標の悪化および制度の脆弱化が見られるのが一般的である。こうした問題が絡み合って，紛争が終結した後もずっと所得や成長が抑制される（文献98，p.177）。紛争終結後の食料システムの構築もまた重要である。

　胎児期に低栄養に曝露された児の健康問題に係る **DOHaD（Developmental Origins of Health and Disease）説**は，第二次世界大戦時期，ドイツ軍の占領下におかれたオランダの特定地域で，約半年間にわたる極端な食料調達困難な環境が続き，この期間に妊娠中であった女性から生まれた人にメタボリックシンドロームの発症率が高かったことが，コホート研究から明らかになった（文献99，p.485-491）ことが端緒となっている。このオランダの飢饉は，紛争などによって食料供給が止まったとき，どのような健康問題が生じるのかを明確にした事例の一つである。

4-2　質的なフードセキュリティ（栄養）への課題

　質的なフードセキュリティとは，栄養を考慮し，健康な生活を送ることができる質を担保したものであり，いわば2014年の ICN 2 で採択された「健康な食生活を促進するための持続的フードシステム」を項目に盛り込んだ「行動のための枠組み」に沿った各活動の実践が，ここにつながると考えることができる。フードセキュリティ構成要素（Availability, Access, Utilization, Stability）は，FAO が作成した **Food Security Indicators** と呼ばれる栄養評価指標の項目にもなっている（文献100）。食料システムにおける栄養課題については前項（「3-3　栄養向上のための食料システム」）でも取り上げたが，ここでは「物理的・経済的入手可能性（Access）」および「利用可能性（Utilization）」に影響を与える要因としての栄養課題に触れる。

　1983年，FAO の CFS において，フードセキュリティを「すべての人が，いかなる時にも，その必要とする基本食料に対し，物理的にも経済的にもアクセスできることを保障されている」と宣言された。この宣言には供給側から需要側の購買力までの視点が新たに含まれたこと，国家のみならずその構成員全員，個人レベルのフードセキュリティの必要性を意味していることが，従来とは異なる大きな特徴となっていた。地域・国家・地方自治体レベルにおいて，食料が需要に見合うだけ供給されても，**社会的差別**や**女性差別**などにより，家計や個人によっては十分に食料が配分されない問題であり，特に「**ジェンダー問題**」を中心に社会問題への対応が議論されていた（社会的要因に関する栄養課題詳細については，第5章を参照）。

　また，「**感染症**」も質的なフードセキュリティを阻害する社会的要因である（文献101，p.66）。その新規感染者が1990年代後半をピークとして急激な増加を見せた **HIV/AIDS**（後天性免疫不全症候群：acquired immuno deficiency syndrome）は，感染者の多くが生産人口であり，この感染症の蔓延で一家の稼ぎ頭が不在となる。感染者への食料支援プログラムを含む社会保障制度を確立している国も少なくないが，配給される食料は必ずしも「栄養を考慮し，健康な生活を送る

53

第2章　食料安全保障（フードセキュリティ）

ことができる質が担保された」ものばかりではなく，HIV/AIDS が世帯経済レベルのフードセ
キュリティに大きな影響を与えてきたことは多く報告されている（文献102，p.17-27）。近年，新規
感染者の増加率は緩やかであるが，HIV 陽性者総数の推移は増加している。AIDS による死者数
も，抗 HIV 薬（anti-retroviral drug: ARV 薬）の開発・普及が進んで減少傾向にあるが，新型コ
ロナウイルス（COVID-19）のパンデミック下，2020年の HIV 感染率減少幅は2016年以来最小
であった（文献103，p. 4-12）。HIV 感染者であることが新たな感染症の影響を受けるリスクを高
め，その人々のフードセキュリティがさらに脆弱になってしまうことへの留意は重要である。

　その COVID-19 によるマクロ，ミクロレベルで食料を安定的に入手するためのフードシステ
ムの脆弱さが昨今浮き彫りになった（文献69；文献70，p. 3-4）。世界銀行は，新型コロナウイル
スのパンデミックによるフードセキュリティへの影響は主に労働規制による所得の低下によって
誘発されたと分析しており，2020年は世界経済が5％縮小，その最大の負担は貧困層が負うと推
定していた。フードサプライチェーンの寸断による質的なフードセキュリティ低下の影響が大き
かったのもまた貧困層であったことなどを，IFPRI は報告している（文献104，p. 6-12）。IFPRI
では，主食の価格変動（Food Security Portal）や貿易に関する追跡ツール（COVID-19 Food
Trade Policy Tracker），日常の食料価格の監視システム（Food Price Monitor），世界銀行の社
会保障追跡システムを補完して公共政策の対応の違いを測ることができる国別の政策対応追跡シ
ステム（COVID-19 Policy Response Portal: CPR Portal）なども構築しており，世界的なパンデ
ミックに対する各国政府の介入からの教訓をどのように活用して将来のパンデミックに備えられ
るか，グローバルおよび国レベルのシミュレーションモデルやケーススタディを通した分析と考
察を随時アップデートして公表している（文献83；文献85；文献105；文献106；文献107）。

　なお，感染症によるフードセキュリティへの影響について，ここでは「物理的・経済的入手可
能性（Access）」および「利用可能性（Utilization）」が低下する観点から，「質的なフードセキュ
リティ（栄養）への課題」として取り扱っている。「量的なフードセキュリティ」は「量的供給
可能性（Avairability）」から取り扱われることが一般的であるが，感染症が一家のブレッドウィ
ナー（稼ぎ手）を直撃して世帯の収入源を断ち，家族全体が食料入手の術を失ってしまうような
場合には，Avairability からだけではない Access の問題として，世帯単位での「量的なフード
セキュリティ」について考える必要がある。その場合は，その国の社会保障制度などによる生活
保障も併せて検討することが求められる。フードセキュリティの4つの構成要素が量的または質
的のいずれかのフードセキュリティに関与するかを厳密に分類することは難しく，フードセキュ
リティに影響を及ぼす個々の要因が量的または質的のいずれのフードセキュリティに影響するの
かを限定することも困難であるが，フードセキュリティを検討する際は供給側から需要側の購買
力までの視点を持ち，国家レベルだけでなく個人レベルで包括的にとらえることが重要である。

❺ 食料システムに関する政策・戦略

5-1　栄養政策策定支援

　2017年に FAO が公表した「Nutrition-Sensitive Agriculture and Food Systems in Practice:
Options for Intervention」は，農業・農村開発管轄省庁の政策立案者や開発パートナーを対象と
して栄養に配慮した農業・食料政策やプログラム策定に有用な情報が盛り込まれた（文献60）。

各章は，各介入について実際にどのような栄養改善効果が期待されるのか，効果を最大化するために必要な政策や制度環境を中心に構成されている。栄養改善をもたらす可能性のある食料および農業分野での実践手段を，食料システムの主要４分野（食料生産，食品の処理・保管・加工，食品の取引・マーケティング，消費者需要・調理・嗜好）および分野横断的な課題に分類し（「3-2-3　栄養に配慮した食料システム」参照），政策および事業の実施が栄養向上に効果的に結び付くことに加え，ネガティブな影響を回避することも考慮した「10原則」（表9）なども示されている。また，関係省庁間におけるあらゆる段階での協調と啓発活動を含めた政策の戦略的実施の重要性：**栄養政策実施のための協調と調整**，さらには，関わるすべてのパートナー間で共有する情報の透明性と説明責任の確保：**栄養政策におけるガバナンスとアカウンタビリティ**が必要であることなど，具体的な政策策定過程に関する複数の研究も報告されている（文献108；文献109）。

　最近では，2021年に CFS が「**食料システム・栄養に関する自主的ガイドライン（Voluntary Guidelines on Food Systems and Nutrition: VGFSyN）**」を公表した。これは，各国政府が，飢餓とあらゆるかたちの栄養失調の原因に対応するための政策策定，投資計画，制度設計などを行うための政策ツールである。農業，健康，環境など各分野の政策が一貫性を持ち，関連セクター間で協調した政策の策定を促進することができる（文献110）。

5-2　国際機関等による食料システム

　情報システムには情報処理および共有の「効率化」のほか，情報に基づいた意思決定を効果的に行うことができる「情報化」の利点をもつ。ここでは，国際的に活用されている食料や栄養に関する情報システムを紹介する。

表9　栄養に配慮した食料システムの政策に考慮する10原則（10 principles）

（文献60，p.ix）

1. Incorporate explicit **nutrition objectives and indicators** into their design, and track and mitigate potential harms.
2. **Assess the context** at the local level, to design appropriate activities to address the types and causes of malnutrition.
3. **Target the vulnerable and improve equity** through participation, access to resources and decent employment.
4. **Collaborate with other sectors** and programmes.
5. **Maintain or improve the natural resource base.**
6. **Empower women.**
7. Facilitate production **diversification**, and increase production of **nutrient-dense crops** and small-scale livestock.
8. **Improve processing, storage and preservation** to retain nutritional value and food safety, to reduce seasonality and post-harvest losses, and to make healthy foods convenient to prepare.
9. **Expand market access for vulnerable groups,** particularly for marketing nutritious foods.
10. Incorporate **nutrition promotion and education.**

5-2-1 微量栄養素欠乏症情報システム（VMNIS）（文献111）

VMNIS（Vitamin and Mineral Nutrition Information System）はWHOが構築し，1991年よりシステム運用されている。国や地域の集団のビタミンやミネラルの状態に関するデータを体系的に収集し，とりまとめて世界に提供している。

VMNISには，4つの主要な構成要素がある。
1）微量栄養素データベース
2）集団における各種ビタミンおよびミネラル欠乏症有病率を評価するための生化学的指標
3）主要なビタミンやミネラル欠乏症削減目標に向けた達成状況追跡ツール
4）各国の取り組み支援のためのツールとリソースの提供

5-2-2 世界食料農業情報早期警報システム（GIEWS）（文献112）

GIEWS（Global Information and Early Warning System on Food and Agriculture）は，世界の食料供給と需要に関する情報を継続的に調査し，世界の食料事情を報告する。また食料危機に陥りそうな国に対して早期に警戒を呼びかけることを可能にしたFAOが運用するシステムである。

5-2-3 フードシステム・ダッシュボード（文献113）

フードシステム・ダッシュボード（Food Systems Dashboard）は，世界，地域，国レベルでの食料システムについての情報を提供する政策立案者向けの新しいツールである。35以上の情報源から得た230以上の国・地域を対象とする，170以上の食料システム指標に関するデータを集約しており，意思決定者や他の利用者が，フードシステム内で食事と栄養を持続的に改善するための方法を特定し，優先順位付けを行うサポートとなるツールである。

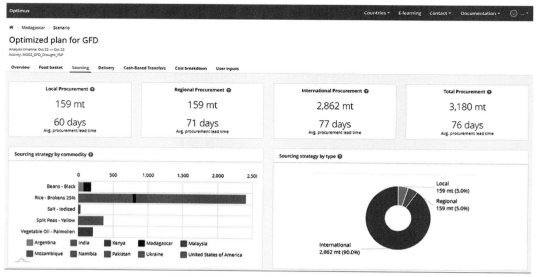

図8　OPTIMUS 使用画面（文献114）

5-2-4　WFP OPTIMUS（文献114）

OPTIMUS（Online Personal Time and Information Management Utility System）は，WFPのオペレーションをエンド・ツー・エンド（コンピューター利用者間）の視点から分析し，オペレーション・シナリオを検討できるWFPスタッフ用のオンライン意思決定支援システムである（図8）。分析では，対象となる人口数から調達オプション，輸送ルート，栄養価に至るまで，様々なデータの組み合わせが示される。このツールにより，ユーザーは，食料バスケットの品目を変更する，現金ベースの輸配送にシフトする，現地で購入する食料の量を増やす，といった様々なシナリオの効率と費用対効果を比較することができる。

5-2-5　WFP PRISM（文献115）

PRISM（PResentation Integration SysteM）は，干ばつ・洪水・熱帯低気圧・地震などの災害に関する地理空間データと，社会経済的脆弱性に関する情報を統合し，災害リスク軽減や社会支援プログラムに活用する気候リスクモニタリングシステムである。前述の地図ベースのダッシュボードを通じて，脆弱性データとともに最新の気候ハザード情報を利用できるようにするものであり，人工衛星やその他のリモートセンシングからの情報とWFPの脆弱性に関するデータを組み合わせて，政策レベルでの意思決定者が実用的な気候情報を活用して最も支援を必要としている人々に優先的に支援を行うことを可能にするシステムである。

5-3　民間セクターにおける食料システム

近年，民間セクターが食料システムにおける重要な役割を担っていることの認識が深まっている。2021年6月，食料問題に関するマルチステークホルダー型の対話機関「持続可能な食料システムに関するB20-G20-FAOダイアログ」がローマで開催され，持続可能な食料・栄養システムに向けて民間セクターが非常に重要な役割を負っていることを確認し，企業に対し構造的な事業転換を求めた。公的機関と民間セクターとの強力なパートナーシップにより，テクノロジーとイノベーションの普及，信頼できるデータへのアクセス，人的資本への再投資，公正取引の原則に基づく開かれた市場などの実現につながるとされている（文献116）。

また，世界経済フォーラム（The World Economic Forum: WEF）は，2020年の年次総会（ダボス会議）に合わせて食料システムに関する包括的な報告書を公表している。同報告書では，栄養と環境に配慮した食料システムの重要性，食料システムの見直しにあたっては様々なステークホルダーが行動を起こす必要があること，民間セクターもまたステークホルダーとして重要な役割を担うことの位置付けが強調されている（文献117, p.11-16）。

⑥　地域別フードセキュリティ課題の特徴

6-1　地域別フードセキュリティ課題の多様性

国際的に共通し，共有すべきフードセキュリティの課題は多様であるが，国・地域ごとに優先すべきフードセキュリティへの対応はさらに多様である。低所得国におけるフードセキュリティは，目の前の貧困と飢餓にいかに対応できるか，気候変動への対応も含めた**安定した食料生産と分配の適正化**による「量」の確保が最優先課題となる。一方，中所得国，高所得国において食料

第2章 食料安全保障（フードセキュリティ）

の相当量を輸入に依存している国や地域では一定期間でも食料輸入が困難になる場合に備えた対策が必要である（文献21, p.14-15）。例えば日本においては，日本学術会議による「リスクに対応できる社会を目指して」との提言（2010年）の中で食料については，「国内の食糧生産体制の脆弱化と国際商品としての食糧確保の緊迫化の相乗効果」を考慮した上での食料危機への対応として，「**食糧自給率の向上**」，「**食糧備蓄の充実**」，「**海外からの食糧供給の確保**」，そして「**食品の安全性の確保**」の必要性が述べられている（文献118, p.4）。高所得国ではまた，食品ロス問題や環境への影響を踏まえたフードセキュリティのあり方に関心が高く，中所得国におけるフードセキュリティの課題は生産量の向上と輸出，栄養面においては地域差による**栄養不良の二重負荷**問題などが挙げられる。

　栄養不良の二重負荷は，国・地域レベル，世帯レベル，または個人レベルにおいて低栄養と過栄養の両方が同時複数的に存在することを指し（文献119, p.1-12），低栄養状態は「**見えない飢餓（Hidden Hunger）**」といわれる微量栄養素不足が，免疫力の低下による疾患罹患率の増加や脳や体の発達障害へとつながる慢性栄養不良を含む。世帯または個人のフードセキュリティは，食料への将来的なアクセスについて不確実性を経験したときに発生し，そのような心理状況による食事の選択が肥満を誘発することなどが報告されている（文献120, p.285-286）。栄養価の高い新鮮な食料は一般的に比較的高価であるため，低所得層では安価な，高エネルギーで栄養価の低い食品を選択するようになり，摂取エネルギーは満たされている一方で，微量栄養素が不足する「栄養不良の二重負荷」状態が引き起こされる。継続的な食料入手の可能性に対する不安感もまた安価で高エネルギー，そして栄養価の低い食品選択につながって肥満を招く「栄養不良の二重負荷」に陥りやすい（文献121）。本章2.3で述べた「主観的要因」からアプローチするフードセキュリティの重要性がここにうかがえる。例えば米国農務省（US Department of Agriculture: USDA）では世帯レベルでの食料アクセスにとどまらず，潜在的な食料不安に関連した剥奪感や疎外感，精神的苦痛，また家族や社会との関係性なども検討することを推奨している（文献122, p.47-49）。

6-2　地域の状況を理解するための指標

　本章冒頭で述べた今日の世界の食料問題には，新興国での食生活スタイルの変化による食料消費パターンの変化やエネルギー需要の増加に伴うバイオ燃料用の農作物の需要が増加する影響（「1-1　人口増加と食生活の変化に影響を受ける食料問題」参照）は，世界全体のフードセキュリティの課題であることの理解に加えて国や地域で異なる優先課題を理解し，その上で低所得国のフードセキュリティに関する脆弱性を改善するための取り組みが求められる。

　改善に取り組む各国，また地域別のフードセキュリティ状況を評価するためにFAOが導入している指標を，表10，表11にそれぞれ紹介する。FAOでは，どの程度の人々が「質（栄養）」の条件をクリアした「ヘルシーダイエット」を未だ実現できていないのか（People unable to afford a healthy diet），また1人1日当たりヘルシーダイエットを達成するために必要とされるコスト（cost per person per day of a healthy diet）を示す地域ごとの数値を公表し（表12），さらにヘルシーダイエットを実現するためのコストの経年変化なども示している（文献123）（図9）。

　なお，FAOでは地域別の社会経済状況と政策，食料供給状況，あらゆる形態の栄養不良の傾向を含むフードセキュリティに関する指標データを示す報告書（Regional Overview of Food

Security and Nutrition: Regional SOFI）を刊行しており，同報告書から各地域の飢餓と栄養不良の要因理解に役立つ情報収集が可能である。

栄養のための「コスト」

「ヘルシーダイエットを達成するために必要とされるコスト」など，フードセキュリティの評価指標に近年「コスト」への注目度が高まっている。栄養に関するコストについて，これまでWFPなどが積極的に取り組んできた栄養不良による経済的損失の検討研究によって，栄養改善への投資はリターンが大きいということが広く理解されるようになった。従来も，障がい調整生存年（disability-adjusted life years: DALY）や質調整生存年（quality adjusted life years: QALYs）をアウトカム指標に用いて，サプリメンテーションやコミュニティでの栄養教育といった介入の経済効果を測る研究が少なからず行われていたが，2010年以降，WFPが国別に次々と発表した「Cost of Hunger」における栄養不良による生産性低下や医療コストのGDP換算は国際社会に大きな衝撃を与えた。世界食料農業白書2013年版（The State of Food and Agriculture 2013: SOFA 2013）のプレスリリースでFAO事務局長は，栄養不良の世界経済に対する損失コストを「許容しがたい大きさ」と表現した。それは世界の総生産額の約5％に相当する3兆5,000億ドル，1人当たりの換算で約500ドルに達すること，また，この金額は欧州最大の経済大国であるドイツのGDPに匹敵することなどを述べている。損失や効果をコストで示すという「わかりやすい」メッセージは，栄養問題へ取り組むことの重要性認識の拡大に貢献していると思われる（文献125）。

第 2 章 食料安全保障（フードセキュリティ）

表10 SOFA で提示されている指標 （文献124, p.110-132より筆者作成）

Category	Classification	Index/Indicator
PRIMARY PRODUCTION FLEXIBILITY INDEX (PPFI) FOR PROTEIN	Contribution of different components to the PPFI (for protein)	Diversity of domestic production for domestic market
		Diversity of exports and trade partners
		Balance of sales （domestic market or exports）
		Total PPFI value
DIETARY SOURCING FLEXIBILITY INDEX (DSFI) FOR KILOCALORIES AND FOR TONNES OF FRUITS AND VEGETABLES	Kilocalories Contribution of different components to the DSFI for:	Diversity of domestic production
		Diversity of imports
		Diversity of food stocks
		Total DSFI value
	Contribution of different components to the DSFI for: Fruits and vegetables	Diversity of domestic production
		Diversity of imports
		Diversity of food stocks
		Total DSFI value
DIETARY SOURCING FLEXIBILITY INDEX (DSFI) FOR PROTEIN AND FOR FAT	Contribution of different components to the DSFI for: Protein	Diversity of domestic production
		Diversity of imports
		Diversity of food stocks
		Total DSFI value
	Contribution of different components to the DSFI for: Fat	Diversity of domestic production
		Diversity of imports
		Diversity of food stocks
		Total DSFI value
INDICATORS OF RESILIENCE AND VULNERABILITY OF FOOD TRANSPORT NETWORKS	System-wide measures	Proximity-based resilience
		Route redundancy
	Localized disruption	Relative detour cost （local impact）
		Relative detour cost （aggregate impact）
		People affected （millions）
		People affected （percent）
AFFORDABILITY OF ENERGY-SUFFICIENT AND HEALTHY DIETS	Population （thousands）	
	People unable to afford a healthy diet （percent）	
	People at risk of not being able to afford a healthy diet if incomes are reduced by one-third （percent）	
	People able to afford a healthy diet even if incomes are reduced by one-third （percent）	
	People unable to afford an energy sufficient diet （percent）	
	People at risk of not being able to afford an energy sufficient diet if incomes arereduced by one-third （percent）	
	People able to afford an energy sufficient diet even if incomes are reduced by one-third （percent）	

60

6．地域別フードセキュリティ課題の特徴

表11　SOFI で提示されている指標（文献123，p.198−199より筆者作成）

Category	Classification	Index/Indicator
IMPACT OF REMOVING BORDER MEASURES, 2030 (CHANGE WITH RESPECT TO THE BASELINE)	Food security and nutrition	Prevalence of undernourishment
		Affordability of a healthy diet
		Income gap in the affordability of a healthy diet
	Equity	Extreme poverty（less than USD 1.90 per day）
		Farm income
		Agricultural production（volume）
	Climate	GHG emissions from agriculture
IMPACT OF REDISTRIBUTING FISCAL SUBSIDIES TO PRODUCERS EQUALLY ACROSS FOOD PRODUCTS, 2030 (CHANGE WITH RESPECT TO THE BASELINE)	Food security and nutrition	Prevalence of undernourishment
		Affordability of a healthy diet
		Income gap in the affordability of a healthy diet
	Equity	Extreme poverty（less than USD 1.90 per day）
		Farm income
		Agricultural production（volume）
	Climate	GHG emissions from agriculture
IMPACT OF REDISTRIBUTING FISCAL SUBSIDIES TO PRODUCERS EQUALLY ACROSS FOOD PRODUCTS ON DIET COST AND PER CAPITA CONSUMPTION, 2030 (PERCENTAGE CHANGE WITH RESPECT TO THE BASELINE)	Dietary costs	Current diets
		A healthy diet
	Per capita consumption	Dairy products
		Fats and oils
		Sugar and sweeteners
		Fruits and vegetables

61

第２章　食料安全保障（フードセキュリティ）

表12　地域別ヘルシーダイエットのコストとヘルシーダイエット未達成の割合（文献123, p.51）

| | Cost of a healthy diet in 2020 | | People unable to afford a healthy diet in 2020 | | |
	Cost (USD per person per day)	Change between 2019 and 2020 (percent)	Percent	Total number (millions)	Change between 2019 and 2020 (percent)
WORLD	**3.54**	**3.3**	**42.0**	**3 074.2**	**3.8**
AFRICA	**3.46**	**2.5**	**79.9**	**1 031.0**	**2.5**
Northern Africa	3.57	-0.7	57.2	136.7	-0.8
Sub-Saharan Africa	3.44	2.9	85.0	894.3	3.1
Eastern Africa	3.37	3.4	87.4	360.8	3.0
Middle Africa	3.34	2.2	85.4	152.2	3.0
Southern Africa	3.84	3.3	65.5	44.2	1.8
Western Africa	3.45	2.7	85.7	337.1	3.3
ASIA	**3.72**	**4.0**	**43.5**	**1 891.4**	**4.3**
Central Asia	3.11	4.0	21.5	7.5	6.9
Eastern Asia	4.72	6.0	11.0	174.4	18.7
South-eastern Asia	4.02	4.2	53.9	347.2	4.7
Southern Asia	3.81	4.0	70.0	1 331.5	2.7
Western Asia	3.22	2.9	17.8	30.9	-1.4
LATIN AMERICA AND THE CARIBBEAN	**3.89**	**3.4**	**22.5**	**131.3**	**6.5**
Caribbean	4.23	4.1	52.0	13.9	3.5
Latin America	3.56	2.5	21.0	117.3	6.9
Central America	3.47	2.1	27.8	43.1	9.8
South America	3.61	2.7	18.4	74.2	5.3
OCEANIA	**3.07**	**3.6**	**2.7**	**0.7**	**1.0**
NORTHERN AMERICA AND EUROPE	**3.19**	**3.2**	**1.9**	**19.8**	**5.4**
COUNTRY INCOME GROUP					
Low-income countries	3.20	2.7	88.3	454.2	3.0
Lower-middle-income countries	3.70	2.9	69.4	2 230.7	2.9
Upper-middle-income countries	3.76	2.9	15.2	374.0	10.9
High-income countries	3.35	4.0	1.4	15.3	3.3

NOTES: The cost of a healthy diet is the benchmark 2017 USD cost per person per day (published in the 2020 edition of this report and updated as outlined in Box 6), projected forward to 2019 and 2020 using FAOSTAT data for each country's CPI for food, and WDI data for purchasing power parity (PPP) exchange rate. The people unable to afford a healthy diet is expressed as the weighted percentage (%) and the total number (millions) of the population in each region and country income group who could not afford the diet in 2020. For country income groups, the 2021 World Bank income classification is used for the years 2019 and 2020.
SOURCE: FAO.

62

6．地域別フードセキュリティ課題の特徴

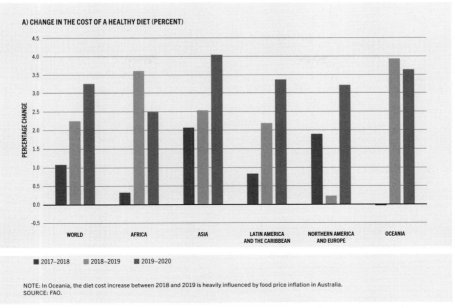

図9　ヘルシーダイエットを実現するためのコストの推移（文献124, p.52）

ヘルシーダイエットを実現するためのコストと都市化の影響

　一国の中でも都市部と農村部で人々の生活環境や消費パターンは異なり，ヘルシーダイエットを実現するためのコストにも差が生じる。2023年のSOFIでは，アフリカの11か国を対象にその差を分析している。都市中心部でのヘルシーダイエットのためのコストは都市周辺部よりもはるかに高く，農村部に近づくにつれて減少している（表13）。都市部でのスーパーマーケットの普及はより多様な食生活へのアクセスを高める可能性があるが，ヘルシーダイエットのためのコストを押し上げ，都市中心部の貧困世帯にとって手が届きにくいものになっている可能性は高い。ただし，一部の国では例外的に都市周辺部でのコストが都市部よりも高い。交通インフラが整備されていない農村部と都市部の接続が不十分であるため，栄養価の高い食品（生鮮食品や動物性たんぱく質食品等）入手のコストを押し上げている。世界での都市化は拡大しており，都市化の分散パターンなど国ごとの事情を踏まえた食料政策が重要な課題である（文献8, p.93-94）。

第2章　食料安全保障（フードセキュリティ）

表13　アフリカにおける国別農村部と都市部での健康的な食生活のためのコスト比較
（文献8，p.240）

	High-food-budget countries					Low-food-budget countries					
	Senegal	Ethiopia	Côte d'Ivoire	Mali	Nigeria	Guinea-Bissau	Benin	Togo	Burkina Faso	Malawi	Niger
	(%)					(%)					
URBAN	18.2	57.1	18.4	18.3	35.9	29.9	12.8	33.3	52.6	54.2	47.4
Large city (>1 million people)	18.0	51.3	13.9	19.2	27.6	–	20.2	35.8	52.6	–	16.2
Intermediate city (0.25–1 million people)	14.9	73.4	23.6	14.9	47.9	30.5	7.4	46.8	55.0	51.1	37.3
Small city (50–250 thousand people)	21.3	45.8	21.9	18.6	32.5	26.2	6.7	23.8	48.6	52.9	58.0
Town (20–50 thousand people)	22.2	77.1	25.4	14.2	41.3	–	7.8	26.1	56.3	67.5	68.3
PERI-URBAN	41.5	72.2	39.7	33.8	48.4	53.6	10.9	25.6	79.2	68.8	76.7
<1 hour to a large city	35.9	61.2	27.9	32.7	39.7	47.1	13.9	26.7	79.4	67.1	63.1
<1 hour to an intermediate city	42.0	70.4	39.7	52.3	51.6	56.3	13.1	27.2	68.9	70.5	68.6
<1 hour to a small city	45.6	74.7	42.3	31.2	54.5	52.9	9.2	24.9	80.2	65.6	85.7
RURAL	45.3	70.1	40.8	38.5	51.7	40.3	16.4	33.5	74.9	67.8	84.9
<1 hour to a town	–	–	47.3	45.4	66.7	75.3	19.3	–	68.1	85.4	83.0
1–2 hours to a city or town	44.0	60.7	39.9	35.9	50.6	42.6	15.8	33.5	74.7	66.2	83.3
>2 hours to a city or town	64.7	91.0	47.1	46.0	51.6	28.6	–	–	79.4	95.3	87.5

NOTES: Cost in URCAs with fewer than 30 observations is not shown. In Ethiopia, cost of healthy diet basket in areas 1 hour travel or less to a town was not computed for price unavailability. All surveys are for 2018/19, except Malawi (2019/20). See Table 10 for the definition and list of high- and low-food-budget countries.
SOURCE: Holleman, C. & Latino, L. 2023. *Variations in the subnational cost and affordability of a healthy diet for selected countries in Africa.* Background paper for *The State of Food Security and Nutrition in the World 2023.* FAO Agricultural Development Economics Working Paper 23-10. Rome, FAO.

7　持続可能で強靭かつ包括的な未来に向けて

　持続可能で強靭かつ包括的な未来に向けて農業・食料システムを変革するには，農業・食料システムの主要な推進要因を分析し，その動向が農業・食料，社会経済，環境システムの代替的な未来をどのように決定し得るかを探求しなければならない。複数のリスクを抱える環境において未知のリスクに備えることが重要であり，経路の多様性や連結性といった食料システムの構造的特性を慎重に評価する必要がある（表14）。

　政策と投資においては，リスクと不確実性の違いを認識する必要がある。リスクの管理とは，一般的に，特定の有害事象への曝露と脆弱性を減らすことである。一方，不確実性の管理には，予期せぬショックが現実のものとなった場合に，システムの中核機能を維持するアクターや対応に十分な多様性があることが求められる。どちらのアプローチも必要であり，相互に補完されるものである。政策や介入策においては，伝統的，移行的，近代的な食料サプライチェーンを共存させて，様々なタイプのショックやストレスを緩和できるようにする必要がある。意思決定を向上させるためには，政府が様々なレベルで学術機関，研究センター，市民社会，民間セクターと協力し，システム全体において分析のためのデータへのアクセスおよび利用が重要となってくる。また，根本的な脆弱性とリスク要因に対処するために，国や地域レベルの複合的リスクの管理戦略が必要となる場合もあり，国の法律，政策，規制における既存の災害・リスク管理手法

7．持続可能で強靭かつ包括的な未来に向けて

表14　農業・食料システムのリスクと不確実性を管理するための介入点（文献124，p.95）

	SHOCKS DIFFICULT TO FORESEE ➞ MORE PREDICTABLE SHOCKS		
	Ensuring diversity	Managing connectivity	Managing risks
CONTEXTUAL FACTORS	▶ Promote gender equality and support youth ▶ Pursue policies and regulation to protect the environment (water, land, biodiversity, fisheries and forests) ▶ Safeguard macroeconomic stability ▶ Ensure broad access to financial services ▶ Support indigenous knowledge systems	▶ Encourage and promote effective partnerships for sustainable development ▶ Promote an open, inclusive and equitable multilateral trading system	▶ Prepare and implement national adaptation plans for mitigating and adapting to climate change ▶ Ensure well-coordinated and coherent policies for long-term macroeconomic stability
NATIONAL AGRIFOOD SYSTEMS	▶ Ensure diversity of food production, market channels and trade partners (both domestic and external)	▶ Invest in robust and redundant food transport networks ▶ Invest in infrastructural connections to international markets (e.g. ports)	▶ Promote disaster risk reduction and disaster risk assessment ▶ Prepare national plans for drought management ▶ Invest in food safety management systems ▶ Carry out multi-risk assessments within and across sectors and levels ▶ Adopt a One Health approach
FOOD SUPPLY CHAINS AND ACTORS	▶ Allow for a mix of traditional, transitional, and modern food supply chains, including short, local food supply chains ▶ Promote inclusiveness for SMAEs	▶ Diversify sources of supply and output markets ▶ Enable and invest in stronger rural–urban linkages, especially for short supply chains ▶ Expand and improve access to ICT	▶ Ensure timely forecasts and tools for detecting early risk signals ▶ Establish and improve early warning systems
HOUSEHOLDS AND LIVELIHOODS (small-scale producers and vulnerable households)	▶ Support the diversification of on- and off-farm income sources ▶ Promote good agricultural approaches and practices ▶ Expand access to credit and insurance to the most vulnerable	▶ Expand access to ICT and agricultural extension services ▶ Support collective action by small producers to develop bargaining power	▶ Promote access to productive assets ▶ Expand access to social services and education ▶ Implement targeted and timely social protection assistance for all vulnerable groups, including small-scale producers and the urban poor ▶ Fund R&D relating to agricultural adaptation strategies (e.g. climate change)

SOURCE: FAO elaboration for this report.

は，関係者がセクター内およびセクター間でより効果的かつ協調的に機能できるよう，食料サプライチェーンに合わせて調整されるべきである。政策では，生産者と農業関連企業がレジリエンスを高めるビジネスツールを採用できるような環境づくりもまた重要である（文献123，p.94）。

練習問題（グループワーク）

1　気候変動，災害，紛争，感染症，社会的差別などが，どのように量的（供給）および質的（栄養）なフードセキュリティに影響を及ぼすのか，具体的な事例を調べてみよう。

2　任意の国・地域を選択し，フードセキュリティの状況を多角的な指標で評価してみよう。

3　当該国・地域の食料消費・食生活の現状と非感染性疾患（noncommunicable diseases: NCDs）の状況に関する情報等を幅広く収集して，どのようにすれば栄養改善に向けて行動変容を促せるかについて考えてみよう。

65

第 2 章　食料安全保障（フードセキュリティ）

文　献

1. United Nations, Department of Economic and Social Affairs, Population Division (2019). World Population Prospects 2019, Volume I: Comprehensive Tables.
https://population.un.org/wpp/Publications/Files/WPP2019_Volume-I_Comprehensive-Tables.pdf
（最終閲覧日：2024年 3 月 9 日）

2. UNEP/GRID-Arendal (2009). Trends in population, developed and developing countries, 1750-2050 (estimates and projections).
https://www.grida.no/resources/6818（最終閲覧日：2024年 3 月 9 日）

3. UNFPA (2023). State of World Population Report 2023.
https://www.un-ilibrary.org/content/books/9789210027137（最終閲覧日：2024年 3 月 9 日）

4. FAO (2022). The future of food and agriculture −Alternative pathways to 2050.
https://www.fao.org/3/I8429EN/i8429en.pdf（最終閲覧日：2024年 3 月 9 日）

5. United Nations, Department of Economic and Social Affairs, Population Division (2022). World Population Prospects 2022: Summary of Results.
https://www.un.org/development/desa/pd/sites/www.un.org.development.desa.pd/files/wpp2022_summary_of_results.pdf（最終閲覧日：2024年 3 月 9 日）

6. 農林水産省（2013）．平成24年度食料・農業・農村白書.
https://warp.ndl.go.jp/info:ndljp/pid/12232574/www.maff.go.jp/j/wpaper/w_maff/h24/index.html
（最終閲覧日：2024年 3 月 9 日）

7. 農林水産省（2021）．2050年における世界の食料需給見通し.
https://www.maff.go.jp/j/zyukyu/jki/j_zyukyu_mitosi/attach/pdf/index-12.pdf（最終閲覧日：2024年 3 月 9 日）

8. FAO, IFAD, UNICEF, et al. (2023). The State of Food Security and Nutrition in the World 2023: Urbanization, agrifood systems transformation and healthy diets across the rural−urban continuum.
https://www.fao.org/3/cc3017en/cc3017en.pdf（最終閲覧日：2024年 3 月28日）

9. FAO, IFAD, UNICEF, et al. (2021). The State of Food Security and Nutrition in the World 2021: Transforming food systems for food security, improved nutrition and affordable healthy diets for all.
https://www.fao.org/3/cb4474en/cb4474en.pdf（最終閲覧日：2024年 3 月28日）

10. 外務省（2015）.我々の世界を変革する：持続可能な開発のための 2030 アジェンダ（仮訳）.
https://www.mofa.go.jp/mofaj/files/000101402.pdf（最終閲覧日：2024年 3 月10日）

11. International Food Policy Research Institute (2013). 2013 Global Hunger Index.
https://www.globalhungerindex.org/pdf/en/2013.pdf（最終閲覧日：2024年 3 月10日）

12. FAO (2018). Food Insecurity Experience Scale (FIES).
https://www.fao.org/policy-support/tools-and-publications/resources-details/en/c/1236494/（最終閲覧日：2024年 3 月10日）

13. WFP (2023). HungerMap Live.
https://hungermap.wfp.org（最終閲覧日：2024年 3 月24日）

14. WHO (2016). Prevalence of obesity among adults, ages 18+, 1975−2016 (age standardized estimate): Both sexes, 2016.
http://gamapserver.who.int/gho/interactive_charts/ncd/risk_factors/obesity/atlas.html（最終閲覧日：2024年 3 月10日）

15. WHO (2024). Prevalence of obesity among adults, BMI ＞＝ 30 (crude estimate) (%): The Global Health Observatory.

https://www.who.int/data/gho/data/indicators/indicator-details/GHO/prevalence-of-obesity-among-adults-bmi-=-30-（crude-estimate）-(-)（最終閲覧日：2024年3月29日）

16. Doris Wiesmann (2003). A Global Hunger Index: Measurement Concept, Ranking of Countries, and Trends, Food Consumption and Nutrition Division.

https://ebrary.ifpri.org/utils/getfile/collection/p15738coll2/id/37559/filename/37560.pdf（最終閲覧日：2024年3月29日）

17. von Grebmer K, Bernstein J, Geza W, *et al.* (2023). 2023 Global Hunger Index: The Power of Youth in Shaping Food Systems. Bonn/Dublin: International Food Policy Research.（最終閲覧日：2024年3月29日）

2023 Global Hunger Index: The Power of Youth in Shaping Food Systems

18. 鵜戸口昭彦（2015）．戦後の世界食料・農業レジームとFAOに対する米国の関与．政策研究大学院大学（博士学位論文）．

19. Shaw DJ. (2007). FAO's Origins. In: World Food Security, Palgrave Macmillan.

https://link.springer.com/chapter/10.1057/9780230589780_1（最終閲覧日：2024年3月12日）

20. United Nations Conference on Food and Agriculture (1943). United Nations Conference on Food and Agriculture: Hot Springs, Virginia: final act and section reports.

https://collections.nlm.nih.gov/catalog/nlm:nlmuid-25110080R-bk（最終閲覧日：2024年3月12日）

21. 坪田邦夫（2007）．フードセキュリティとは―国際的潮流．農業と経済，73（8）：5-21.

22. FAO (1973). Report of the Conference of FAO: Seventeenth Session, Ⅲ-C Proposal by the director-general on a world food security policy.

https://www.fao.org/3/x5590e/x5590e00.htm（最終閲覧日：2024年3月12日）

23. United Nations (1974). Report of the World Food Conference.

https://digitallibrary.un.org/record/701143（最終閲覧日：2024年3月12日）

24. Maxwell S. (1994). Food Security: A Post-modern Perspective. Food Policy, 21(2): 155-170, DOI:10.1016/0306-9192(95)00074-7.

https://opendocs.ids.ac.uk/opendocs/bitstream/handle/20.500.12413/3787/WP9.pdf;jsessionid=50147E757CF37EBF22D3D15285209E7E?sequence=1（最終閲覧日：2024年3月12日）

25. UN. General Assembly (1974). Universal Declaration on the Eradication of Hunger and Malnutrition.

https://www.ohchr.org/en/instruments-mechanisms/instruments/universal-declaration-eradication-hunger-and-malnutrition（最終閲覧日：2024年3月15日）

26. Sen A. (1981). Poverty and famines, Oxford University Press.

http://www.ilo.org/public/libdoc/ilo/1981/81B09_608_engl.pdf（最終閲覧日：2024年3月15日）

27. Sen A. (2008). The Idea of Justice. Journal of Human Development, 9(3)：331-342, DOI: 10.1080/14649880802236540.

https://www.tandfonline.com/doi/abs/10.1080/14649880802236540?journalCode=cjhd19（最終閲覧日：2024年3月15日）

28. FAO (2006). Food Security, Policy Brief Issue 2.

https://reliefweb.int/sites/reliefweb.int/files/resources/pdf_Food_Security_Cocept_Note.pdf（最終閲覧日：2024年3月15日）

29. FAO (1984). The state of food and agriculture 1983: World review: the situation in Sub-Saharan

Africa, women in developing agriculture.

https://www.fao.org/3/ap663e/ap663e.pdf（最終閲覧日：2024年3月15日）

30. World Bank (1986). Poverty and Hunger.

https://documents 1 .worldbank.org/curated/en/166331467990005748/pdf/multi-page.pdf（最終閲覧日：2024年3月15日）

31. WHO (1992). World Declaration and Plan of Action for Nutrition.

http://apps.who.int/iris/bitstream/handle/10665/61051/a34303.pdf;jsessionid=DA41A0164F53B555 61DD 5 EE4232E26F4?sequence=1（最終閲覧日：2024年3月15日）

32. United Nations Development Programme (1994). Human Development Report 1994, Oxford University Press.

https://hdr.undp.org/system/files/documents/hdr1994encompletenostatspdf.pdf（最終閲覧日：2024年3月15日）

33. FAO (1996). Rome Declaration on World Food Security and World Food Summit Plan of Action: World Food Summit.

https://www.fao.org/3/w3613e/w3613e00.htm（最終閲覧日：2024年3月15日）

34. 古橋元，小泉達治，草野栄一（2019）．世界のフードセキュリティの展開とシフトする穀物等の国際市場構造．開発学研究，30（2）：7-19.

https://agriknowledge.affrc.go.jp/RN/2010930991.pdf（最終閲覧日：2024年3月16日）

35. FAO (2008). An Introduction to the Basic Concepts of Food Security.

https://www.fao.org/3/al936e/al936e.pdf（最終閲覧日：2024年3月16日）

36. Guiné RPF, Pato MLJ, Costa CA, *et al.* (2021). Food Security and Sustainability: Discussing the Four Pillars to Encompass Other Dimensions. Foods, 10 (11), DOI: 10. 3390/foods10112732.

https://www.mdpi.com/2304-8158/10/11/2732/htm（最終閲覧日：2024年3月16日）

37. FAO (2015). The State of Food Insecurity in the World 2015.

https://www.fao.org/3/i4646e/i4646e.pdf（最終閲覧日：2024年3月16日）

38. 小泉達治（2021）．COVID-19パンデミックが世界のフードセキュリティ及びフードシステムに与える影響．フードシステム研究，28（3）:188-195.

https://www.jstage.jst.go.jp/article/jfsr/28/3/28_9/_pdf（最終閲覧日：2024年3月16日）

39. 薬師寺哲郎，中川隆（編）（2019）．フードシステム入門，建帛社．

40. FAO. FAOSTAT.

https://www.fao.org/faostat/en/#home（最終閲覧日：2024年3月17日）

41. OECD. OECD Data Agriculture.

https://data.oecd.org/agriculture.htm（最終閲覧日：2024年3月17日）

42. FAO (2018). Sustainable food systems: concept and framework.

https://www.fao.org/3/ca2079en/CA2079EN.pdf（最終閲覧日：2024年3月17日）

43. Braun JV, Afsana K, Fresco L, *et al.* (2020). Food Systems – Definition, Concept and Application for the UN Food Systems Summit.

https://www.un.org/sites/un2.un.org/files/2020/12/food_systems_paper-draft_oct-25.pdf（最終閲覧日：2024年3月17日）

44. WHO (2017). Outcome of the Second International Conference on Nutrition.

https://apps.who.int/gb/ebwha/pdf_files/WHA70/A70_30-en.pdf（最終閲覧日：2024年3月30日）

45. 外務省．食料価格高騰 —世界の食料安全保障—.

https://www.mofa.go.jp/mofaj/press/pr/wakaru/topics/vol2/（最終閲覧日：2024年3月17日）

46. MOFA Japan (2008). G 8 Hokkaido Toyako Summit Leaders Declaration.
https://www.mofa.go.jp/policy/economy/summit/2008/doc/doc080714_en.html（最終閲覧日：2024年3月17日）

47. The White House USA (2012). Camp David Declaration.
https://obamawhitehouse.archives.gov/the-press-office/2012/05/19/camp-david-declaration（最終閲覧日：2024年3月17日）

48. G20 Leaders' Communiqué Brisbane Summit (2014).
https://www.oecd.org/g20/summits/brisbane/brisbane_g20_leaders_summit_communique1.pdf（最終閲覧日：2024年3月17日）

49. 外務省（2020）．日本と世界の食料安全保障：主な国際フォーラム（G 7 /G 8 , G20, APEC 等）における最近の議論．
https://www.mofa.go.jp/mofaj/files/000022442.pdf（最終閲覧日：2024年3月17日）

50. 外務省（2022）．G 7 Leaders' Communiqué.
https://www.mofa.go.jp/mofaj/files/100364051.pdf（最終閲覧日：2024年3月17日）

51. FAO (2022). G20 Agriculture Ministers meeting: Stop a food access crisis from turning into a food availability crisis, FAO says.
https://www.fao.org/newsroom/detail/g20-agriculture-ministers-s-meeting-stop-a-food-access-crisis-from-turning-into-a-food-availability-crisis-fao-says/en（最終閲覧日：2024年3月17日）

52. FAO, WHO (2014). Second International Conference on Nutrition: Rome Declaration on Nutrition.
https://www.fao.org/3/ml542e/ml542e.pdf（最終閲覧日：2024年3月17日）

53. FAO, WHO (2015). Second International Conference on Nutrition (ICN2). Report of the Joint FAO/ WHO Secretariat on the Conference.
https://www.fao.org/3/i4436e/i4436e.pdf（最終閲覧日：2024年3月17日）

54. 外務省（2015）. G20 Action plan on food security and sustainable food systems.
https://www.mofa.go.jp/files/000111212.pdf（最終閲覧日：2024年3月17日）

55. Global Panel on Agriculture and Food Systems for Nutrition (2016). Food systems and diets: Facing the challenges of the 21st century.
http://glopan.org/sites/default/files/ForesightReport.pdf（最終閲覧日：2024年3月17日）

56. United Nations (2015). Transforming our world: the 2030 Agenda for Sustainable Development.
https://sdgs.un.org/2030agenda（最終閲覧日：2024年3月17日）

57. United Nations (2021). Food systems summit 2021.
https://www.un.org/en/food-systems-summit/about（最終閲覧日：2024年3月17日）

58. United Nations (2021). Secretary-General's Chair Summary and Statement of Action on the UN Food Systems Summit.
https://www.un.org/en/food-systems-summit/news/making-food-systems-work-people-planet-and-prosperity（最終閲覧日：2024年3月17日）

59. UNSCN (2017). A Spotlight on the Nutrition Decade.
https://www.unscn.org/uploads/web/news/UNSCN-News-42.pdf（最終閲覧日：2024年3月17日）

60. FAO (2017). Nutrition-sensitive agriculture and food systems in practice. Options for intervention.
http://uni-sz.bg/truni11/wp-content/uploads/biblioteka/file/TUNI10042503.pdf（最終閲覧日：2024年3月17日）

61. FAO, JICA (2019). 栄養に配慮した農業・フードシステムとは―実践のためのオプション．
https://www.fao.org/3/i7848ja/i7848ja.pdf（最終閲覧日：2024年3月17日）

第 2 章　食料安全保障（フードセキュリティ）

62. Weingärtner L. (2005). The Concept of Food and Nutrition Security, Achieving Food and Nutrition Security, Internationale Weiterbildung und Entwicklung gGmbH.
https://wocatpedia.net/images/f/f3/Inwent_%282009%29_Achieving_Food_and_Nutrition_Security.pdf（最終閲覧日：2024年 3 月17日）

63. Wood A, Queiroz C, Deutsch L, *et al*. (2023). Reframing the local-global food systems debate through a resilience lens. Nature Food, 4: 22-29.
https://www.nature.com/articles/s43016-022-00662-0（最終閲覧日：2024年 3 月21日）

64. Herforth A. (2010). Promotion of traditional African vegetables in Kenya and Tanzania: a case study of an intervention representing emerging imperatives in global nutrition.
https://ecommons.cornell.edu/handle/1813/17139（最終閲覧日：2024年 3 月17日）

65. Headey D. (2011). Turning economic growth into nutrition-sensitive growth.
https://www.ifpri.org/publication/turning-economic-growth-nutrition-sensitive-growth-1（最終閲覧日：2024年 3 月17日）

66. FAO (2013). The State of Food and Agriculture 2013: Food System for Better Nutrition.
https://www.fao.org/publications/card/en/c/0943ae90-4ed0-5245-b758-310e4bb1e67e/（最終閲覧日：2024年 3 月17日）

67. Griffin M, Sobal J, Lyson TA. (2009). An analysis of a community food waste stream. Agriculture and Human Values, 26(1): 67-81.
https://link.springer.com/article/10.1007/s10460-008-9178-1（最終閲覧日：2024年 3 月17日）

68. 小林富雄（2015）. フードサプライチェーンにおける需給調整と食品ロスの発生メカニズム.
http://id.nii.ac.jp/1124/00001036/（最終閲覧日：2024年 3 月18日）

69. Batini N, Lomax J, Mehra D. (2020). Why sustainable food systems are needed in a post-COVID world.
https://www.unep.org/news-and-stories/story/why-sustainable-food-systems-are-needed-post-covid-world（最終閲覧日：2024年 3 月18日）

70. Markandya A, Salcone J, Hussain S, *et al*. (2021). Covid, the Environment and Food Systems: Contain, Cope and Rebuild Better, Frontiers in Environmental. Science, 9.
https://www.frontiersin.org/articles/10.3389/fenvs.2021.674432/full（最終閲覧日：2024年 3 月18日）

71. 経済産業省（2020）. 通商白書2020，第 2 部 第 3 章 第 2 節レジリエントなサプライチェーンの構築，人の交流のあり方の進化.
https://www.meti.go.jp/report/tsuhaku2020/pdf/2020_zentai.pdf（最終閲覧日：2024年 3 月18日）

72. Saleem Af, Mahmud S, Baig-Ansari N, *et al*. (2014). Impact of Maternal Education about Complementary Feeding on Their Infants' Nutritional Outcomes in Low- and Middle-income Households: A Community-based Randomized Interventional Study in Karachi, Pakistan. J Health Popul Nutr, 32(4): 623-633.
https://www.ncbi.nlm.nih.gov/pmc/articles/PMC4438693/（最終閲覧日：2024年 3 月18日）

73. Shi L, Zhang J. (2011). Recent Evidence of the effectiveness of educational interventions for improving complementary feeding practices in developing countries. Journal of Tropical Pediatrics, 57(2): 91-98.
https://academic.oup.com/tropej/article/57/2/91/1646539（最終閲覧日：2024年 3 月18日）

74. 武見ゆかり（2012）. 食環境整備とフードシステム学. フードシステム研究，19（2）：50-54.
https://www.jstage.jst.go.jp/article/jfsr/19/2/19_50/_pdf/-char/ja（最終閲覧日：2024年 3 月20日）

75. UNICEF (2020). Nutrition, for Every Child: UNICEF Nutrition Strategy 2020-2030.

https://www.unicef.org/media/92031/file/UNICEF%20Nutrition%20Strategy%202020-2030.pdf（最終閲覧日：2024年3月20日）

76. WHO (2014). Global status report on noncommunicable diseases 2014.
https://apps.who.int/iris/bitstream/handle/10665/148114/9789241564854_eng.pdf（最終閲覧日：2024年3月20日）

77. 村山伸子（2016）．健康寿命の延伸と食環境整備．斎藤修（監修）現代の食生活と消費行動，農林統計出版．

78. Trieu K, Neal B, Hawkes C, et al. (2015). Salt Reduction Initiatives around the World − A Systematic Review of Progress towards the Global Target. PLOS ONE, 10(7): e0130247.
https://doi.org/10. 1371/journal.pone.0130247（最終閲覧日：2024年3月20日）

79. Hofman KJ, Stacey N, Swart EC, et al. (2021). South Africa's Health Promotion Levy: Excise tax findings and equity potential, Obesity Reviews, 22(9).
https://onlinelibrary.wiley.com/doi/epdf/10. 1111/obr.13301（最終閲覧日：2024年3月20日）

80. FAO (2015). The State of Food and Agriculture 2015: Social protection and agriculture: breaking the cycle of rural poverty.
https://www.fao.org/3/i4910e/i4910e.pdf（最終閲覧日：2024年3月20日）

81. 国際農林業協働協会（2007）．在ローマの国連機関の活動 —FAO を中心として—．
https://www.jaicaf.or.jp/fileadmin/user_upload/publications/FY2007/Rome_kokusaikikan.pdf（最終閲覧日：2024年3月20日）

82. WTO (1995). Agreement on Agriculture − Article 10.
https://www.wto.org/english/res_e/publications_e/ai17_e/agriculture_art10_jur.pdf（最終閲覧日：2024年3月23日）

83. IFPRI, Covid−19 Food Trade Policy Tracker.
https://www.ifpri.org/project/covid-19-food-trade-policy-tracker（最終閲覧日：2023年3月23日）

84. 日経新聞（電子版）（2022）．食料輸出規制20カ国に　侵攻，自国優先に拍車（2022年6月9日）．
https://www.nikkei.com/article/DGKKZO61560960Z00C22A6EA2000/（最終閲覧日：2024年3月23日）

85. IFPRI, Edited by Swinnen J & McDermott J. (2020). Covid−19 & Global Food Security.
https://www.ifpri.org/interactive/covid（最終閲覧日：2024年3月23日）

86. JICA（2011）．課題別指針 農業開発・農村開発．
https://www.jica.go.jp/activities/issues/agricul/ku57pq00002cubgq-att/guideline_agricul.pdf（最終閲覧日：2024年3月23日）

87. UNCTAD (2020). Food export restrictions hurt millions in least developed countries.
https://unctad.org/topic/least-developed-countries/chart-march-to-june-2022（最終閲覧日：2024年3月23日）

88. FAO (2016). The State of Food and Agriculture 2016: Climate change, agriculture and food security.
https://www.fao.org/3/i6030e/i6030e.pdf（最終閲覧日：2024年3月23日）

89. Willett W, Rockström J, Loken B, et al. (2019). Food in the Anthropocene: the EAT−Lancet Commission on healthy diets from sustainable food systems. The Lancet, 393(10170): 447−492.
https://www.thelancet.com/journals/lancet/article/PIIS0140-6736（18）31788-4/fulltext（最終閲覧日：2024年3月23日）

90. WHO (2017). One health.
https://www.who.int/news-room/questions-and-answers/item/one-health（最終閲覧日：2024年3月

第 2 章　食料安全保障（フードセキュリティ）

23日）

91. Kahn ME. (2005). The Death Toll from Natural Disasters: The Role of Income, Geography, and Institutions. The Review of Economics and Statistics, 87(2): 271–284.

92. Toya H, Skidmore M. (2007). Economic development and the impacts of natural disasters. Economics Letters, 94(1): 20–25.

93. Foster AD. (1995). Prices, Credit Markets and Child Growth in Low-Income Rural Areas. The Economic Journal, 105(430): 551–570.

94. Hoddinott J. (2006). Shocks and Their Consequences across and within Households in Rural Zimbabwe. Journal of Development Studies, 42(2): 301–321.

95. 庄司匡宏（2012）．自然災害に対する途上国家計の脆弱性．成城大学経済研究，196: 115–146.
https://seijo.repo.nii.ac.jp/?action=pages_view_main&active_action=repository_view_main_item_detail&item_id=3093&item_no=1&page_id=13&block_id=17（最終閲覧日：2024年3月23日）

96. 外務省．国際緊急援助．
https://www.mofa.go.jp/mofaj/gaiko/jindo/jindoushien2_3.html（最終閲覧日：2024年3月23日）

97. FAO, IFAD, UNICEF, *et al.* (2017). The State of Food Security and Nutrition in the World 2017.
https://docs.wfp.org/api/documents/WFP-0000022419/download/?_ga=2. 225143514. 1501209722. 1646782660-532907240. 1643486935（最終閲覧日：2024年3月23日）

98. ホートン J. 紛争後の経済復興と平和構築活動．
https://www.jica.go.jp/jica-ri/IFIC_and_JBICI-Studies/jica-ri/publication/archives/jbic/report/paper/pdf/rp16_j04.pdf（最終閲覧日：2023年3月23日）

99. Roseboom T, De Rooij S, Painter R. (2006). The Dutch famine and its long-term consequences for adult health. Early Human Development, 82(8): 485–491.
https://www.sciencedirect.com/science/article/abs/pii/S0378378206001848?via%3Dihub（最終閲覧日：2024年3月23日）

100. FAO. FAO suite of food security indicators.
https://www.landportal.org/book/dataset/fao-fs（最終閲覧日：2024年3月30日）

101. FAO (2001). The state of food and agriculture 2001: Economic impacts of transboundary plant pests and animal diseases.
https://digitallibrary.un.org/record/3930687（最終閲覧日：2024年3月30日）

102. JETRO (2010). BOP ビジネス潜在ニーズ調査報告書：エチオピアの栄養分野．
https://www.jetro.go.jp/ext_images/jfile/report/07000371/Ethiopia_bop_eiyou_zenbun.pdf（最終閲覧日：2024年3月30日）

103. UNAIDS (2022). UNAIDS Global AIDS Update 2022.
https://www.unaids.org/sites/default/files/media_asset/2022-global-aids-update-en.pdf（最終閲覧日：2024年3月30日）

104. IFPRI (2021). Global food policy report 2021: Transforming food systems after COVID–19.
https://ebrary.ifpri.org/utils/getfile/collection/p15738coll2/id/134343/filename/134557.pdf（最終閲覧日：2024年3月30日）

105. IFPRI. Food Security Portal.
http://www.foodsecurityportal.org/（最終閲覧日：2024年3月30日）

106. IFPRI. Covid–19 Food Price Monitor.
http://tools.foodsecurityportal.org/COVID-19-food-price-monitoring（最終閲覧日：2024年3月30日）

107. IFPRI. Covid–19 Policy Response (CPR) Portal.

https://www.ifpri.org/project/covid-19-policy-response-cpr-portal（最終閲覧日：2024年3月30日）

108. Carriedo A, Koon AD, Encarnacion LM, *et al.* (2021). The political economy of sugar-sweetened beverage taxation in Latin America: lessons from Mexico, Chile and Colombia. Globalization and Health, 17(5).
https://doi.org/10. 1186/s12992-020-00656-2（最終閲覧日：2024年3月30日）

109. Thow AM, Annan R, Mensa L, *et al.* (2014). Development, implementation and outcome of standards to restrict fatty meat in the food supply and prevent NCDs: learning from an innovative trade/food policy in Ghana. BMC Public Health, 14: 249.
https://doi.org/10. 1186/1471-2458-14-249（最終閲覧日：2024年3月30日）

110. FAO (2021). CFS Voluntary Guidelines on Food Systems and Nutrition.
https://www.fao.org/family-farming/detail/en/c/1430471/（最終閲覧日：2024年3月30日）

111. WHO. Vitamin and Mineral Nutrition Information System (VMNIS).
https://www.who.int/teams/nutrition-and-food-safety/databases/vitamin-and-mineral-nutrition-information-system（最終閲覧日：2024年3月30日）

112. FAO. GIEWS - Global Information and Early Warning System on Food and Agriculture.
https://www.fao.org/giews/en/（最終閲覧日：2024年3月30日）

113. Food Systems Dashboard. Food systems data for improving diets and nutrition.
https://foodsystemsdashboard.org/（最終閲覧日：2024年3月30日）

114. WFP. Optimus.
https://innovation.wfp.org/project/optimus（最終閲覧日：2024年3月30日）

115. WFP. PRISM.
https://innovation.wfp.org/project/prism（最終閲覧日：2024年3月30日）

116. FAO. Private sector has a crucial role to play in ensuring healthy diets for all.
https://www.fao.org/news/story/en/item/1412374/icode/（最終閲覧日：2024年3月30日）

117. World Economic Forum and Mckinsey & Company (2020). Incentivizing Food Systems Transformation.
https://www3.weforum.org/docs/WEF_Incentivizing_Food_Systems_Transformation.pdf（最終閲覧日：2024年3月30日）

118. 株田文博（2012）．我が国フードシステムが抱えるリスクに係る数量分析に関する研究．九州大学大学院（博士学位論文）．
https://catalog.lib.kyushu-u.ac.jp/opac_download_md/1441306/agr751.pdf（最終閲覧日：2024年3月30日）

119. WHO (2017). The double burden of malnutrition: policy brief.
https://www.who.int/publications/i/item/WHO-NMH-NHD-17. 3（最終閲覧日：2024年3月30日）

120. Frongillo EA, Bernal J. (2014). Understanding the Coexistence of Food Insecurity and Obesity. Current Pediatrics Reports, 2: 284-290, DOI 10. 1007/s40124-014-0056-6．

121. WFP日本（2018）．肥満と飢餓の「深い関係」．
https://ja.wfp.org/stories/feimantojienosheniguanxi（最終閲覧日：2024年3月30日）

122. National Research Council (2006). Food insecurity and hunger in the United States: an assessment of the measure. Panel to review the U.S. Department of Agriculture's measurement of food insecurity and hunger. In: Wunderlich GS, Norwood JL, editors. Committee on National Statistics, Division of Behavioral and Social Sciences and Education, Washington, DC: The National Academies Press.

第2章　食料安全保障（フードセキュリティ）

https://nap.nationalacademies.org/read/11578/chapter/ 5 #46（最終閲覧日：2024年３月30日）

123. FAO (2022). The State of Food Security and Nutrition in the World 2022.
https://www.fao.org/3/cc0639en/cc0639en.pdf（最終閲覧日：2024年３月30日）
124. FAO (2021). The State of Food and Agriculture 2021.
https://www.fao.org/3/cb4476en/cb4476en.pdf（最終閲覧日：2024年３月30日）
125. 水元芳（2017）．食と栄養：国際的「持続可能な開発目標（SDGs）」と日本の課題．フードシステム研究 24（２）:75-81.
https://www.jstage.jst.go.jp/article/jfsr/24/2/24_75/_pdf（最終閲覧日：2024年３月31日）

【事例１】
食料大国かつ経済大国である米国におけるフードセキュリティの経済的アクセス問題

　フードセキュリティの構成要素として，「量的供給可能性（Availability）」，「物理的・経済的入手可能性（Access）」，「利用可能性（Utilization）」，「安定性（Stability）」の４つがあることを学んだ。農産物・食料品の世界最大の輸出額を誇り，かつ世界最大の食料援助ドナー国でもあり，さらに経済大国でもある米国において，米国民がフードセキュリティ問題と無縁ではないと聞くと驚くだろうか。

　もちろん，米国の約９割の世帯は，活動的で健康的な生活を送り，十分な食料を入手できている。しかし，経済格差を背景として，2021年に，米国の全世帯の10.2％を占める1,350万世帯で，十分な食料を入手し得る経済的基盤がなく，食料不安に陥っていた。食料不安世帯（フードセキュリティが低いまたは非常に低い世帯）では，資金不足のために，年間のある時期に，すべてのメンバーに十分な食料を提供することが困難になった。米国で毎年実施されているフードセキュリティ調査によれば，2021年の食料不安を示す体験と行動に関する質問に対して，「バランスの取れた食事を買う余裕がない」，「食事の量を減らす」，「食料を買うお金が少なすぎるために空腹になる」などの回答があったと報告されている。21世紀に入ってからの約20年間に，米国のこうした食料不安世帯の割合は，10％から15％の間で推移している。

　このため USDA は，低所得世帯を対象として，健康的な食事（ヘルシーダイエット）のための食料へのアクセスと栄養教育を提供して，フードセキュリティを高めることを目的として，15の食料および栄養支援プログラムを実施している。関連予算は USDA の年間予算の約３分の２を占め，2021年には COVID-19への対応による支援増もあり，過去最高の1,825億ドルに達した。１ドル135円で換算すると約24.6兆円と，日本の農林水産省の2022年度の予算額2.28兆円の約11倍に匹敵する巨費を投じている。15プログラムのうち予算額の62.4％を占める最大のプログラムが，補助的栄養支援プログラム（Supplemental Nutrition Assistance Program: SNAP，かつてのフードスタンプ・プログラム）である。2021年には，米国の全人口の約12.5％に相当する毎月平均4,150万人もの低所得者が SNAP に参加し，食料支援を受けている。SNAP の対象者は，低所得の個人および世帯で，約３分の２がこどものいる世帯，３分の１以上が高齢者または障がい者のいる世帯である。

　具体的には，2022年の３人世帯の場合に，以下の３条件をみたす世帯が基本的に対象となる。

【事例1】 食料大国かつ経済大国である米国におけるフードセキュリティの経済的アクセス問題

①　1か月の総収入が，貧困ライン（月額1,830ドルまたは年間21,960ドル）の130％，つまり月額2,379ドル（年間約28,550ドル）以下である。ただし，60歳以上の高齢者や障がい者のいる世帯はこの条件を満たす必要はない。

②　1か月の純収入，つまり住宅費や育児費用などを控除した収入が，貧困ライン以下である。

③　資産が，60歳以上の高齢者または障がい者がいない世帯の場合は2,500ドル，高齢者または障がい者がいる世帯の場合は3,750ドルを下回っている。

　受給資格を認定された世帯は，毎月給付金がチャージされるEBT（Electronic Benefit Transfer）カードを受け取り，世帯員は，プログラムへの参加が許可された254,000店舗を超える食品小売店で食料品購入に使用することができる。ただし，アルコール飲料，タバコ，ビタミン・サプリメント，温かい食品などの購入には使用できない。2021年の実績では，SNAP受給者1人当たり平均で月額127ドルを受け取った。

　経済格差は健康格差にもつながる。SNAPで購入できる対象食料品が限定されている理由は，低所得世帯がより健康的な食品を購入できるように，特に家庭で調理して食べる食品の購入を促進するためである。さらに，すべての州は，SNAP参加者が健康的な食品を選択できるように，「米国人のための食生活指針」などを活用したSNAP栄養教育プログラムも実施しており，SNAP参加と医療費削減に関する研究結果も報告されている。

　なお米国には，SNAPのほか，日本と同様の生活保護制度（Temporary Assistance for Needy Families: TANF）が存在しているが，保健社会福祉省の予算額は約165億ドルで，受給者数は約80万人と，SNAPの予算額・受給者数と比較して相当低い水準である。これは米国民がTANFを生涯に5年間を超えて受給できないことに起因しており，SNAPが長期にわたる低所得者への社会的セーフティーネット，いわば生活保護の食料現物支給の役割を果たしている側面もある。いずれにしてもSNAPを通じた米国における公的支出額の拡大は，Sen AKの権原アプローチに基づく経済的アクセスに関わる政策対応の必要性が高まっているとの見方もできる。

　この事例を通じて，国や地域などマクロレベルではフードセキュリティが強固に確保されているように見えても，個々人のミクロレベルでは食料不安を抱える人が多数存在することもあるという，フードセキュリティの状況把握の困難さの一端を学んでいただけたであろう。だからこそ，フードセキュリティの4つの構成要素も念頭において，綿密な栄養・食事調査を実施し，その結果に基づいて課題を正確に特定することが，効果的な栄養政策・プログラムの立案・展開に不可欠なのである。

参考文献
1. Coleman-Jensen A, Rabbitt MP, Gregory CA, *et al.* (2022). Household Food Security in the United States in 2021, ERR-309, USDA, Economic Research Service.
2. Jones JW, Toossi S, Hodges L. (2022). The Food and Nutrition Assistance Landscape: Fiscal Year 2021 Annual Report, EIB-237, USDA, Economic Research Service.
3. Center on Budget and Policy Priorities (2022). Policy Basics: The Supplemental Nutrition

第2章　食料安全保障（フードセキュリティ）

Assistance Program (SNAP).
4．株田文博（2012）．食料の量的リスクと課題―国内外の食料安全保障概念と対応策の系譜を踏まえて―．農業経済研究, 84（2）: 80-94.

【事例2】
フードシステムへの介入によりフードセキュリティを確保する
―COVID-19後の微量栄養素不足克服と生活再建のための食品ベースのアプローチ―

　COVID-19は，途上国におけるフードシステムに様々な影響を及ぼした。農作業者の移動制限は，農作物や畜産物のサプライチェーンを寸断し，食料価格の上昇につながった。感染症拡大による直接的な悪影響は，特にインフォーマル・セクターで働く大多数の貧困層の家計所得の減少であり，脆弱な人々の食料購買力をさらに低下させた。世帯所得の低下は食料消費パターンの変化につながり，カロリーニーズを満たすために主食への依存度が高まるのが一般的な傾向であるが，そのように変化した食料消費パターンの中で十分な微量栄養素を摂取することは難しい。雇用の喪失，食料価格の上昇，こうした状況がいつまで続くのか，今後さらに深刻な問題が待ちかまえているのではないかといった不安が人々に募る。将来の見通しが不確実な中で貧困層のフードセキュリティを守るためには，生産と市場の多様化戦略を優先すべきとの研究報告がされた（文献1）。

　栄養成分を強化したジャガイモやサツマイモ，小麦やメイズ，豆といった作物（biofortified crops）は，必要とされる微量栄養素（ビタミンA，鉄，亜鉛）を大規模に供給する上で重要な役割を担うことができる。特にジャガイモやサツマイモは高収量で収穫までの時間が短く，ローカル市場での需要も高いことが知られている。国際価格の急騰から遮断されているという比較優位を踏まえ，これまでもアフリカをはじめとする多くの国や地域で自然災害後の「危機対応型作物」として用いられてきた。イモ類はまた，アジアのように穀物一辺倒になりがちなローカルフードシステムの多様化に貢献し，突然の食料難に対する強靭性・回復力を強化するのに貢献してきた。緊急支援を通じて種イモと技術支援を受けた農民は，迅速にジャガイモやサツマイモの畑を作ることで，数年間は追加的支援がなくとも生産を維持できるとのエビデンスも報告されている。干ばつ・病害耐性品種は厳しい生態系条件での収穫を可能にし，余剰は家計のニーズに応えるための現金収入を提供することができる。ビタミンAや鉄などの微量栄養素を有する改良品種は，栄養状態の改善にも貢献する。アフリカのケニア，モザンビークなどで行われた複数の研究では，改良品種を導入した世帯は，高収量と高収入を達成して食料安全保障の危機から解放され，多様な栄養によるよりよい健康状態を維持できていることが報告されている（文献2；文献3；文献4；文献5）。

文　献
1．Heck S, Campos H, Barker I. (2020). Resilient agri-food systems for nutrition amidst COVID-19: evidence and lessons from food-based approaches to overcome micronutrient deficiency and rebuild livelihoods after crises. Food Security, 12: 823-830.

https://doi.org/10. 1007/s12571-020-01067- 2 （最終閲覧日：2024年3月24日）

2. Jones KM, De Brauw A. (2015). Using agriculture to improve child health: promoting orange sweet potatoes reduces diarrhea. World Development, 74: 15–24.

3. Okello JJ, Zhou Y, Kwikiriza N, *et al.* (2017). Productivity and food security effects of using of certified seed potato: the case of Kenya's potato farmers. Agriculture & Food Security, 6 (1): 25.
https://link.springer.com/content/pdf/10. 1186/s40066-017-0101- 0.pdf （最終閲覧日：2024年3月24日）

4. De Brauw A, Eozenou P, Gilligan D, *et al.* (2018). Biofortification, crop adoption, and health information: impact pathways in Mozambique and Uganda. American Journal of Agricultural Economics, 100(3): 906–930,
https://ebrary.ifpri.org/utils/getfile/collection/p15738coll 2 /id/129795/filename/130006.pdf （最終閲覧日：2024年3月24日）

5. De Brauw A, Moursi M, Munhaua A. (2019). Vitamin A intakes remain higher among intervention participants 3 years after a biofortification intervention in Mozambique. British Journal of Nutrition, 122(10): 1175–1181.
https://doi.org/10. 1017/S0007114519002162 （最終閲覧日：2024年3月24日）

【事例３】
フードシステムの改善により「栄養不良の二重負荷」の微量栄養素不足に対応する

　フードシステムを強化することは単に量的な食料の確保にとどまらず，「見えない飢餓（慢性的微量栄養素欠乏）」に対処し，健康のための十分な質と量の，また安価で安全かつ文化的に受け入れられる食品を提供するために重要な取り組みである。

　「the UNICEF Innocenti Framework on Food Systems for Children and Adolescents」（文献１）では，低・中所得国における学齢期のこどもと青少年の微量栄養素欠乏症の改善に貢献できるフードシステム戦略として，１）農業，２）フードサプライチェーン，３）食環境整備，４）社会行動変容コミュニケーションの４つのアプローチが提示されている。

　例えば，１）農業からのアプローチとして，ビタミンA欠乏症のこどもが多いウガンダでは，農家を対象にβカロテンが豊富なオレンジ色のサツマイモ（Orange Sweet Poteto: OSP）の生産と消費を促進する２年間の大規模なプログラムを実施した。ウガンダの農家へのOSPの導入は，こどもと女性のビタミンA摂取量を増加させ，こどものビタミンA欠乏症の削減に寄与したことが報告されている（文献２）。また，２）フードサプライチェーンの改善による栄養貢献としてナイジェリアなどで取り組まれているのは，収穫したトマトが輸送・保管の段階で古い木箱によって破壊されるのを防ぐため，傷みが生じないプラスチック製の箱の導入支援，さらには冷蔵倉庫の設置支援などが行われている。新鮮なトマトの輸送および保管時の冷蔵問題を修正することによって，栄養価が高く品質のよいより多くの食品を，人々に届けることができるようになる。１種類のみの青果に集中したサプライチェーンの改善であっても，冷蔵保存が必要な他の傷みやすい野菜や果物の廃棄削減にも波及する可能性が期待できる（文献３）。

　ソーシャルメディアや広告などを介した食品・飲料マーケティングの影響に着目した取り組み

第2章　食料安全保障（フードセキュリティ）

は3）食環境整備活動の一環である。こどもは YouTube の動画やソーシャルメディアによる
マーケティングの影響を受けて食習慣が変化しがちである。インフルエンサーによる不健康なス
ナックのプロモーションは，そのスナックの摂取量の増加につながることが報告されており，食
品を提供する側の規制によって不健康な食品の過剰摂取を抑制することも試みられている（文献
4）。さらに，4）社会行動変容コミュニケーションからのアプローチもまた重要である。カメ
ルーンのある地域で行われた混合研究では，ジェンダーによる社会からの疎外や偏見が，微量栄
養素が不足する「見えない飢餓」につながっていることが示唆された。貧血をはじめとする栄養
不良が引き起こす疾病をもつ女性のほとんどは全く教育を受けず，早期の伝統的な結婚をしてい
た（文献5）。女性の教育，経済的自立，意思決定などにつながる権利の保障は社会全体で取り組
むべき課題であり，「見えない飢餓」の克服にはそのような取り組みが必要不可欠と考えられて
いる。

文　献

1．UNICEF (2018). the UNICEF Innocenti Framework on Food Systems for Children and
Adolescents.
https://www.unicef.org/media/94086/file/Food-systems-brochure.pdf（最終閲覧日：2024年3月24日）

2．Hotz C, Loechl C, Lubowa A, *et al*. (2018). Introduction of beta-carotene-rich orange sweet potato
in rural Uganda resulted in increased vitamin A Intakes among children and women and
improved vitamin A status among children. The Journal of Nutrition, 142: 1871−1880.
https://www.sciencedirect.com/science/article/pii/S0022316622026529?via%3Dihub（最終閲覧日：
2024年3月24日）

3．Food Tank, Improving Supply Chains Can Help Ensure Nutritious Food Reaches the Poor and
Malnourished.
https://foodtank.com/news/2018/06/gain-supply-chain-innovation-food-security/（最終閲覧日：2024
年3月24日）

4．McCarthy MC, Vries R, Mackenbach DJ. (2022). The influence of unhealthy food and beverage
marketing through social media and advergaming on diet‐related outcomes in children−A systematic
review. Obesity Reviews, 10.1111/obr.13441.
https://onlinelibrary.wiley.com/doi/full/10.1111/obr.13441（最終閲覧日：2024年3月24日）

5．Njieassam ES, Comfort EM. (2020). Gender Discrimination: Contribution to the Burdens of
Malnutrition in Communities in Buea, the South-West Region of Cameroon. Biesalski HK. (ed):
Hidden Hunger and the Transformation of Food Systems. How to Combat the Double Burden of
Malnutrition? World Rev Nutr Diet, 121: 60−65.
https://doi.org/10.1159/000507496（最終閲覧日：2024年3月24日）

第3章

低・中所得国の健康課題と栄養管理

目　的	①国際栄養分野の実践者としての倫理観と使命感を高め，②国際栄養分野の政策立案・実践に求められる専門的知識に基づいて，⑥グローバルな変化をとらえた栄養課題に対応できる力を培うため，低・中所得国に多い疾患と関連する栄養課題を理解するとともに，新たなデジタルテクノロジーの活用を含めて，疾患および栄養課題への対応方法を学修する。
到達目標	・低・中所得国に多い感染症／非感染性疾患の種類と，関連する栄養課題を説明できる。 ・低・中所得国に多い感染症／非感染性疾患の罹患時の栄養管理の方法と，関連する栄養課題の予防方法について説明できる。 ・新たなデジタルテクノロジーの活用を含めて，予防方法，栄養管理について，具体例を交えて説明できる。

1　低・中所得国の健康問題

1-1　傷病の分類

　世界保健機関（World Health Organization: WHO）が，国際疾病分類（ICD）を公表している。正式名称は，International Statistical Classification of Disease and Related Health Problems（疾病及び関連保健問題の国際統計分類）である。ICD-11（2019年）では，「Ⅰ　感染症及び寄生虫症」から始まり，「Ⅱ　新生物」，「Ⅲ　血液及び造血器の疾患並びに免疫機構の障害」，「Ⅳ　内分泌，栄養及び代謝疾患」と続き，「XIX　損傷，中毒及びその他の外因の影響」まで14に分類されている。

　低所得国の疾病構造を死因から見ると，下気道感染症，下痢性疾患，HIV/AIDS（human immunodeficiency virus/acquired immunodeficiency syndrome，ヒト免疫不全ウイルス／後天的免疫不全症候群），マラリア，結核が上位を占める。いわゆる感染症（communicable, maternal and neonatal, and nutritional disease: communicable disease）であり，低栄養が大きく関係する。感染症は，低・中所得国において減少傾向にあるが，低所得国においては依然，重大な課題であり，低栄養は5歳未満のこどもの死亡原因の約半分を占める（文献1）。新型コロナウイルス感染症（COVID-19）も医療体制が十分整備されていない低所得国では大きな影響を及ぼした。

　一方，低・中所得国における過体重や肥満は，高所得国に比べて30％早いスピードで増加し，関連する死亡率も増加している。WHOは，不健康な生活習慣により引き起こされる糖尿病，循環器疾患，呼吸器疾患，がんをはじめとする慢性疾患を非感染性疾患（non-communicable diseases: NCDs）としている。感染症，NCDsに外傷（injury）を加えた3分類で，疾病構造の推移をWorld Health Statisticsで見ることができる（図1，2）。

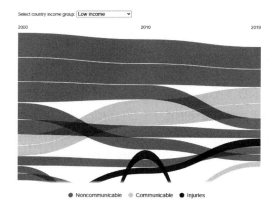 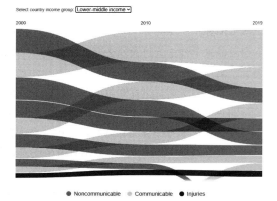

図1　低所得国の死因推移　　　　　　　　　　　図2　低中所得国の死因推移

低所得国では，2000年頃は感染症が死因トップ5を占めていた。死因1位の新生児，2位の下気道感染症は，減少傾向にあるものの依然大きな課題である。下痢性疾患は2010年以降減少，HIV/AIDSも2000年以降減少している一方，虚血性心疾患と脳卒中のNCDsが増加していることがわかる。交通事故外傷も増加してきている。

低中所得国では，2000年頃に上位であった新生児，下痢性疾患，下気道感染症は顕著に減少傾向を示し，NCDsが増加し，10年スパンで大きく変化した。虚血性心疾患は2010年にはすでに死因1位となり，脳卒中は2019年には死因2位，慢性呼吸器疾患も死因4位に増加している。

非感染性疾患（NCDs）

感染症以外の疾患を指すが，精神疾患や外傷などを含めるかどうか厳密な定義は定まっていない。WHOは，不健康な食事や運動不足，喫煙，過度な飲酒，大気汚染などにより引き起こされる慢性疾患としている。高所得国では，虚血性心疾患，脳卒中，気管支・肺がん，慢性閉塞性肺疾患（chronic obstructive pulmonary desease: COPD）が死因上位を占めることに変化はほぼなく，アルツハイマー病とその他の認知症が急増している。高中所得国においても，虚血性心疾患と脳卒中の1位・2位の順位は入れ替わったが，3位はCOPD，4位は気管支・肺がんで，いずれもNCDsが死因の上位を占める。

低栄養（発育阻害，消耗症，微量栄養素欠乏）が解決しないまま過栄養（過体重と肥満，食事関連のNCDs）が増え，複数の栄養不良が存在する状態を**栄養不良の二重負荷**（double burden of malnutrition: DBM）という（文献2）。DBMは，個人レベル，世帯レベル，地域レベル，そして人生レベルで存在する。

5歳未満のこどもの**発育阻害**（Stunting）は，世界的にみると2000年の2億36万人（33.1％）から2020年は1億4,920万人（22.0％）に減少している（文献4）（図3）。消耗症（Wasting）は4,540万人（6.7％），過体重は3,890万人（5.7％）である。こどもの発育阻害，消耗症，低出生体重，女性の貧血の減少，母乳育児の増加は，国際栄養目標2025に掲げられているが，多くの国で進捗が遅れており，受け入れがたいレベルの栄養不良が続いている（文献5）。地域別にみると，

> ### 栄養の二重負荷（DBM）
>
> 個人で2つ以上の栄養不良が同時に起こっている状態（例えば，過体重・肥満と微量栄養素の不足），個人が生涯にわたり低栄養と過体重・肥満が起こる状態（例えば，胎児期の低栄養は，成人期にNCDsを発症するリスクが高い），家庭内で低栄養の家族と過栄養の家族がいる状態，1つのコミュニティ・地域・国内で低栄養と過体重の両方が蔓延している状態をいう。

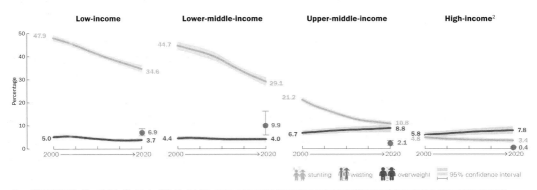

図3　5歳未満のこどもの発育阻害，消耗症，過体重の推移（文献4）

アフリカは発育阻害は依然，増加傾向にあり，北アフリカでは**過体重**も増加している。低栄養と過栄養に対して，いずれかあるいは独立して介入するのではなく，いずれにも同時効果的な介入，国レベル・国際レベルでの政策が必要とされている。

1-2　世界の健康課題をとらえる指標

余命（life expectancy: LE）と健康寿命（healthy life expectancy: HLE）は，所得水準が高くなるとともに延長するが，2000年から2019年にかけて最も急速に改善したのは低所得国であった（余命で11年以上，健康寿命で10年近く延伸）（文献6）（表1）。

世界的に寿命が延長し，高齢化やヘルスケアシステムが変化する中，単に有病率，死亡率の指標のみでなく，健康寿命や**質を考慮した生存年数**（quality-adjusted life years: **QALY**[1]），**障がい調整生存年数**（disability-adjusted life-years: **DALY**[1]），**失われた生活年数**（years of life lost: **YLL**），**障がいとともに生きる年数**（years lived with disability: **YLD**）が目標や分析に用いられ

---

[1] QALY，DALYの計算式
　　QALY = QOLスコア×生存年数
　　　QOLスコアは，1を完全な健康，0を死亡とする効用値を用いる。
　　DALY = YLL + YLD
　　　YLL = 死亡数×平均余命
　　　YLD = 障がいの発生数×障がいの程度による重み付け×死亡するまでの年数

第3章　低・中所得国の健康課題と栄養管理

表1　所得グループ別 平均寿命と健康寿命の変化（文献6）

World Bank income group	Year	Life expectancy at birth (years)			Life expectancy at age 60 (years)			Healthy life expectancy (HALE) at birth (years)			Healthy life expectancy (HALE) at age 60 (years)		
		Both sexes	Male	Female	Both sexes	Male	Female	Both sexes	Male	Female	Both sexes	Male	Female
Low-income	2019	65.1	63.0	67.2	17.4	16.2	18.5	56.7	55.7	57.7	13.0	12.3	13.7
	2015	63.2	61.0	65.4	17.0	15.7	18.1	55.1	54.0	56.2	12.8	12.0	13.4
	2010	60.1	58.2	62.1	16.5	15.2	17.6	52.5	51.6	53.5	12.4	11.7	13.1
	2000	53.8	52.2	55.3	15.2	14.0	16.3	46.9	46.2	47.6	11.4	10.7	12.1
Lower-middle-income	2019	69.4	67.6	71.3	18.6	17.6	19.6	60.0	59.3	60.6	13.5	13.0	14.0
	2015	68.2	66.4	70.1	18.3	17.2	19.3	59.0	58.4	59.7	13.3	12.8	13.8
	2010	66.4	64.5	68.4	17.8	16.6	19.0	57.5	56.7	58.3	12.9	12.3	13.5
	2000	62.2	60.7	63.8	16.6	15.5	17.6	53.8	53.3	54.3	12.1	11.5	12.6
Upper-middle-income	2019	76.3	73.4	79.4	21.2	19.3	23.0	67.0	65.5	68.6	16.0	14.9	17.0
	2015	75.4	72.4	78.7	20.7	18.8	22.5	66.4	64.7	68.1	15.7	14.5	16.7
	2010	73.7	70.7	76.9	19.8	18.0	21.5	65.1	63.4	66.9	15.0	13.9	16.0
	2000	70.6	67.7	73.8	18.5	16.8	20.2	62.4	60.8	64.1	14.0	13.0	15.0
High-income	2019	80.9	78.4	83.3	24.3	22.5	25.9	69.8	68.7	70.9	18.2	17.1	19.2
	2015	80.3	77.8	82.8	23.8	22.0	25.5	69.6	68.4	70.8	18.0	16.8	19.0
	2010	79.8	77.1	82.5	23.5	21.6	25.2	69.3	67.9	70.6	17.8	16.5	18.9
	2000	77.6	74.6	80.6	21.9	19.7	23.7	67.7	66.1	69.3	16.6	15.2	17.8

ている（文献7）。また，糖尿病治療，脳卒中後致命率，がん生存率といった医療アウトカム指標，保健医療支出，医師・看護師数，ならびに病床数，退院率，平均在院日数といった保健医療体制の指標についての国別の比較や動向も参照する（文献7）。

1-3　世界の健康課題の動向

　世界疾病負荷研究（Global Burden of Disease study: GBD study）は，世界中の国々・地域における各傷病について，YLL，YLD のデータを用いて DALY および健康調整平均余命（health-adjusted life expectancy: HALE）の評価を行ってきた。最新の GBD 2019では，204の国と地域，369の傷病，87のリスク要因をもとに分析されている（文献8）。DALY の原因上位10位については，0〜9歳のこどもでは6つの感染症（下気道感染症，下痢性疾患，マラリア，髄膜炎，百日咳，性感染症）が上位を占め，さらに7位に食事性鉄欠乏，8位にたんぱく質・エネルギー欠乏と，栄養不良が大半を占め，50〜74歳では，虚血性心疾患，脳卒中，糖尿病，COPD，肺がんといった NCDs が上位の疾患であることが示されている。また，NCDs や傷害による YLD の負担割合の増加は，先進国に限らず低・中所得国でも見られ，DALY の低下は低・中所得国で加速している（文献9）。

82

1-4　健康課題のリスク要因

　GBD study をもとにした分析により，全年代ではこどもの消耗症，家庭空気汚染，安全でない水，こどもの低体重，不衛生，手洗いの DALY への寄与率は減少し，高血圧（収縮期），喫煙，空腹時高血糖，高 BMI（body mass index），高コレステロール，飲酒が上位を占めることが示された。年齢別に見ると，0 ～ 9 歳のこどもでは，低出生時体重，早産（在胎期間が短い），消耗症，低体重，発育阻害，環境要因が依然，主要なリスク要因である（図4）。

A All ages

Leading risks 1990	Percentage of DALYs 1990	Leading risks 2019	Percentage of DALYs 2019
1 Child wasting	11·4 (9·5 to 13·6)	1 High systolic blood pressure	9·3 (8·2 to 10·5)
2 Low birthweight	10·6 (9·9 to 11·4)	2 Smoking	7·9 (7·2 to 8·6)
3 Short gestation	8·7 (8·1 to 9·5)	3 High fasting plasma glucose	6·8 (5·8 to 8·0)
4 Household air pollution	8·0 (6·2 to 10·0)	4 Low birthweight	6·3 (5·5 to 7·3)
5 Smoking	6·2 (5·8 to 6·6)	5 High body-mass index	6·3 (4·2 to 8·6)
6 Unsafe water	6·2 (4·7 to 7·6)	6 Short gestation	5·5 (4·7 to 6·3)
7 High systolic blood pressure	5·9 (5·3 to 6·5)	7 Ambient particulate matter	4·7 (3·8 to 5·5)
8 Child underweight	4·9 (3·9 to 6·3)	8 High LDL cholesterol	3·9 (3·2 to 4·7)
9 Unsafe sanitation	4·6 (3·7 to 5·6)	9 Alcohol use	3·7 (3·3 to 4·1)
10 Handwashing	3·2 (2·3 to 4·0)	10 Household air pollution	3·6 (2·7 to 4·6)
11 High fasting plasma glucose	3·0 (2·5 to 3·5)	11 Child wasting	3·3 (2·6 to 4·1)
13 Ambient particulate matter	2·7 (1·8 to 3·8)	13 Unsafe water	2·6 (1·9 to 3·3)
14 High LDL cholesterol	2·7 (2·2 to 3·2)	17 Unsafe sanitation	1·6 (1·3 to 2·1)
15 Alcohol use	2·6 (2·3 to 2·9)	19 Handwashing	1·3 (0·9 to 1·8)
16 High body-mass index	2·6 (1·5 to 4·0)	22 Child underweight	1·1 (0·9 to 1·4)

B 0–9 years

Leading risks 1990	Percentage of DALYs 1990	Leading risks 2019	Percentage of DALYs 2019
1 Child wasting	24·7 (20·7 to 28·9)	1 Low birthweight	28·9 (27·3 to 30·4)
2 Low birthweight	23·1 (22·1 to 24·1)	2 Short gestation	24·7 (23·3 to 26·1)
3 Short gestation	19·0 (18·1 to 19·9)	3 Child wasting	14·8 (12·3 to 17·3)
4 Household air pollution	11·2 (8·7 to 14·2)	4 Household air pollution	7·7 (6·0 to 9·5)
5 Unsafe water	11·0 (8·5 to 13·3)	5 Unsafe water	7·7 (5·9 to 9·4)
6 Child underweight	10·4 (8·2 to 13·3)	6 Unsafe sanitation	5·1 (4·3 to 6·0)
7 Unsafe sanitation	8·2 (6·8 to 9·7)	7 Handwashing	4·5 (3·2 to 5·8)
8 Child stunting	6·2 (3·2 to 10·5)	8 Child underweight	4·4 (3·6 to 5·4)
9 Handwashing	6·0 (4·3 to 7·6)	9 Ambient particulate matter	4·0 (2·8 to 5·2)
10 Non-exclusive breastfeeding	3·8 (2·8 to 4·9)	10 Child stunting	2·7 (1·3 to 4·8)
11 Ambient particulate matter	2·3 (1·3 to 3·9)	11 Non-exclusive breastfeeding	2·4 (1·8 to 3·0)

図4　DALY の寄与するリスク要因　1990年と2019年（文献10）

第3章　低・中所得国の健康課題と栄養管理

② 低・中所得国におけるヘルスケアシステムと栄養管理

2-1　低・中所得国のヘルスケアにおける栄養ケアの現状

　感染症は予防，そして治療すれば治癒することも可能であるが，低・中所得国においてその死亡率が高いのは，低・中所得国における医療体制が極めて脆弱であるためである。感染症，栄養不良に関連する疾患のこどもや大人が，必ずしも入院で治療が受けられるわけではない（文献11）。医療費の社会保障がない国・地域であれば，貧困な世帯にとって治療や入院にかかる費用は深刻な負担となる。ユニバーサル・ヘルス・カバレッジ（universal health coverage: UHC）とは，「全ての人が適切な予防，治療，リハビリテーション等の保健医療サービスを支払い可能な費用で受けられる状態」を指し（文献12；文献13），SDGsのターゲットの一つに位置付けられている。

　NCDsといった食事療法が必要な疾患も増加しているが，栄養・食事管理が疾病管理に必要であるという認識は，低・中所得国において必ずしも普及していない。栄養専門職以前に，医師や看護師・助産師も少ない（文献14）。病院では，入院患者に対する病院給食を提供する設備が整備されていない，病院給食の設備があったとしても衛生管理が十分でなく，疾患別に栄養量を調整した食事を提供することは複雑困難である。病院給食が選択式で患者の自己負担である場合には，貧困な世帯の患者は病院給食を選択せず，家庭からの持ち込み食や売店等で購入したものを食べることも少なくない（文献15）。これらは必要栄養量の提供が担保されないことを意味する。

　保健医療サービスに関しては，同じ国の中でも都市部と地方部においても差がありえる（文献16）。

2-2　学校給食

2-2-1　わが国の学校給食の歴史

　日本の学校給食は，栄養バランスの良い食事を安価に提供する全国的システムである。もともとは，貧困児童を対象に，無償でおにぎり・焼き魚・漬物を提供したのが始まりで，1923（大正12）年には文部次官通牒により，児童の栄養改善のための学校給食が奨励されるようになった。戦後，食料不足の時代を経て，1949（昭和24）年に国連国際児童緊急基金（United Nations International Children's Emergency Fund: UNICEF）から脱脂粉乳，米国から小麦粉の援助物資を受け，完全給食が提供され始めるようになった。1954（昭和29）年に学校給食法が成立，へき地のパン・ミルク給食が国庫補助により実施された。1962（昭和37）年には栄養所要量を踏まえた給食が目指され，この頃には脱脂粉乳から牛乳に代わり，米飯が取り入れられるようになった。1968（昭和43）年，学習指導要領の改訂により，学校給食は教育活動の一環に位置付けられるようになり，2005（平成17）年に食育基本法が制定された。貧困児童を救済するために始まった学校給食は，児童および生徒の心身の健全な発達，そして食に関する正しい理解と適切な判断力を養う上で重要な役割に位置付けられるようになった（文献17；文献18；文献19）。

2-2-2　低・中所得国における学校給食

　学校給食のカバー率は，低所得国で10％，低中所得国で27％，高中所得国で30％，高所得国で47％である（図5）。特に，低所得国では，学校に通えていないこどもが少なくない現状もある。

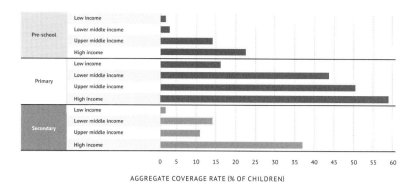

図5 学校給食のカバー率，所得別，学校レベル別（文献20，p.20）

小学校に通っていないこどもの割合が最も高い国々は，南スーダン（62％），赤道ギニア（55％）と報告されている（文献21）。生計を維持するために，親の代わりに家事や子育て，水汲み，労働をしているため，学校に行くことができないのである。学校で給食が支給されるのであれば，家計の中でこどもの1食分の負担は減り，栄養も摂取できる。さらに，こどもを労働から遠ざけ，教育を受けるために学校へ行くことのバックアップになり得る。

　低・中所得国における学校給食は，生徒が食事や軽食，持ち帰りの配給を受けるプログラムとされる。国連世界食糧計画（UN World Food Programme: WFP）の2020年の報告によると，学校給食の普及率は，2013年から2020年にかけて低所得国で＋36％，低中所得国で＋86％と改善してきている。WFPは新しいストラテジーとして Home-Grown School Feeding Programme（地産食材による学校給食）を打ち出しており，こどもの栄養強化，成績，食育に寄与するだけでなく，国の将来的経済成長のための人的資本への投資，農業市場の開拓や雇用の創出，プログラムの持続可能性が期待できる（文献22）。

　COVID-19パンデミックの影響により，2020年4月には199か国の学校が閉鎖され，こどもたちに毎日提供されていた学校給食が突然奪われたことを受け，学校給食の重要性が浮き彫りとなった（文献22）。学校給食は，こどもの健康介入に位置付けられるようになった。これまで，WFPは紛争や緊急事態の即時的な食料支援を実施していたが，学校給食が長期的なレジリエンスと持続可能性を踏まえた食料システムの構築と，健康への働きかけのプラットフォームとなり得る（図6）。

　Global Child Nutrition Foundation（GCNF）は，2019年から The Global Survey of School Meal Programs を実施している。各国・各セッティングにおける学校給食プログラムの進捗を，①学校給食のカバー率と受益者の特徴，②提供される食品，③食料の調達と分配，④補完的健康・衛生介入，⑤資金源と金額，⑥政府の役割，⑦地元農家，民間セクター，雇用創出との関連をカテゴリーで把握するものである。ニーズの最も高い地域の分析等への活用が期待できる（文献20）。

2-3　低・中所得国における事業所給食

　「炊き出し」は，飢饉や災害時などの非常時に，僧侶が慈善的に行ったものとして，古くから

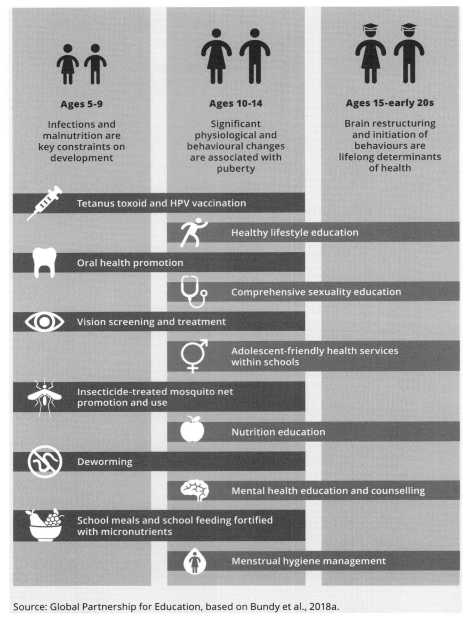

図6　学齢期における基本的な健康介入と学校給食の位置付け（文献22, p.11）

わが国では知られる。明治維新以降，紡績工場での工女を対象とした給食や，軍隊での兵食が，組織的な給食の始まりである。当時の工場給食は，過重労働であるにもかかわらず，最下等の食材で作った量の少ない食事で，衛生的とはいえない食器で提供されていた（文献18）。このような過去の日本の状況は，今の低・中所得国に通ずるものがある。

　国際労働機関（International Labor Organization: ILO）は，事業所は睡眠時間を除く生活時間の大半を過ごす場であり，健康介入が必要な場であると位置付けている（文献23）。職場での

3．栄養不良の病態と栄養管理

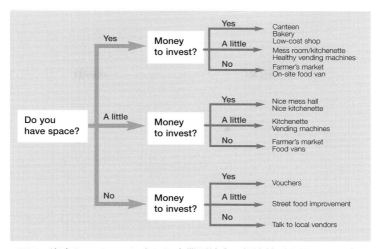

図7　資金とスペースに応じた事業所給食の解決策（文献23，p.53）

食事が，その日の唯一の食事となる従業員もいる．有償・無償いずれにせよ，労働者に栄養のある食事を提供することは，労働生産性を向上させる．エネルギー補給量だけでなく，鉄など微量栄養素の不足，低血糖も作業能率，国内総生産（gross domestic product：GDP）に影響する．1956年にILOは，福祉施設に食堂，カフェテリア，職員食堂，食べ物のある施設を設置するようにガイドラインで示した．肥満やNCDsもまた生産性を低下させ，病気や死亡に関連するコストになることから，健康的な食事の提供が求められるようになっている．

事業所の労働者は，学歴や労働環境，収入が類似し，同様の健康上の課題に直面している．給食に限らず，従業員の食事のためのスペースの有無，資金（投資，助成）に応じて，食堂，食券，簡易キッチン，快適な食事場所，敷地内のファーマーズマーケット，自動販売機，カップ1杯の果物の配付，サプリメントの提供など，従業員に栄養価の高い食品へのアクセスを提供するなど方策を検討することが，従業員の健康のため，ビジネスそして国家のために大事である（図7）．

低・中所得国における事業所給食については，栄養面のみでなく食品の安全性も肝心である．食堂スタッフには衛生管理の観点から食品の取扱いと調理に関するトレーニングが必要である．食品に触れる前の手洗い，トイレ使用後の手洗い，調理や食事に使用されるすべての器具，床，設備の洗浄と消毒，虫や動物の駆除，安全な水，低温殺菌された牛乳，新鮮な野菜，賞味期限・消費期限の理解なども含まれる．

3 栄養不良の病態と栄養管理

3-1　栄養不良

栄養不良（malnutrition）は，低栄養（消耗，発育阻害，低体重），ビタミンあるいはミネラルの不足，過体重・肥満，NCDsを含む（文献24）．

身長に対する低体重（**weight-for-height**）は**消耗**（**wasting**）といわれ，食事摂取不足や疾患による体重減少が関係する．年齢に対する低身長（**height-for-age**）は**発育阻害**（**stunting**）とい

87

第3章 低・中所得国の健康課題と栄養管理

われ，慢性的または再発性の栄養不足である。年齢に対する低体重（weight-for-age）は**低体重**（underweight）といい，消耗，発育阻害に至るおそれがある。5歳未満の小児の死亡の約45%は低栄養に関連し，これらは主に低・中所得国で発生している。

歴史的な栄養不良の分類である**マラスムス**（marasmus）と**クワシオコル**（kwashiorkor）は，用語として**重度の急性栄養不良**（severe acute malnutrition: SAM）に置き換えられてきている（文献25）。WHOは，SAMの決定要因として，不十分な食事摂取，胎児の発育不全，不適切な乳児栄養（母乳・ミルク，離乳食），不十分な衛生環境，親の教育不足，家族サイズ，ワクチン接種の不徹底，貧困，経済的・政治的・環境的不安定さと緊急事態を挙げている。貧困は，栄養不良をさらに増長させ，感染症等の別の疾患をもたらし得る。また，栄養不良は，医療費を増加させ，生産性を低下させ，経済成長を遅らせ，貧困や病気のサイクルを永続させる可能性がある。低所得国においては，紛争や自然災害，食料生産不足に関連して季節的に栄養不良が起こるリスクがある（文献25；文献26；文献27）。

微量栄養素としてビタミン・ミネラルの摂取不足も栄養不良に含まれる。微量栄養素は，成長と発達に不可欠な酵素，ホルモンの生成に関与する。特に，**ヨウ素，ビタミンA，鉄の欠乏症**は，低・中所得のこどもと妊婦において大きな脅威となっており，グローバルな健康課題である。

3-2　栄養不良のスクリーニング

栄養不良は，WHOが示す成長曲線 Weight-for-Height（身長に対する体重）の**zスコア**（WHZ）で分類される。低・中所得国においては，身長や体重の計測はお金や時間がかかるため，色のついたメジャーを用いて**上腕周囲長**（mid-upper arm circumference: MUAC）を計測することがある。早期発見によって，合併症が生じる前に栄養管理を開始できる。WHZおよびMUACの数値から急性栄養不良は以下に分類される。

・**中等度の急性栄養不良**（moderate acute malnutrition: MAM）：
　　　　　WHZが−2から−3，あるいはMUACが115mm以上125mm未満。

・**重度の急性栄養不良**（severe acute malnutrition: SAM）：
　　　　　WHZが−3より低値，あるいはMUACが115mm未満，あるいは両側性の浮腫。

Training course on the inpatients management of severe acute malnutrition: course director's guide（WHO, 2022）

低所得国におけるSAMは，日本における栄養管理の知識では対応できない。WHOはSAMの栄養管理のマニュアルを公開している。次の8つの構成になっている。

Module 1 Introduction	Module 5 Daily care
Module 2 Principle of care	Module 6 Monitoring and problem solving
Module 3 Initial management	Module 7 Involving mothers in care
Module 4 Feeding	Module 8 Outpatient management of SAM

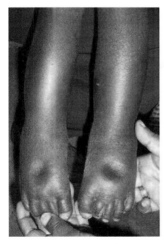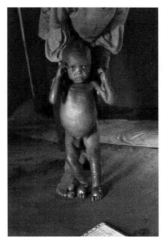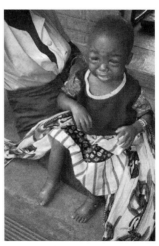

写真1　SAMのこどもの両側性浮腫，腹水（文献31, p.15）

SAMの徴候については，WHOによるトレーニングコーステキスト（文献28；文献29；文献30；文献31）を参照されたい。

医学的合併症がある，あるいは食欲不振のSAMのこどもは，入院管理とする。また，**両側性浮腫**（重度）のSAMのこどもも入院を要する。これらの症状がないこどもは，そのままですぐに食べられる治療食がわたされ，外来で管理を行う。合併症が治療され，治療食を推奨量の75％以上摂取でき，浮腫が軽減されていれば，入院から外来へ移行し，WHZ≧－2あるいはMUAC≧125mmとなれば，すべての栄養管理から離脱となる。

3-3　栄養不良の栄養管理
3-3-1　SAMのアセスメント

MUAC，体重，身長の計測器具，計測方法について確認する（文献31, p.3-12）。クワシオコルの徴候である浮腫の評価方法，ならびに両側性浮腫のこどもの写真（写真1）を参照して視覚的にも理解する（文献31, p.14-15）。

入院治療が必要な医学的合併症は，中心性チアノーゼ，呼吸困難，胸部陥没を伴う咳・呼吸，ショック状態，食欲不振，難治性嘔吐，痙攣，意識喪失，低血糖，高熱，低体温，重度の下痢，目の陥没，脱水，重度の貧血，目の症状，ビタミンA欠乏症，皮膚病変である。目の症状，特に角膜混濁や角膜潰瘍は，写真等で理解しておく。皮膚病変は，鱗屑やシート状皮膚の落屑，会陰，鼠径部，耳の後ろ，腋窩部の潰瘍，おむつの部分の発疹などである。創傷から菌が侵入し，重症化するおそれがある。

WHOトレーニングプログラムではアセスメントフォームを示している（文献30）。アセスメントフォームを用いて評価すべき事項は以下の通りである。
- 食事摂取量（ふだん，ここ数日），出生時体重，母乳歴，消化器症状（嘔吐・下痢），尿。
- 身体所見：身長，体重，黄疸，腹部膨満，腸音，脈拍，手足の冷え，目の元気さ，角膜病変，感染兆候。
- 検査：血糖，ヘモグロビンまたは赤血球，胸部X線，寄生虫，細菌，HIV。

第3章　低・中所得国の健康課題と栄養管理

3-3-2　SAM の初期介入

　まずは，ショック，脱水，低血糖の治療を行う。F-75（100mL 中に75kcal，たんぱく質0.9g，スキムミルク，砂糖，穀物粉，植物油，ミネラルミックス，ビタミンミックス）の補給を十分に注意して開始し，感染症を推定して静脈内抗生剤投与を行う。電解質レベルの補正には，ReSoMal（recommended ORS solution for severely malnutrition）を利用できるが，コレラや水様便の場合は，低浸透圧の経口補水液（oral rehydration solution: ORS）を用いる。30分ごとに５mL/kg から経口・NG チューブ（経鼻胃管）で開始する。末梢静脈からのルーチンな輸液投与は，心臓ポンプ機能の低下した SAM のこどもには負荷が大きいため推奨されない。反対に，浮腫に対する利尿剤の投与も，電解質のインバランスを悪化させ危険である。また，高たんぱく質の補給も腎臓の負担になるため推奨されない（文献31）。

　SAM では，限られたエネルギーで生命活動を営むために，生理・代謝機低が著しく低下しており，**還元的適応**（reductive adaptation）について理解しておく必要がある。1つは，ほぼ全員が細菌性感染症（耳，尿路感染，肺炎）に罹っているが，炎症や発熱といった通常の徴候がみられるとは限らない。2つめは，ヘモグロビンの合成が低下しているため，鉄を補給しても貯蔵鉄に回され，貧血は改善しにくいことがある。また，遊離鉄がフリーラジカルの形成，細菌の増殖や感染の悪化，遊離鉄からフェリチンに変換する際にエネルギーとアミノ酸を要することから，初期介入で鉄の補給はしない。さらに3つめに，電解質レベルを調整するポンプが遅くなるため，細胞内のナトリウムが上昇し，カリウムが損失される。ゆえに，カリウムの補給とナトリウムの制限が必要である（文献31）。

3-3-3　SAM の栄養管理／栄養補給（乳幼児）

　SAM に対する初期介入から栄養管理・栄養補給に移行する。具体的な栄養補給の手順は次の通りである。

- ・補給方法：スプーン，NG チューブ，経静脈。投与速度に注意する。
- ・補給再開：重度の栄養不良のこどもは，腸や肝臓の機能障害があり，たんぱく質・脂質・ナトリウムの通常量に耐えることができない。**F-75**フォーミュラで補給を開始し，回復にあわせて **F-100**（100mL 中に100kcal，たんぱく質2.9g）に移行する。
- ・ビタミンAの補給開始。ビタミンA・葉酸・マルチビタミン・亜鉛・銅は，F-75，F-100，**RUFs**（ready-to-use therapeutic foods: RUTFs，ready-to-use supplement foods: RUSFs）に含まれている。
- ・重度の貧血のこどもには輸血を行うが，鉄は感染に対する抵抗力を低下させる可能性があるため初期の治療では補給しない。
- ・2週間後，WHZ あるいは MUAC を再アセスメントし，基準を超えていれば退院。退院後もフォローアップが必要である。

　SAM のこどもの栄養補給による回復の様子を写真で確認することができる（写真2）。

3-3-4　SAM 治療乳・治療食品

　F-75および F-100は，入院で用いられる調整治療乳である（表2）。F-75は，約80～100kcal/体重 kg/ 日を，1日8～12回に分けて，3～7日間与える。F-100は，その後の回復期に，約

90

3．栄養不良の病態と栄養管理

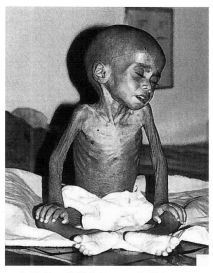

入院時：体重3.875kg，身長67cm，W/H＜-4SD，＜60％，不安，不きげんな様子。

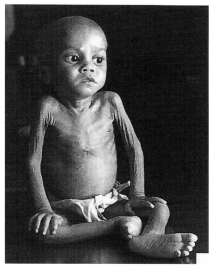

2週間後：体重4.75kg，身長67.4cm，W/H＜-3SD，＜70％，無関心な様子。

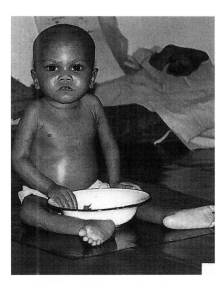

4週間後：体重5.31kg，身長67.7cm，W/Hほぼ-3SD，70％，周りに関心を示す。

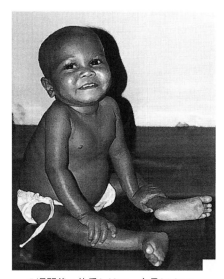

5週間後：体重6.28kg，身長67.8cm，W/F＜-2SD，80％，退院を楽しみにしている。

写真2　SAMの栄養管理による2歳女児の変化（文献30）

100〜200kcal/体重kg/日を，3〜4週間与える。

　RUFsは，F-100と同様の栄養組成（良質なたんぱく質，エネルギー，微量栄養素）を有するバー，ペースト，ビスケット等で，調整に安全な水が不要で，家庭での栄養不良の治療に用いる。水分含有量が少ないので保存が可能であるが，水分補給のために母乳保育を継続することが推奨され，また安全な飲料水を自由に飲めるようにする必要がある。

91

第3章　低・中所得国の健康課題と栄養管理

表2　急性栄養不良の予防・治療用の調製粉乳，特別調整食品の栄養組成（文献25，p.209）

	F75 (100 g milk powder)	F100 (100 g milk powder)	Plumpy'Sup (100 g)	Plumpy'Doz (100 g)	Plumpy'Nut (100 g)	Supercereal Plus (100 g dry matter)
Used for	SAM	SAM	MAM	MAM	MAM or SAM	Prevention of MAM
Recommended serving size (kcal/kg/d)	80–100	200	75	46.3 g/d	SAM: 200 MAM: 75	200 g/d
Macronutrients						
Energy (kcal)	446	520	520–550	534–587	520–550	410
Protein (g)	5.9	>13	12.6–15.4	13.4–17.7	13–16	>16.4
Lipid (g)	15.6	>26	31.5–38.6	26.7–39.1	26–36	>4.1
Minerals						
Potassium (mg)	775	1,100	980–1,210	660–870	1,100–1,400	140
Calcium (mg)	560	300	300–350	800–980	300–500	452
Phosphorus (mg)	330	300	300–350	530–660	300–600	232
Magnesium (mg)	50	80	80–100	115–140	80–100	–
Zinc (mg)	12.2	11	12–15	8.7	11–14	5

Sources: Nutriset catalogs; Supercereal Plus from USAID specifications.

Note: – = not available; MAM = moderate acute malnutrition; SAM = severe acute malnutrition.

栄養不良の治療食品のエビデンスに基づいた食品構成は未だ示されてなく，また，各地域の食料供給を踏まえた製造といった課題を含んでいる。

3-4　地域における栄養不良の栄養管理

低・中所得国においては急性栄養不良のこどもであっても，大半は病院には運ばれない。地域，家庭において，体重が十分に増えるまで，RUFs を用いて栄養管理を行う。食料が確保されている地域では，栄養不良の回復を促進するために，栄養カウンセリングを行い，家庭で利用できる食品でのケアを支援する（文献27）。

3-5　入院栄養不良

高所得国においては，栄養補給法（経腸栄養法あるいは静脈栄養法）の発達とともに，1980年代より入院患者における栄養不良（hospital malnutrition）が高頻度で見られ，栄養不良患者の予後不良，医療費増大，死亡率増大が問題視されるようになった。入院患者の栄養不良は，こどもの SAM とは異なり，病因により食事摂取量減少／消化吸収低下関連低栄養，慢性疾患・急性疾患（炎症）関連低栄養に分類されている（文献32）。低・中所得国において，今後，ヘルス・カバレッジが高まると，入院患者や高齢者施設入所者の栄養管理のニーズが生じてくる。

対象者が栄養管理を受ける場（地域，クリニックの外来や入院）によって，栄養スクリーニングの方法や手順を検討する。BMI，体重減少，食事摂取量，消化器症状，現病歴，体脂肪や筋肉量の消耗を総合的に評価して，主観的に栄養状態良好，中等度不良，高度不良に判別する主観的包括的アセスメント（subjective global assessment: SGA）や，その他の栄養アセスメントツー

92

ルを利用できる。病院給食を提供できるのか，経腸栄養剤を用いた栄養補給が可能であるのか，病院給食や経腸栄養剤がない場合は病院あるいは地域にどのように栄養管理の体制を構築するのか，戦略的に取り組む必要がある。

3-6　栄養不良を減らすためのプログラム

栄養のアプローチとしてはブランケット・アプローチとターゲット・アプローチに大別される。ブランケット・アプローチは，栄養不良の有無にかかわらず，決められた人口すべての人に補食を提供する。ターゲット・アプローチは，栄養不良のこどもにだけ補食を提供する。ブランケット・アプローチの代表例として，食料不足の集団において，こどもの栄養不良を防ぎ，死亡率を抑えるための，補助栄養プログラム（supplementary feeding program: SFP）がある。食料不足に緊急に対処すると同時に，低・中所得国における栄養不良の根本的な要因に対処するためには，食料不足，地域格差，ヘルスケアシステム，教育など様々な課題解決が関わり，国レベル，世界レベルの対策が必要である（文献25）。

4　非感染性疾患（NCDs）の栄養管理

4-1　NCDs とは

心血管系疾患，がん，慢性呼吸器疾患，糖尿病などの NCDs は，全世界の死亡原因の71％を占め，増加傾向にあり，そのうち低・中所得国が86％を占める（2016年）。各国の NCDs プロファイルが文献に示されている（文献33）。

NCDs の罹患率や死亡率が高くなるのは主に成人期であるが，危険因子には幼少期から曝される。NCDs の共通のリスク要因は，タバコの使用，有害な飲酒，不健康な食事，運動不足である。さらに，貧困，格差，教育不足，高齢化，社会経済，ジェンダー，政治，環境による要因が，NCDs の発生と蔓延を増加させている。栄養管理を含む個別のアプローチばかりでなく，多部門にわたる協調的な解決策が重要である（文献34）。

4-2　低・中所得国における NCDs の診断と治療

早期発見，診断，モニタリングに不可欠な，体重，身長，血糖値，血圧，総コレステロール，アルブミン尿の計測・検査値については，高所得国ではほぼ100％利用できるのに対し，中所得国では総コレステロール，アルブミン尿の利用は低く，低所得国では血糖値の測定も50％を下回る（文献35）。

医薬品（インスリン，アスピリン，メトホルミン，サイアザイド系利尿薬，アンジオテンシン変換酵素（ACE）阻害薬，アンジオテンシンⅡ受容体拮抗薬（ARB），カルシウム拮抗薬（CCB），βブロッカー，スタチン，ステロイド吸入薬，気管支拡張薬）について，高所得国では93％が全種類利用できるのに対し，中所得国では20％，低所得国では10％と限られている。低所得国でも比較的入手可能な医薬品は，アスピリン，メトホルミン，サイアザイド系利尿薬，ペニシリン注射液であり，一方，ステロイド吸入器は19％と低い。

NCDs の治療を公的資金による医療システムで利用できるかについても，高所得国では広く利用可能である網膜光凝固術，腎代替療法，冠動脈バイパス術，ステント留置術，血栓溶解療法

第3章　低・中所得国の健康課題と栄養管理

が，低・中所得国ではほとんど利用できない現状が報告されている（文献35）。

　低・中所得国においては，NCDs の早期発見は難しい状況にある。症状があったとしても，医療機関までの交通費がかかり，通院する1日分の稼ぎを失い，また治療費の負担が深刻なために受診は消極的となり，治療薬も十分にない。その結果，重症化の一途をたどり，その高額な治療費もまた支払えず，死に至る可能性も大きい。

4-3　低・中所得国における NCDs の栄養管理

　NCDs の医薬品や医学的処置がたとえ受けられなくても，食事療法は可能である。しかし，食事療法の必要性や意義について，高所得国ほどに認知されているとはいえない。また，食事療法のカウンセリングやアドバイスを理解する教育レベルも必要である。以上を踏まえると，リスク要因であるタバコ，不健康な食生活，危険な飲酒，運動不足に対する解決策によって，NCDs を予防することが重要となる（文献36）。

　NCDs の発症に関連する食生活の要因は，「欧米型」といわれるような高脂肪（飽和脂肪酸），食物繊維の少ない食事であり，さらに，都市部の社会経済の発展，流通する食料の変化による，砂糖が多い食品や飲み物の摂取過多，食塩摂取量の増加，トランス脂肪酸の摂取量の増加である。食料の流通や生活環境が，個々人の NCDs 発症リスクを幼少期から取り囲んでいる状況である。NCDs は国の生産性を低下させることからも，予防と健康増進に重点を置き，地域レベル，国レベルで費用対効果が高い取り組みが必要といえる（文献37）。

　WHO は，ヘルスケア資源が十分でない地域のための NCDs の介入プロトコル（発見，診断，治療，ケア）として PEN（package of essential noncommunicable）disease interventions を2010年に初めて示し，随時アップデートしている（文献38）。

4-3-1　過体重と肥満

　過体重・肥満の増加は，高所得国においては1980年代初頭に始まり，40～50年間増加し続け，世界中の国々で健康を損なう最大の要因の一つとなっている。WHO から20年近く勧告を受けているにもかかわらず，有効な肥満予防政策はあまり進んでいない。過体重・肥満は，心血管疾患，糖尿病，特定のがんの危険因子となる。その結果，過体重・肥満の経済的影響は，2035年までに年間3.2兆ドル（COVID-19によるダメージと匹敵）といわれている。特に，低所得国での肥満率が急激に増加しており，医療費の増大ならびに生産性の低下による GDP に対する費用増も資源の少ない国に集中する。World Obesity Federation では，加糖飲料税，マーケティング，学校ベースの介入，都市レベルの介入，妊娠と肥満をトピックとして，社会的決定要因へのマルチセクターな取り組みを方針として示している（文献39；文献40；文献41）。

　過体重・肥満の対策は，栄養不足と加えて，気候変動も考慮したアプローチが**グローバル・シンデミック**（the global syndemic）といわれるようになっている。各国の食事ガイドラインは，肥満や栄養不良を解消するためのものであるが，これに環境的な持続可能性を盛り込もうとする動きがある。具体的には，フードセキュリティ，食事の質，健康増進，社会的公正，気候変動に対応する食事ガイドラインが，スウェーデン，ドイツなどで策定されているが，多くの国では，食品産業，特に牛肉，乳製品，砂糖，加工食品・飲料産業部門からの圧力がまだ根強い（文献42）。

94

4．非感染性疾患（NCDs）の栄養管理

4-3-2　こどもの肥満・過体重

こどもの肥満・過体重の数が急激に増加している。5歳未満のこどもの過体重（WHOのgrowth standard W/H＞2SD）の有病率は，特に太平洋諸島は30％を上回り，中東，北アフリカ，ミクロネシアの低・中所得国においても顕著（＞20％）である。近代化や経済発展は，世界中の人々の生活水準および利用可能なサービスを向上させた。しかし一方で，食事のパターンの悪化と身体活動量の低下により，小児のうちから過体重や肥満をもたらすこととなった。こどもの肥満は，国内でも社会経済的な格差があり，低・中所得国では社会経済的地位の高いこどもが肥満・過体重のリスクを受ける影響が高く，高所得国では社会経済的に不利な状況で暮らすこどもに肥満・過体重のリスクが高い（文献43；文献44）。

肥満・過体重のこどもは，2型糖尿病，高血圧，呼吸器疾患，肝疾患などの深刻な健康問題を引き起こすリスクが高くなる。また，うつ病，社会的孤立など心理的な影響も受ける可能性がある。さらに，医療費の負担増加，経済的生産性の損失の側面からも，経済的コストは相当なものとなり得る。

ライフコースを通して健康的な食生活を支援するために，こども向け食品と嗜好飲料のマーケティング規制を含む食料システムに関するマルチセクターな公共政策が必要である。

4-3-3　糖尿病

低・中所得国の医療施設において，糖尿病の診断のために空腹時血糖値（fasting plasma glucose: FPG）の検査は，比較的高い割合で行われている（HbA1cも使用可能だが，より費用がかかる。75gOGTTは実用的ではない）。しかしながら，健診体制がなく，医療費の負担のため，受診が故意に制限されることも少なくない。よって，低・中所得国においては，一般的に糖尿病の早期発見は難しい。糖尿病薬を適切に利用できなければ，重症化し，失明，下肢切断，腎不全，心血管疾患に至ることも少なくない。

糖尿病の栄養管理は，エネルギー量の設定と，糖質の摂り方をポイントにする。主食となる食品は，米，小麦，イモ類，トウモロコシ，豆類など国によって異なる。主食として多糖類の摂取量の目安を伝え，砂糖や果物（単糖類）の摂取は控え，野菜から食物繊維が摂取できるようになるのが理想である。患者が仕事をしているとは限らず，このことは，食事回数，食品の購入，身体活動，治療の動機にも関係する。

「糖尿病の食品交換表」のような教育ツールは，その国の食品でリストを構成するが，その国の食品のエネルギー値や糖質量のデータが存在するとは限らない。マンツーマンで栄養相談をする必要は必ずしもなく，タブレット端末等を用いた食事療法ラーニング動画なども利用効果が高い。

4-3-4　心臓血管疾患（CVD）

CVD（cardiovascular disease）には，冠動脈疾患，脳血管障害，高血圧，心不全が含まれる。脳卒中と心臓発作は世界的に主要な死因である。CVDによる死亡の4分の3は，低・中所得国で起こっている。喫煙，不健康な食事と肥満，運動不足，危険なアルコールがCVDの主要なリスク要因であり，これらの要因の結果，高血圧，高血糖，脂質異常，過体重および肥満（中間的リスク要因）を呈していることがある。リスク要因に対処することでCVDの発症は予防可能で

95

第3章　低・中所得国の健康課題と栄養管理

あり，中間的リスク要因をプライマリケア施設で測定し，早期発見，治療に進めることができる。高血圧は，症状がないため，血圧測定が唯一の診断方法である。HEARTS テクニカルパッケージ（文献45）は，国／地域，糖尿病の有無，性別，喫煙／非喫煙，年齢，収縮期血圧（SBP），血清総コレステロール値によって，10年以内の心血管イベントの発症リスクをチャートから得ることができ，リスクレベルに応じて降圧薬（CCB，サイアザイド系利尿薬，ACE 阻害薬，ARB），スタチン系薬剤の治療を検討する（文献38）。CVD の予防にも治療・コントロールにも，食事（エネルギー摂取量の是正，飽和脂肪酸の減少，食物繊維の摂取量増加，減塩），身体活動量，禁煙に関するカウンセリングは必要である。

4-3-5　慢性呼吸器疾患

慢性気管支炎と肺気腫を含む慢性閉塞性肺疾患（COPD）は，能動喫煙や受動喫煙によるタバコへの曝露，低・中所得国においては，調理や暖房にバイオマス燃料または石炭が使用されることによる屋内の空気汚染，職業性粉塵，煙，化学物質への曝露が重要なリスク要因となる（文献46）。低出生体重，小児期の重度な呼吸器感染症や喘息も肺の成長を妨げる原因となる。低・中所得国においては，スパイロメトリーが利用できないことが多いため，診断が見落とされることがある。COPD が進行すると，息苦しさのために日常生活を送ることが困難となり，労働，生産性の低下や，治療費など経済的負担も大きくなる。

咳，呼吸困難，胸部圧迫感，喘鳴がある患者について，症状等をもとにアセスメントをし，ピークフロー（peak expiratory flow rate: PEFR）を指標に，喘息であるか，COPD であるかを診断する。重症の喘息の場合，プレドニゾロン投与，吸入器あるいはネブライザー使用によるサルブタモール投与，酸素療法が適応となる。症状を遅らせ，再燃のリスクを減らすために，肺炎，季節性インフルエンザ，COVID-19の予防接種を受けることが推奨される。喫煙や調理の注意事項，喘息の場合はハウスダストや毛布の対応，症状が悪化した際の対処法について，患者と家族にアドバイスを行う（文献38）。栄養不良の患者には，栄養補助食品を利用し，栄養不良を予防・改善するための栄養管理が必要である。

4-3-6　が　ん

低・中所得国では，肺がん，胃がん，肝臓がん，食道がん，子宮頸がんが多い（文献46）。このうち，肝臓がん（B型肝炎ウイルス（hepatitis B virus: HBV）由来）と子宮頸がん（ヒトパピローマウイルス（human papillomavirus: HPV）由来）は，ワクチンによってリスクを低減できる。がんの原因は，物理的発がん物質（紫外線，放射線など），化学的発がん物質（アスベスト，タバコの煙の成分，アルコール，食品汚染物質，ヒ素（飲料水汚染物質）），生物学的発がん物質（特定のウイルス，ヘリコバクターピロリなどの細菌，寄生虫による感染）に分類される。リスク要因には，タバコ，飲酒，大気汚染のほかに，不健康な食事，運動不足，その他の NCDs が挙げられる。禁煙，健康的な体重の維持，果物や野菜を含む健康的な食事，定期的な運動はリスクを減らすことができる。飲酒は，がんに限らず200以上の疾患の原因になるとされ，少量でも健康上のリスクになるとの指摘もあり，有害量飲酒を控えるよう WHO 等は推奨している（文献47）。

多くのがんは，早期に診断され，適切な治療を受ければ，治癒する可能性がある。一方で，医

４．非感染性疾患（NCDs）の栄養管理

師の診断を受け，確定診断のために検査を受け，治療のための医療機関へ紹介されるプロセス
が，低・中所得国では容易でない現状がある。治療は，手術，放射線療法，全身療法（化学療
法，ホルモン療法，もしくは生物学的製剤を用いた化学療法）などがあるが，低所得国でのがん
の治療は15％以下と報告されている。

　がん治療では，**緩和ケア**もまた必要とされる。地域・家庭で最期を迎える患者が多い。苦痛を
和らげ，身体的，心理社会的，スピリチュアルな問題から解放され，より快適に過ごせるような
緩和ケアが治療初期の段階から必要であるが，低所得国における経口モルヒネの利用は低い（文
献35）。

　悪液質の栄養不良の患者には，栄養補助食品を用いるなど栄養管理が必要である。消化器がん
の術後は，消化管機能や全身機能の回復を目的に，早期経腸栄養法が効果的であるとされる。経
腸栄養剤は，中・高所得国ではすぐ利用できる既製品が流通しているが，低・中所得国の医療機
関では，病院内の厨房施設等でミキサー等を利用して調製（ホームメイド）することもある。既
製の経腸栄養剤は，消化機能に応じて，窒素源がペプチド（半消化態栄養剤）やアミノ酸（成分
栄養剤）で組成されたものを利用することができるが，院内で通常の食品から作ったものはたん
ぱく質が含まれ，消化が必要となる。衛生管理も限界があり，加熱殺菌し，常温に冷めたあとは
速やかに投与する必要がある。

4-4　NCDs Global Action Plan—NCDs の予防と管理に関する行動指針

　2013年５月に，WHO が NCDs の予防とコントロールのために９つのグローバルターゲットを
設定した。不健康な食生活に関しては，経済産業省・農林水産省・文部科学省，都市計画，交
通，社会福祉環境，地方自治体等マルチセクターが関与し，加工食品に含まれる食塩，糖質，飽
和脂肪酸の削減，工業的に生産されたトランス脂肪酸の排除，不健康な食品の広告規制，野菜や
果物の入手・購入しやすさの向上，学校やその他公共機関を通じての健康的な食品の提供，食料
の消費行動を促進するための税制や補助金といった経済的介入が例として示されている（文献
34）。

１）NCDs による若年死亡25％減少
２）アルコールの有害な摂取を少なくとも10％減少
３）不十分な身体活動10％減少
４）高血圧25％減少
５）食塩摂取30％減少
６）喫煙30％減少
７）糖尿病と肥満の増加ストップ
８）心臓発作と脳卒中予防のための薬による治療とカウンセリングの対象を少なくとも50％
９）NCD の治療薬，基本的な治療技術の入手可能な価格での利用80％

4-5　健康的な食事

　多様な食品を含むバランスのとれた健康的な食事は，個人の特性（年齢，性別，ライフスタイ
ル，身体活動度など），文化的背景，地元で入手可能な食品，食習慣によって異なるが，健康的
な食事の基本原則は同じであるとして，2019年に WHO は次の５項目を健康的な食事（**healthy**

第3章　低・中所得国の健康課題と栄養管理

diet）の要素に示した（文献48）。

・果物，野菜，豆類，種実類，全粒穀物を含む。
・果物と野菜は，少なくとも1日400g（イモ類を除く）。
・遊離糖類は総エネルギー摂取量の10％未満であること。
・脂肪は総エネルギー摂取量の30％未満であること。飽和脂肪酸は10％未満，トランス脂肪酸は1％未満，特に工業的トランス脂肪酸は避けるべき。
・食塩は1日5g未満。食塩はヨウ素添加のものを使用する。

　乳幼児については，生後6か月間は母乳のみで育て，2歳まで母乳は継続すること，6か月以降は適切で安全，かつ栄養価の高い様々な食品を離乳食として与えるが，塩や砂糖は入れないことが提言されている。

　これを受けて，国連食糧農業機関（Food and Agricalture Organization of the United Nations: FAO）とWHOは持続可能な健康な食事の指針（Sustainable healthy diets: Guiding principles）を発表している（文献49）。

5　最先端科学技術を活用した栄養管理

　情報技術（information technology: IT），情報通信技術（information and communication technology: ICT）は急速な発展を遂げ，栄養専門職がいない地域であっても，遠隔的な支援は可能となった。日本政府が掲げるSociety5.0では，ビッグデータや人工知能（artificial intellignece: AI）によるサイバー空間が，新しい価値やイノベーションをもたらし，社会的課題を解決するとされる。すでに，WHO statisticsをはじめ，各国の多様で詳細な分析データはオープンアクセスで，各国の現状はだれでもどこでも情報を得ることができ，地域オーダーメイドな栄養政策の立案に活用が可能である。ターゲットとなる地域と共通言語がなくても，現地に赴かなくても，栄養専門職に限らず多分野の協働，多面的データの統合により，個人の健康管理や食生活支援，食料供給システムへの展開等の様々な活用への展開が期待される。

練習問題

1　興味のある国・地域について，適切なデータベースを用いて，健康状態や栄養課題について調べてみよう。得られた結果について，考察してみよう。

2　低所得国のSAMのこどもを入院で受け入れる施設において，必要な物資をリストアップしてみよう。

3　SAMのこどもの事例を見つけて，アセスメントを行い，ケアプランを作成してみよう。

4　環境的持続可能な食事パターンを推進する食事ガイドラインを策定した国のガイドラインについて調べてみよう。

文 献

1. WHO. World Health Statistics 2021.
   https://www.who.int/data/stories/world-health-statistics-2021-a-visual-summary （最終閲覧日：2024年3月22日）

2. WHO（2017）. The double burden of malnutrition: policy brief.
   https://www.who.int/publications/i/item/WHO-NMH-NHD-17.3 （最終閲覧日：2024年3月22日）

3. WHO. THE GLOBAL HEALTH OBSERVATORY. Explore a world of health data.
   https://www.who.int/data/gho/data/themes/topics/sdg-target-2_2-child-malnutrition （最終閲覧日：2023年3月22日）

4. UNICEF, WHO, World Bank Group Joint Child Malnutrition Estimates. Levels and trends in child malnutrition. Key findings of the 2021 edition.
   https://www.who.int/publications/i/item/9789240025257 （最終閲覧日：2024年3月22日）

5. IFPRI（2022）. 2021 Grobal Nutrition Report（日本語版）.
   https://globalnutritionreport. org/documents/795/2021_Global_Nutrition_Report_Executive_ Summary_Japanese.pdf （最終閲覧日：2024年3月30日）

6. WHO. Global Health Observatory data repository. Life expectancy and Healthy life expectancy.
   https://apps.who.int/gho/data/view.main.SDG2020LEXWBv?lang=en （最終閲覧日：2024年3月22日）

7. 鐘ヶ江葉子監訳，村澤秀樹訳（2020）. 図表で見る世界の保健医療 OECD インディケータ（2019年版），明石書店.

8. Institute for Health Metrics and Evaluation. Global Burden of Disease（GBD）.
   https://www.healthdata.org/gbd （最終閲覧日：2024年3月22日）

9. GBD 2019 Diseases and Injuries Collaborators（2020）. Global burden of 369 diseases and injuries in 204 countries and territories, 1990–2019: a systematic analysis for the Global Burden of Disease Study 2019. The Lancet, 396（10258）: 1204–1222.

10. GBD 2019 Risk Factors Collaborators（2020）. Global burden of 87 risk factors in 204 countries and territories, 1990–2019: a systematic analysis for the Global Burden of Disease Study 2019. The Lancet, 396（10258）: 1223–1249.

11. GLOBAL NUTRITION REPORT（2020）. 世界栄養報告　栄養不良の根絶に向けて：衡平性を実現するための行動. エグゼクティブサマリー.

12. 国際連合広報センター（2017）. 国連総会第72会期 ユニバーサル・ヘルス・カバレッジ国際デー（決議全文邦訳）.
    https://www.unic.or.jp/files/a_res_72_l27.pdf （最終閲覧日：2024年3月22日）

13. 厚生労働省（2018）. 世界保健デー「ユニバーサル・ヘルス・カバレッジ（UHC）」.
    https://www.mhlw.go.jp/stf/.seisakunitsuite/bunya/.0000158223_00002.html （最終閲覧日：2024年7月10日）

14. WHO. THE GLOBAL HEALTH OBSERVATORY. Explore a world of health data.
    https://www.who.int/data/gho/data/indicators/indicator-details/GHO/medical-doctors-(per-10-000-population) （最終閲覧日：2023年3月22日）

15. 外山健二，向井友花，杉山みち子，他（2017）. ベトナム国ハノイ医科大学における栄養ケア・マネジメント及び給食管理の実態. 神奈川県立保健福祉大学誌，14（1）: 35-42.

16. 狩野恵美（2014）. 健康の社会的決定要因と格差対策のための世界保健機関（WHO）による指標とヘルス・マネジメント・ツールの開発. 医療と社会，24（1）: 21-33.

17. 文部科学省. 日本の学校給食と食育（リーフレット）.

https://www.mext.go.jp/content/20211012-mxt_kenshoku-000008678_1.pdf（最終閲覧日：2023年3月22日）

18. 中村丁次（2020）．臨床栄養学者中村丁次が紐解くジャパン・ニュートリション．3章 日本の栄養改善の歴史，第一出版．

19. 高橋美保（2017）．歴史的変遷からみた「給食」の教育的な役割．白鴎大学教育学部論集，11（1）：105-132．

20. Global Child Nutrition Foundation. School Meal Programs Around the World, Results from the 2021 Global Survey of School Meal Programs.

21. UNICEF（2018）. A Future Stolen: Young and out-of-School.

22. WFP（2020）. State of School Feeding Worldwide 2020.
https://docs.wfp.org/api/documents/WFP-0000123923/download/（最終閲覧日：2023年3月22日）

23. Wanjek C.（2005）. FOOD AT WORK; Workplace solutions for malnutrition, obesity and chronic diseases. International Labor Organization.
https://www.ilo.org/wcmsp5/groups/public/---dgreports/---dcomm/---publ/documents/publication/wcms_publ_9221170152_en.pdf（最終閲覧日：2023年3月22日）

24. WHO（2021）.Fact sheets. Malnutrition.
https://www.who.int/news-room/fact-sheets/detail/malnutrition（最終閲覧日：2024年3月22日）

25. Lenters L, Wazny K, Bhutta ZA.（2016）. Chapter 11 Management of Severe and Moderate Acute Malnutrition in Children. Reproductive, Maternal, Newborn, and Child Health: Disease Control Priorities, Third Edition, volume 2，WORLD BANK GROUP.
https://www.ncbi.nlm.nih.gov/books/NBK361900/（最終閲覧日：2023年3月22日）

26. WHO. Severe acute malnutrition.
https://apps.who.int/nutrition/topics/severe_malnutrition/en/index.html

27. A Joint Statement by the World Health Organization, The World Food Programme, the United Nations System Standing Committee on nutrition and the United Nations Children's Fund（2007）. Community-based management of severe acute malnutrition.
https://apps.who.int/iris/bitstream/handle/10665/44295/9789280641479_eng.pdf?ua=1（最終閲覧日：2023年3月22日）

28. WHO（1999）. Management of severe malnutrition: A manual for physicians and other senior health workers.

29. WHO（2013）. Updates on the management of severe acute malnutrition in infants and children.
https://www.ncbi.nlm.nih.gov/books/NBK190328/（最終閲覧日：2023年3月22日）

30. WHO（2009）. Training course on the management of severe malnutrition.
https://iris.who.int/bitstream/handle/10665/70449/WHO_NHD_02.4_Photographs_eng.pdf?sequence=14&isAllowed=y（最終閲覧日：2024年3月26日）

31. WHO（2022）. Training course on the inpatient management of severe acute malnutrition. Module 2.

32. Cederholm T. *et al*.（2019）. GLIM criteria for the diagnosis of malnutrition-A consensus report from the global clinical nutrition community. Clin Nutr. 38: 1 - 9 .

33. WHO（2018）. NONCOMMUNICABLE DISEASES COUNTRY PROFILES 2018.
https://www.who.int/publications/i/item/9789241514620（最終閲覧日：2023年3月22日）

34. WHO（2013）. Global Action Plan FOR THE PREVENTION AND CONTROL OF NONCOMMUNICABLE DISEAES 2013-2020.

https://www.who.int/publications/i/item/9789241506236（最終閲覧日：2023年3月22日）

35. WHO（2020）. Health system capacity for noncommunicable disease management. Global snapshot-2020.
https://cdn.who.int/media/docs/default-source/ncds/web-60609-oms-ncd-healthsystemscapacity-20200817.pdf?sfvrsn=e 9 e94aaf_ 0 &download=true（最終閲覧日：2023年3月22日）

36. DEPARTMENT OF NUTRITION, HIV AND AIDS. The Republic of Malawi OFFICE OF THE PRESIDENT AND CABINET（2009）. NUTRITION GUIDELINES FOR PREVENTION AND MANAGEMENT OF DIETARY RELATED NON-COMMUNICABLE DISEASES.

37. WHO（2020）. Assessing national capacity for the prevention and control of noncommunicable diseases: report of the 2019 global survey.
https://www.who.int/publications/i/item/9789240002319（最終閲覧日：2023年3月22日）

38. WHO（2020）. WHO package of essential noncommunicable（PEN）disease interventions for primary health care.
https://www.who.int/publications/i/item/9789240009226（最終閲覧日：2023年3月22日）

39. NCD Risk Factor Collaboration（NCD-RisC）（2016）. Trends in adult body-mass index in 200 countries from 1975 to 2014: a pooled analysis of 1698 population-based measurement studies with 19. 2 million participants. The Lancet, 387（10026）: 1377−1396.

40. World obesity Federation（2022）. The Economic impact of overweight and obesity in 2020 to 2060.
https://data.worldobesity.org/publications/WOF-Economic-Impacts-2-V2.pdf（最終閲覧日：2023年3月22日）

41. World obesity Federation. Global Obesity observatory
https://data.worldobesity.org/（最終閲覧日：2024年3月26日）

42. Swinburn BA, Kraak VI, Allender S, *et al.*（2019）. The Global Syndemic of Obesity, Undernutrition, and Climate Change: The Lancet Commission report. The Lancet, 393（10173）:791 −846.
https://www.thelancet.com/journals/lancet/article/PIIS0140-6736(18)32822-8/fulltext（最終閲覧日：2023年3月22日）

43. WHO（2014）.Childhood Overweight Policy Brief.
https://apps.who.int/iris/bitstream/handle/10665/149021/WHO_NMH_NHD_14.6_eng.pdf（最終閲覧日：2024年3月22日）

44. Hiba J, Aaron SK, Frace OM, *et al.*（2022）. Obesity in children and adolescents: epidemiology, causes, assessment, and management. Lancet Diabetes Endocrinology, 10（5）:351−365.

45. WHO（2020）.HEARTS: technical package for cardiovascular disease management in primary health care: Risk-based CVD management.

46. O'Donovan D, 千葉百子訳（2009）. The State of Health Atlas. Mapping the Challenges and Causes of Disease. 病気と健康の世界地図, 丸善出版.

47. WHO（2018）. Global status report on alcohol and health 2018. Chapter 4 the health consequences of alcohol consumption.
https://www.who.int/publications/i/item/9789241565639（最終閲覧日：2023年3月22日）

48. WHO（2020）. Healthy diet.
https://www.who.int/news-room/fact-sheets/detail/healthy-diet（最終閲覧日：2023年3月22日）

49. FAO, WHO（2019）. SUSTAINABLE HEALTHY DIETS GUIDING PRINCIPLES.

第3章　低・中所得国の健康課題と栄養管理

https://www.who.int/publications/i/item/9789241516648?msclkid=19fcaa1ca74d11
eca659079773269712（最終閲覧日：2023年3月22日）

【事例１】
日本の管理栄養士教育を受けた人がイメージしづらい例

１）体型に関する認識

　開発途上国と呼ばれる国々と日本では，体型に関する認識が違うことがある。例えば，太っていることが豊かさの象徴とされている国もある。肥満者の割合が高い国では，太っていることが珍しいことではないため，肥満に対する認識や寛容度が日本とは違う。周りの人がたくさん食べていれば，同じように食べても「違和感」を感じにくいし，たくさん食べることへの抵抗感が小さくなりやすい。

　一方で，日本の若年女性のやせの割合は，欧米諸国と比較すると高い。その原因として，体型についての誤った認識や，「やせているほうがいい」という価値観が強いことなどが考えられている。筆者は，日本人女性との違いを感じた経験がある。パナマに赴任していた際に，高校生の身体計測に同行した。女子生徒が，体重が「重い」ことを競い合う姿を見て，日本の若年女性との感覚・価値観の違いを実感した。

２）体重測定の機会

　肥満の改善等に，設定した行動目標の達成状況や，体重を記録したりするセルフモニタリングが活用される。開発途上国と呼ばれる国々では，各家庭にまでは体重計が普及しておらず，体重を測る機会はそれほど多くない。体重を測る機会がなければ，自分の体重を客観的に認識しにくくなる。

　2017年に第21回ICN（International Congress of Nutrition）に参加するために，アルゼンチン（ブエノス・アイレス）を訪れた。学会会場の近くに，Estaciones Saludables（ヘルスステーション：住民の健康習慣を促進することを目的した施設）という小さな建物があった（図１）。中を見学させてもらうと，体重測定や血圧，血糖測定，栄養相談などが無料できるようになっていた。案内してくれた方によると，アルゼンチンの人々は体重を測る機会はあまり多くないとのことだった※。

　　※備考：スーパーマーケットやバスターミナル等，人の集まるところに，硬貨を入れて体重を測る機械はあった（もちろん有料）。人の目につく場所に体重計が設置されているので，着衣のまま，靴も履いて自由に体重を測っていた（正確さは気にしない？）。

３）こどもを取り囲む食環境

　日本のほとんどの小学校では，学校給食が提供されている。しかし，開発途上国と呼ばれる国々においては，日本のように衛生的で栄養バランスがとれた学校給食が提供されている国は，非常に少ない。

　学校給食以外にも，学校の食環境に違いがある。中南米の学校内には売店があり，こどもたち

【事例2】ベトナムの医療サービスにおける栄養管理は，この10年で大きく変化している

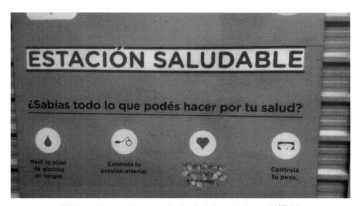

図1　Estaciones Saludables にあった掲示
右側のイラストの「Controla tu peso」が体重管理を意味している。

は，休み時間に炭酸飲料やポテトチップス，ガム等を売店で購入して食べている。日本の小学生が，休み時間にジュースやお菓子を食べることはないが，中南米などにおいては，ごく当たり前の風景である。

こどもを取り囲む食環境にも，日本とは大きな違いがある。季節によっては，そこら中の木々にマンゴーやパパイヤなどのフルーツが実っているが，こどもたちには，お菓子のほうが魅力的のようだった。こどもの肥満を予防するためにも，こうした食環境を整備していくことが必要かもしれない。

4）食品成分表

私たちは，食品に含まれる栄養成分を知る上で，食品成分表を利用する。国によって，気候や文化も違うので，日本にない食品を食べていることも少なくない。そうした場合，現地に食品成分表があれば利用したい。しかし，食品成分表やそれに準ずる資料が，その国には存在しないことや，アクセスが困難なこともあるだろう。食品成分表の存在が，国によっては「当たり前」でないことは予め知っておくとよい。

【事例2】
ベトナムの医療サービスにおける栄養管理は，この10年で大きく変化している

ベトナムは，ベトナム戦争（1954年頃〜1975年4月）後の経済発展により，1人当たりの国民所得（gross national income: GNI）はこの20年で9.4倍に上昇した。都市部と農村部の格差はあるが，インフラストラクチャーの整備によって生活環境は劇的に改善し，国民の健康状態も変化した。平均余命は70.4歳（1990年）から75.4歳（2019年）に延び，5歳未満死亡率も50.8％（1990年）から20％（2019年）と大きく改善している。GBD2019によれば，死因の1位は心血管疾患，2位はがん，3位が糖尿病と慢性心不全であり，NCDsによる死因割合が67.9％（2000年）から81.37％（2019年）に増加した。死因4位は感染症の呼吸器感染症と結核であった。DALYsでは，交通外傷も上位に入る。

第3章　低・中所得国の健康課題と栄養管理

　ベトナム政府は，DBM 等の国民の栄養状態を改善するために，2011年から2020年までの国家的栄養戦略を発表した（2012年）。保健医療人材不足の課題解決の一環として，2013年より栄養士の養成が始まり，2015年に栄養士の地位を定める規定（ジョブコード）が政府により承認された。栄養士の人材育成が進む一方で，病院の栄養管理体制を導入する上で課題となったのは，①病院給食の環境ならびに調理スタッフの衛生管理，②病院給食の栄養管理，③入院患者の栄養管理であった。米国や日本の支援を受けて病院給食が導入されている病院もわずかにあったが，ほとんどの病院はキッチンといえば病院職員のための従業員食堂にとどまっていた。すでに病院給食設備がある病院は，他の病院施設にとって参考になるが，調理スタッフの手洗い，マスクやグローブの装用は不十分であった。また，病院給食献立に調味料（種類・分量）の記載はなく，献立の栄養計算をしていたとしても調味料の栄養素量は含まれていなかった。農村部の病院では，従業員食堂用のキッチンは，雨除けの屋根はあるがほぼ外で，調理台はなく，床にまな板を置いて食材をカットし，土間にかけた鍋で煮炊きしている病院もあった（図2，3）（2014年訪越時）。ベトナムでは，慣習的に医療行為以外のケアは家族が担うのが一般的で，入院患者の食事についても家族が調達して持ち込むことが多かった。昨今，ベトナムの病院における病院給食のシステム導入は，進んできている（図4，5）。

　ベトナムの医療サービスにおける栄養管理体制が今後，拡充していくことが見込まれる中，筆者らは，2018-2019年にハノイ市の中核病院ならびに District 病院8施設において，入院患者を対象に病院栄養失調（hospital malnutrition）の割合を調査した。栄養不良の判定は，主観的包括的アセスメント（SGA）を用いた。日本では，入院患者の栄養管理については，欧米のガイドラインに基づいて，体重減少あるいは食事摂取量の不足があれば，低栄養のハイリスクとしてスクリーニング判定し，栄養管理の対象となるが，ベトナムでは，入院患者の低栄養や，低栄養入院患者への栄養管理の必要性の認識が普及していない。病気で入院しているのであれば，食事を食べられないのが「普通」で，体重が減って「当然」という認識を調査者がもっていると，対象患者に体重減少や食事摂取量の不足があったとしても，主観的な評価は栄養不良「低リスク（問題なし）」となり得る。さらに，栄養不良の割合は，先進国では入院患者の30-50％であることが知られるが，ベトナムのように病院栄養不良の認識が異なると，先進国の基準で評価した場合より低い割合になってしまうこともある。医療サービスにおける栄養管理の体制構築とあわせて質の確保も進めていく必要がある。

104

【事例2】ベトナムの医療サービスにおける栄養管理は，この10年で大きく変化している

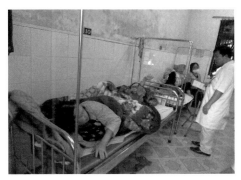

図2　農村部の病院の入院患者（重症化した糖尿病）

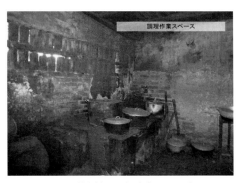

図3　農村部の病院内の調理場

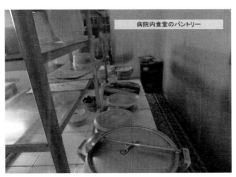

図4　農村部の病院内の食堂パントリー

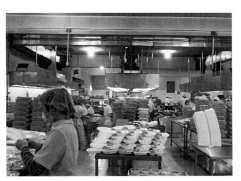

図5　都市部の中核病院における病院給食施設

文　献

1．味の素グループ（2017）．ベトナム栄養関連制度創設プロジェクト．サステナビリティデータブック 2017，139-141．
2．GBD 2019 Diseases and Injuries Collaborators（2020）．Global burden of 369 diseases and injuries in 204 countries and territories, 1990-2019: a systematic analysis for the Global Burden of Disease Study 2019. The Lancet, 396（10258）: 1204-1222.
https://www.thelancet.com/journals/lancet/article/PIIS0140-6736(20)30925-9/fulltext（最終閲覧日：2023年3月22日）
3．外山健二，他（2017）．ベトナム国ハノイ医科大学病院における栄養ケア・マネジメント 及び給食管理の実態．神奈川県立保健福祉大学誌，14（1）: 35-42．
4．研究代表：中村丁次（2017-2019）．ベトナム国医療施設における栄養不良の二重負荷（DBM）に関する研究．日本学術振興会，科学研究費，基盤B．

105

第4章

女性・母子を中心とした, ライフステージごとの健康・栄養

目 的	①国際栄養分野の実践者としての倫理観と使命感を高め, ②国際栄養分野の政策立案・実践に求められる専門的知識に基づいて, ③健康・栄養の多様な課題を発見・解決する力を培うため, ライフステージごとに多い疾患と関連する栄養課題を理解するとともに, 社会の構造的なジェンダーの問題について理解する。
到達目標	・低・中所得国における妊娠・授乳期, 乳幼児期, 学童期, 思春期, 成人期, 高齢期における健康と, 関連する栄養課題について説明できる。 ・国際機関が提示する, 母子栄養に関する達成目標について説明できる。 ・低・中所得国における, 女性に対する構造的な差別, 社会的不公平の実態を理解し, それらが女性やこどもの健康・栄養に及ぼす影響について説明できる。 ・構造的な差別, 社会的不公平の実態を踏まえた, 栄養課題の効果的な解決策について議論できる。 ・有事の際に影響を受けやすい要配慮者 {乳幼児, 妊産婦, 高齢者, 傷病者 (精神疾患含む), 障がい者, エスニックマイノリティ等} が必要とする支援について説明できる。

1 低・中所得国における妊娠・授乳期の健康・栄養問題と必要な支援

1-1 最初の1,000日間からみた胎児期からの栄養の重要性

栄養改善の中でも, 国際機関や各国政府が注目し, 力を入れているのが**最初の1,000日間 (first 1,000 days)** である。これは, 2008年に世界的に権威のある医学雑誌のLancet (ランセット) がこの期間の栄養改善の重要性を提起したことに始まる。受胎から満2歳の誕生日を迎えるまでの最初の1,000日間の低栄養への曝露は, 児の身体発育, 精神発達, 免疫系に不可逆的な影響をもたらし, 学習を困難にするだけでなく, 一般的な感染症による死亡リスクのほか, 将来の過体重や慢性疾患のリスクも高めるというものである (文献1, p.1)。

最初の1,000日間

9か月間の妊娠期間 (30日×9か月) に, 生まれてから2歳までの2年間 (365日×2年) を足すと1,000日間となる。胎児期から数えて, 人生の最初の1,000日間という意味である。母親が妊娠に気づく前の受精後8週間以内にすべての内臓器官は形成され始めるため (図1), 妊娠前からの栄養管理の重要性を訴える概念である。最初の1,000日間が世界的な注目を集めたことは, 日本の「妊娠前からはじめる妊産婦のための食生活指針〜妊娠前から, 健康なからだづくりを〜」(表1) や「米国人のための食生活指針2020–2025年版」(表2) など, 各国の栄養政策にも影響を与えた。

第4章　女性・母子を中心とした，ライフステージごとの健康・栄養

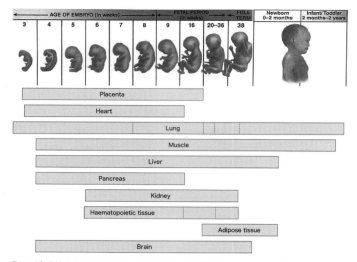

図1　受精後の期間と臓器形成（文献2，p.78）

> ### 曝露（ばくろ）
>
> 　英語ではexposureという。人々の生活習慣や環境などの要因と疾病との関連を研究する学問である疫学で用いられる用語である。例えば，食品Aの摂取が疾病Bの発症に予防的（もしくは促進的）に働くかどうかを検証したい場合，ベースライン時の食品Aの習慣的な摂取量によって対象者を群分けし（多くの場合，四分位～五分位に分ける），数年間追跡し，あらかじめ決めておいたエンドポイントで疾病Bの発症率を群間比較する。この場合，食品Aの摂取を要因への曝露と考え，摂取量が多い群ほど，曝露量が多いと考える。本文にでてくる「低栄養への曝露」とは，低栄養にさらされることである。子宮内で母体から十分な栄養を得られない，生まれてからも十分な栄養摂取ができないことを意味する。「暴露」と誤記されることが多いので，日偏を付けるのを忘れないようにする。

　各器官の発達や組織分化に必要となる栄養素を，必要なタイミングで必要な量だけ供給することが正常な発育・発達には不可欠で，後で栄養を補っても取り返しのつかない不可逆的な過程である。妊娠期の栄養は，児の生涯にわたる健康や社会生活にも影響し，健康な労働力を確保できるかどうかは地域の経済発展にも影響する。すべての内臓器官は受精後8週間以内に形成され始めるため（図1），妊娠に気づいてからの食事改善では遅く，妊娠の可能性のある女性は普段から栄養に配慮した食事を摂ることが重要である。

　このような知見を受けて，日本の厚生労働省は，2006年に策定した「妊産婦のための食生活指針」を改定し，「妊娠前からはじめる妊産婦のための食生活指針～妊娠前から，健康なからだづ

108

表1　妊娠前からはじめる妊産婦のための食生活指針〜妊娠前から，健康なからだづくりを〜

- 妊娠前から，バランスのよい食事をしっかりとりましょう
- 「主食」を中心に，エネルギーをしっかりと
- 不足しがちなビタミン・ミネラルを，「副菜」でたっぷりと
- 「主菜」を組み合わせてたんぱく質を十分に
- 乳製品，緑黄色野菜，豆類，小魚などでカルシウムを十分に
- 妊娠中の体重増加は，お母さんと赤ちゃんにとって望ましい量に
- 母乳育児も，バランスのよい食生活のなかで
- 無理なくからだを動かしましょう
- たばことお酒の害から赤ちゃんを守りましょう
- お母さんと赤ちゃんのからだと心のゆとりは，周囲のあたたかいサポートから

表2　米国人のための食生活指針（Dietary Guidelines for Americans, 2020–2025）

指針1	すべてのライフステージにおいて健康的な食事パタンを守りましょう。
説明	健康的な食生活を始めるのに，早すぎたり，遅すぎたりすることはありません。 **・生後6か月までは…** 完全母乳栄養で育てましょう。少なくとも生後1年間は母乳を与え，それ以降も継続して構いません。もし母乳をあげられない場合は，生後1年間は鉄が添加された乳児用ミルクを与えます。生後すぐにビタミンDサプリメントを与えます。 **・6か月頃には…** 栄養素密度の高い離乳食を始めます。アレルギーを起こす可能性のある食品は，他の離乳食とともに与え始めます。すべての食品群から多様な食品を食べるように子どもにすすめます。特に人工栄養の子どもには，鉄や亜鉛を多く含む食品を与えます。 **・1歳から高齢期までを通して…** 栄養素の必要量を満たすために，生涯を通じて健康的な食事パタンを守ることで，健康体重の達成や慢性疾患のリスクを減らすことができます。
指針2	個人の好みや文化的慣習，予算を反映させた栄養素密度の高い飲食物の選択をカスタマイズし，楽しみましょう。
説明	健康的な食事パタンは，年齢，人種，民族，現在の健康状態にかかわらず，すべての人にとってプラスになります。食生活指針は，個人の必要量や嗜好，アメリカ国内の多様な食文化に合わせてカスタマイズできる枠組みを示しています。
指針3	栄養素密度の高い飲食物で食品群の必要量を満たし，制限カロリー内におさめることに集中しましょう。
説明	食生活指針の基本的な前提は，第一に飲食物，特に栄養素密度の高い飲食物によって栄養素の必要量を満たすことです。栄養素密度の高い食品は，ビタミン，ミネラルや健康増進効果のある化合物を供給し，添加糖や飽和脂肪，ナトリウムは全く，もしくはほとんど含んでいません。健康的な食事パタンは，すべて食品群から選ばれた，推奨される量の栄養素密度の高い飲食物で構成されていて，制限カロリー内におさまっています。 **・あらゆる種類の野菜** **・果物**，特に丸ごと **・穀類**，少なくとも半分は全粒で **・乳製品** **・たんぱく質食品** **・油脂**

第4章　女性・母子を中心とした，ライフステージごとの健康・栄養

指針4	添加糖や飽和脂肪，ナトリウムを多く含む食品，アルコール飲料は控えましょう。
説明	・添加糖 与えるのは2歳からにし，1日のカロリーの10％未満におさえましょう。2歳未満の子どもに砂糖の入った飲食物を与えるのは避けましょう。 ・飽和脂肪 与えるのは2歳からにし，1日のカロリーの10％未満におさえましょう。 ・アルコール飲料 法的に飲酒できる年齢の大人は，飲まない，もしくは，飲むなら，男性なら1日2ドリンク未満，女性なら1日1ドリンク未満を上限とした適度な飲酒にしましょう。多めに飲むよりも少なめに飲む方が健康にはよいのです。成人でも，妊娠中の女性のように，飲酒すべきでない人もいます。

くりを～」を2021年に発表した（表1）。同様の動きは米国でも起こっており，5年ごとに改定される「米国人のための食生活指針」は，2015-2020年版までは2歳以上を対象にしていたが，2020-2025年版では出生時からに対象を広げている（表2）。妊娠期を含むライフステージごとの指針を示したのも2020-2025年版が初めてであった。

1-2　母子健康手帳

　日本の**母子健康手帳**は，ドイツの母親手帳を参考に，第二次世界大戦中の1942年に妊産婦手帳として始まった歴史がある（文献3，p.148）。当時は手帳の持参により，米，出産用脱脂綿，腹帯用さらし，砂糖などの配給を受けることができた（文献4）。1965年から名称が変わった母子健康手帳は，妊娠期から乳幼児期までの健康に関する重要な情報を一つの手帳で管理することにより，異なる場所・時期であっても，継続性・一貫性のあるケアを提供できるようにしたものであり，初めて受診する病院でも医師が手帳を見れば，それまでの状況をおおまかに把握できる。

　日本の母子健康手帳は，専門職が記載する欄，保護者が記載する欄，保護者に情報提供する内容などから構成されており，医師だけが記入して目にするカルテなどと異なり，専門職と保護者が同じ情報を共有できる点が優れている。母子保健法施行規則によって，全国一律のページと，市町村によって独自に工夫してよいページとが決められており，異なる市町村でも重要なページが共通で使えるようになっているため，引越し等で住所地が変わっても，切れ目なく使用することができる。栄養に関わる重要なページとしては，妊婦の健康状態，妊娠中の経過，母親（両親）学級受講記録，出産の状況，乳幼児健康診査，保護者の記録，**乳幼児身体発育曲線**などがある。就学前の乳幼児期のみ使用するものと思われがちであるが，例えば，管理栄養士養成課程の学生が保健所実習に行く場合，自治体によっては，百日咳の予防接種歴の確認が求められることもある。風疹や水痘の罹患歴なども確認できる重要な健康管理の記録なので，生涯大切に保管しておく。

　日本発の母子健康手帳は，世界約50か国に広がっており，識字率の低い国では，絵や図を大きくし，その国で特に多い感染症を防ぐための知識を盛り込むなど，各国の事情に合わせて工夫されている（文献5，p.46-47）。母子健康手帳導入の結果，モンゴルでは，妊婦健診受診率の向上や受動喫煙の減少などの成果が報告されている（文献6）。インドネシアでは，妊婦健診受診率の向上に加え，母乳育児を早く始める母親の割合や予防接種頻度の増加などがみられている（文献7）。

1．低・中所得国における妊娠・授乳期の健康・栄養問題と必要な支援

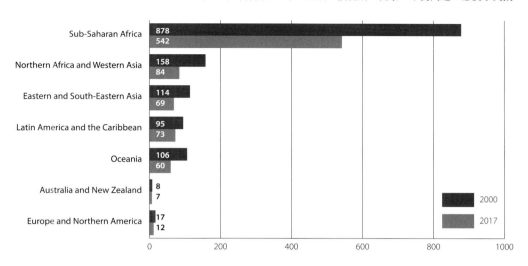

Figure - 2: Disparities in MMR across regions (Source: WHO, UNICEF, UNFPA, World Bank, UNDP. Trends in maternal mortality: 2000 to 2017. Geneva: World Health Organization; 2019.)

図2　妊産婦死亡率の地域差（文献10, p.3）

1-3　妊娠期・授乳期の食事

　妊娠・授乳期には，胎児や胎盤を作り，授乳に備えて体内に脂肪を蓄えるために栄養素等の必要量が増す（文献1, p.26）。日本では，妊娠期の両親学級や母親学級，出産後の育児学級において，妊婦や授乳婦に対する栄養指導を行っている。「妊娠前からはじめる妊産婦のための食生活指針」にも「「主菜」を組み合わせてたんぱく質を十分に」という記述があるものの，低・中所得国の，特に農村部の女性の動物性食品の摂取は日本とは比べものにならないくらい少ない。妊娠前から栄養状態が悪く，貧血が多くみられる。妊娠可能年齢女性の貧血の割合は，高所得国では14.4％であるのに対し，低所得国や低中所得国（lower-middle income countries）では40％前後にものぼる。低・中所得国の女性の栄養状態悪化につながる要因として，1）身体活動量が多いこと，2）感染症にかかりやすいこと，3）妊娠間隔が短いことが挙げられる。

　動物性食品の摂取が少なく，栄養素等摂取量が不足している一方で，農作業のほか，焚火による炊事や水汲みなどの家事労働の負担は大きく，身体活動量が多い。「妊娠前からはじめる妊産婦のための食生活指針」に「無理なくからだを動かしましょう」という項目があり，身体活動をうながしている日本とは異なり，低・中所得国の女性は安静が必要なほど妊娠中も重労働を余儀なくされている場合が多い。

　寄生虫症やHIV（human immunodeficiency virus）などの感染症への罹患があると，食欲減退によって食事摂取量が減少する一方で，体内に貯蔵された栄養は健常時よりも多く消費される（体温が1℃上がるごとにエネルギー消費量は10％多くなる）（文献1, p.128）。寄生虫症や感染症により，腸の粘膜が損傷されていると，栄養素を十分に吸収することができず，水分，ミネラル，血液，たんぱく質が腸管から失われる。女性は水汲みや屋外調理などでマラリアなどの感染症にかかりやすいが，妊娠・授乳中は栄養必要量が増加する。そのため，感染症に罹患していると，さらに栄養状態が悪化する。

　間隔の短い妊娠・出産では，体内の栄養貯蔵量を回復させるのに十分な時間がないため（文献

111

第4章 女性・母子を中心とした，ライフステージごとの健康・栄養

1，p.171），自身の筋肉や組織を分解することで必要なエネルギーや栄養素を供給し，低体重などの栄養状態の悪化につながる（文献1，p.190）。

低体重や貧血の妊婦では，分娩後の出血，難産，**妊産婦死亡**や**低出生体重**（low birthweight: LBW）児出産のリスクが高まる（文献1，p.143）。2016年のデータによると，妊婦の40.1％が貧血であり（文献8，p.119），貧血は，出血や感染症への抵抗力を弱めるため，低・中所得国における妊産婦死亡の少なくとも1/4，多いときはほとんど全例で貧血が要因となっていたという報告もある（文献9，p.119）。2018年の日本の妊産婦死亡率は出産10万対3.3であったのに対し，2017年のサハラ以南アフリカ（サブサハラ・アフリカ）の平均は542であり，大きな地域差がみられる（図2）。

日本でも若年女性のやせが問題となっており，「妊娠前からはじめる妊産婦のための食生活指針」においても，「「主食」を中心に，エネルギーをしっかりと」摂ることを推奨しているが，世界保健機関（World Health Organization: WHO）の **Essential Nutrition Actions**（**ENAs**）では，女性の20％以上が低体重（肥満指数（body mass index: BMI）＜18.5）の地域では，LBW児のリスクを減らすために健康的な食事のための栄養カウンセリングを行い，妊婦にはエネルギーとたんぱく質のサプリメントを与えることとしている（文献8，p.19）。ただし，低栄養がみられる集団においては，高たんぱく質サプリメントの便益を示す根拠が十分でなく，高たんぱく質サプリメントは在胎不当過小（small-for-gestational age: SGA）児を増加させるため，妊婦に対して高たんぱく質のサプリメントは推奨しないこととしている（文献8，p.86）。また，あらゆる状況において，妊婦に対して，母体の貧血，産褥敗血症，LBWや早産を予防するため，毎日の鉄と葉酸のサプリメントが推奨されるが，妊婦の貧血の割合が20％未満もしくは副作用により毎日の鉄の摂取ができない場合は，断続的な投与とすることとしている（文献8，p.19）。

---

small-for-gestational age

直訳すると，「在胎齢に対して小さい」という意味になる。在胎期間ごとに新生児の体重を測定し，小さい順に並べる。下から10％未満の範囲に入る児が在胎不当過小児である。その在胎期間に見合った発育がみられず，在胎期間の割に小さいとみなされる。

1-4　妊婦健診と栄養指導

低・中所得国における栄養改善活動の特徴として，日本では一般的ではない栄養強化食品やサプリメントの利用がある。日本では「妊産婦のための食事バランスガイド」等を用いて，基本的に通常の食品を用いた食事改善を指導するが，微量栄養素欠乏の多い低・中所得国では，栄養強化食品やサプリメントの利用は即効性のある費用対効果の高い栄養改善方法といえる。1-3で述べたように，ENAsでは，妊婦健診において鉄と葉酸のサプリメントを配ることを推奨している。その他の**サプリメンテーション**は，以下の状況で推奨される（文献8，p.19）。

・過去3～5年間の妊娠中に夜盲症の既往がある女性が5％以上いる地域では，妊婦にビタミンAのサプリメントを投与する。

・食事からのカルシウム摂取量が少ない地域では，子癇前症のリスクを低減するため，妊婦に

カルシウムのサプリメントを投与する。

・栄養欠乏症の多い地域では，鉄と葉酸を含んだ微量栄養素のマルチサプリメントの投与を考慮に入れる。

　一方，ビタミンB_6，C，Dサプリメントの妊婦への効果や安全性は確立していないので，定期的な妊婦健診での投与は現時点では推奨されないことに注意する（文献8，p.92-93）。標準的な鉄や葉酸サプリメントの代わりに，微量栄養素のマルチパウダーを常用することも推奨されない。
　サプリメンテーションのほかに，妊婦健診では以下のことを行う（文献1，p.248）。

① ヨウ素添加塩や栄養強化食品のほか，多様で健康的な食品をとるように指導する。

② 活動性結核の妊婦に対してはカルシウムのサプリメントを（文献8，p.187），**マラリア流行**地域では殺虫剤をしみこませた蚊帳や抗マラリア薬を配る。

③ 妊娠中期か後期には，駆虫を行う。

④ 産後すぐに新生児を母親の肌に触れさせ，1時間以内に母乳を与え，生後6か月間は**完全母乳栄養**（exclusive breastfeeding: **EBF**）を行うように指導する。

⑤ 妊娠の間隔が短い母親に対しては，児が6か月未満で月経が再開していない場合には，頻回のEBFが避妊になることを伝える（文献1，p.82）。

⑥ **HIV**検査の相談にのり，必要なときは抗レトロウイルス薬（antiretrovital drug: ARV薬）を処方する。

⑦ 手洗いや食品衛生などの家庭内の衛生習慣について聞き取り，助言する。

　1-3で説明したように，寄生虫症や感染症は低栄養の原因になるので，それに対する対応も行う（②③）。生後6か月までのEBFは乳児の栄養法として最適なだけでなく，避妊にもなるので，合計特殊出生率の高い低・中所得国では特に有効である（④⑤）。**サハラ以南アフリカを**中心に，HIVに感染している妊婦は世界で100万人以上いるため，妊婦健診においては⑥も重要である。妊娠による栄養状態の悪化は健常女性よりHIV陽性女性で顕著であり，母親の栄養状態が悪いほど胎児やこどもへのHIV感染リスクは高まる（文献1，p.272）。寄生虫症や感染症の予防のためには，衛生習慣や食品衛生も重要である（⑦）。

なぜ母乳栄養は避妊になるのか

　母乳を出すためにはまず，吸啜刺激（きゅうてつ）が欠かせない。児が乳房を吸うと，吸啜刺激が神経刺激として視床下部に伝達され，泌乳ホルモンであるプロラクチンの分泌が亢進され，母乳が産生される。この状態では乳房内に母乳がたまっているだけなので，さらに母乳を出すための射乳ホルモンが必要となる。射乳ホルモンであるオキシトシンも，吸啜刺激が脳に伝わることにより分泌される。よって，母乳の出をよくするためには，母乳の出がよくないと不安に感じるときでも，とにかく乳児に吸わせ続けることが重要である。

　このような授乳に伴う視床下部への神経刺激やプロラクチン濃度の上昇がゴナドトロピン放出ホルモンの分泌を抑制する。これにより，黄体形成ホルモンや卵胞刺激ホルモンの分泌が低

> 下し，卵巣機能が低下するため，授乳婦は非授乳婦より無月経の期間が長くなり，妊娠しにくくなるのである。

1-5　鉄・葉酸サプリメントの配布

　日本における栄養改善活動は，サプリメントの配布ではなく，食品からの栄養摂取を促す食事改善が基本であることは前述した。「妊娠前からはじめる妊産婦のための食生活指針」の「不足しがちなビタミン・ミネラルを，「副菜」でたっぷりと」も葉酸を意識したものである。しかし，葉酸だけは通常の食品以外からの摂取も推奨している。日本人の食事摂取基準（2020年版）では，「妊娠を計画している女性，妊娠の可能性がある女性及び妊娠初期の妊婦は，胎児の神経管閉鎖障害のリスク低減のために，通常の食品以外の食品に含まれる葉酸[1]（狭義の葉酸）を400μg/日摂取することが望まれる」としている。

　WHOのデータによると，妊婦の40.1％，非妊娠女性の32.5％が貧血である（文献8，p.8）。貧血と**神経管閉鎖障害**[2]の予防のために，妊婦には30〜60mgの**鉄剤**と400μgの**葉酸サプリメント**をできるだけ早い時期から毎日投与する（文献1，p.216-218）。妊婦の貧血の割合が40％以上の地域では，60mgの鉄剤を用いる。貧血の割合が20％以上の地域では，分娩後の母親に60mgの鉄剤と400μgの葉酸サプリメントを6〜12週間にわたって毎日投与する。

　しかしながら，長期間にわたる服用が必要なことへの理解不足や，胃痛，吐き気，便秘・下痢，黒い便などの副作用，赤ちゃんが大きくなりすぎることなどを恐れて，サプリメントが規則正しく服用されないことがある。説明を十分に行い，食事と同時に服用して副作用を抑えることなどをアドバイスする。配布するヘルスワーカーが十分な量のサプリメントの在庫をもっているか，知識が足りないなどの問題がないかにも注意する。能動的な服用が必要となるサプリメントではなく，多くの国民が必ず摂取する小麦粉への葉酸添加を法制化している国もある。

　鉄剤はマラリア原虫の成長を助け，葉酸はマラリア薬の効果を阻害するので，マラリア流行地域でのこれらの投与は，マラリアの予防・診断・治療とともに行う。

1-6　低・中所得国におけるLBWの原因

　1-1で述べたように，胎生期や新生児期の栄養状態が，児の発育や発達，そして多くの非感染性疾患（non-communicable diseases: **NCDs**）の発症と関連するという考えは，Developmental Origin of Health and Diseases（**DOHaD**）として知られており，Barkerらが提唱した（文献11）。胎生期の栄養状態と出生後の健康との関連には**エピジェネティクス**として知られる機構が関与していることが報告されている。胎内で十分なエネルギーと栄養素を得られなかったこどもはLBW児として誕生して，新生児期の死亡リスクが高くなるのと同時に，エピジェネティクスによって脂肪が蓄積しやすくなっており，乳児期に誤った授乳が行われると，そ

---

[1] 葉酸を表す英語にはfolateとfolic acidがある。通常の食品中に含まれる葉酸はfolate，工業的に生産されたサプリメントや食品に人工的に添加される葉酸はfolic acidである。

[2] 神経管閉鎖障害（neural tube defect: NTD）とは受胎後およそ28日間で閉鎖する神経管の形成異常である。板状の神経板が筒のように管状に閉鎖することで神経管が形成されるが，NTDではこの閉鎖がうまくいかず，管が閉じずに，障害の部位によって二分脊椎（脊椎の癒合不全）や二分頭蓋（神経管上部の癒合不全）が生じる。二分頭蓋のうち，未閉鎖の神経管が外表に露出する開放型NTDが無脳症であり，閉鎖型NTDが脳瘤である。

の後の小児肥満につながりかねない急激な体重増加が起きる危険が指摘されている。

この考え方に基づき，日本においても，2006年に策定された「妊産婦のための食生活指針」は，2021年に「妊娠前からはじめる妊産婦のための食生活指針」に改定された。日本におけるLBW児増加の原因としては，スリム志向による若年女性のやせが挙げられるが，低・中所得国においては，以下の原因が考えられる。

・低栄養の母親は胎児に十分な栄養を供給できないため，慢性的な低栄養の指標である発育阻害で低身長の母親はLBW児を産むリスクが高い（文献1，p.171）。
・思春期の少女もLBW児を出産しやすい。母親自身がまだ発育途上の段階にあり，自身の発育に多くの栄養素を必要とするため，胎児に十分な栄養を供給できずにLBWとなる。
・頻回の妊娠は，体内の栄養貯蔵量を回復させる時間がないため，次のこどもはLBWとなる。
・妊娠中の母親の感染は胎児の発育を阻害する。マラリアは胎盤を損傷するため，胎児に栄養がいきにくくなる。

1-7　母乳栄養（BF）
1-7-1　低・中所得国におけるBFのメリット

日本では，乳児の栄養法は，BF（breastfeeding），人工栄養，混合栄養の3つに分類される。日本でいうBFは，WHOや国連児童基金（United Nations Children's Fund: UNICEF）が推奨しているEBFとは異なる。EBFは処方された医薬品や栄養剤を除いて，母乳以外の食品，水，飲料は一切与えないことを指す（文献1，p.80）。日本のBFのように，母乳のほかに水やお茶は与えるが，その他の飲食物は与えない栄養法はpredominant breastfeedingに該当し，EBFではない。その他，**母乳代用品**（breastmilk substitute: **BMS**）は与えないものの，母乳のほかに飲食物も与えることはpartial breastfeedingという。

BFの利点は世界共通であるが，低・中所得国においては，特に以下の点を強調してEBFを推進する（文献1，p.80）。

・母乳は乳児にとって最良の食べ物であり，乳児が生後6か月間に必要とするのは母乳のみである。
・生後6か月までに人工栄養や水を含むその他の飲食物を与えると，感染症や栄養不良のリスクが増す。
・EBFは乳児を感染症から守り，次の妊娠を遅らせる。
・生後6か月以降も2歳までに必要な栄養の1／3以上を母乳で満たすことができるので，補完食と併用しながら，BFを続ける。
・母乳の生産量に最も影響するのは吸啜であり，母親の栄養状態ではない。

母乳は経済的であり，母親の栄養状態が悪くても十分な量の母乳を生産することができるため，購買力がなく，調乳のための衛生的な水が手に入りにくい低・中所得国こそEBFの実践が望ましい。低・中所得国を対象にした多国間研究によると，ほとんどの国においてBMSの利用と国内総生産（gross domestic product: GDP）の間には正の相関がみられた（文献12）。同じ国内においてもBMSの利用と世帯の豊かさの間には正の相関がみられ，国が豊かになるにつれてBMSが普及する傾向がみられたため，経済発展の途上にある国々では緊急の対策が必要である。

第4章　女性・母子を中心とした，ライフステージごとの健康・栄養

> ## 初　乳
>
> 　初乳は出産後3～5日間に出る母乳であり，IgA，リゾチーム，ラクトフェリンなどの免疫物質を含むほか，ミネラルやたんぱく質が豊富である。死亡率の高い出生直後の新生児の免疫機能を補う重要な役割をもつ。色調は黄から淡黄色で，粘り気がある。その後，移行乳を経て，成乳に変化していく。成乳はさらさらとした白色で，急激に発育していく児の栄養素等の必要量を満たすため，高エネルギーで脂質や乳糖に富む。

1-7-2　母乳中の栄養素

　低栄養の母親の母乳はビタミンが不足している可能性があるが，それでも母乳は乳児にとって最良の食べ物である（文献1，p.81）。ビタミンA欠乏の母親には，ビタミンAを多く含む食品の摂取を推奨する。ビタミンDの最も重要な供給源は日光であるものの，全身を覆う服装などの文化や外出しない生活習慣などにより，日光への曝露が少ない場合は，健康的でバランスのとれた食事からビタミンDを摂取するように働きかける（文献8，p.93）。

　母乳の鉄含有量は少ないが，牛乳中の鉄よりも吸収されやすく，乳児は十分な貯蔵鉄をもって生まれてくる（文献1，p.81）。母乳のみで十分な水分を供給できるので，暑く乾燥した気候下においても，水を与える必要はない。人工栄養の場合は，BMSに含まれる過剰な塩分やアミノ酸の老廃物を排泄するために，水分摂取が必要となるが，生後6か月までに水を与えると感染症のリスクが増す。

1-8　病気や低栄養の母親によるBF

　母親が病気のときもBFをやめる必要はない（文献1，p.97-98）。母乳を通じて乳児に影響するのは，抗がん剤のほか，うつ，精神疾患，てんかんなどの限られた薬であり，抗生物質やその他の薬剤は安全である。入院などで母親が乳児と一緒にいられないときは搾乳する。搾乳した母乳を乳児に与えられないとしても，母乳の産生を維持したり，乳腺炎を予防したりするのに役立つ。

　母親の食事は母乳中の微量栄養素含有量に影響するが，母乳の生産量は母親の食事ではなく，乳児の吸啜によって決まる（文献1，p.92）。母乳は母体の貯蔵栄養から産生されるため，軽～中程度の低栄養でも，頻回な吸啜があれば十分な量の母乳を生産することができる。重度の低栄養のときのみ，母乳の生産量は減少する。

1-9　国際機関によるBF推進の背景と取り組み

　1970年代に入って，BMSの無規制なマーケティングや不適切な使用などにより，BFが減少し，乳幼児の栄養不良や死亡率が上昇したことが問題視されるようになった（文献13）。先進国におけるBFの割合は，1930年代には70％以上であったが，1970年代には14％まで低下した。

　様々な要因がBFに影響するが，やめてしまう一番の原因は，BMSが身近にあり，安易に利用してしまうことである。特に，低・中所得国は高い出生率からBMSの有力な市場と考えら

れ，母親への BMS の無料配布，医療従事者への金品贈呈といった過激な BMS の販売促進活動が行われた。同時に，BMS は母乳より近代的で，母乳より良いものとして販売促進活動が行われた。

　低・中所得国の非衛生的な環境，識字率の低さ，貧困により，高い頻度で BMS は必要以上に薄められたり，不適切な調乳法や貯蔵法により細菌が混入したりすることで，栄養不良，肺炎，下痢による乳幼児死亡率が急激に増加した。1974年に Mike Muller により，低・中所得国における BMS の販売促進活動が乳児の健康と生存に及ぼす悪影響をまとめたレポート「The Baby Killer」が発行され，BMS の販売促進活動を規制する動きが高まり，以下の経過をたどった。

・1974年の第27回**世界保健総会**（毎年 5 月にスイス・ジュネーブの WHO 本部で開催される WHO の最高意思決定会議）において，世界的な BF 率の低下から「ベビーフードの販売促進活動に対し，広告コードや法規制を含む適切な対策を再検討するよう促す」採択が取られた。
・1978年の第31回世界保健総会でもこの問題は取り上げられ，「BF の支援・促進や就労女性の BF を促進するための法的・社会的活動，BMS の不適切な販売促進活動の取り締まりにより，こどもの栄養不良の予防を最優先にする」採択が取られた。
・1980年の第33回世界保健総会において「**BMS のマーケティングに関する国際規準（WHO コード）があるべき**」という勧告が出され，1981年に採択された。

　国際規準の主な条項の要約を表 3 に示す。①において，BMS だけでなく，哺乳瓶や人工乳首の宣伝・広告も禁止しているのはなぜか。乳児が母乳を飲む際には，口全体で乳房にかぶりつき，舌で母乳を押し出す（文献 1，p.86）ため，口先だけでくわえる人工乳首に慣れてしまうと，うまく母乳が飲めなくなってしまうからである。

　2016年 3 月の時点で，少なくとも135か国で同様の規準が採択されており（文献15），乳児用ミルクの販売促進が違法の国もある。しかし，自国の法律を作ったところで，遵守されなければ意

表 3　「BMS のマーケティングに関する国際規準（WHO コード）」の主な条項の要約

（文献14，p.150より筆者作成）

① BMS，哺乳瓶や人工乳首の宣伝・広告をしない。
② 試供品の提供や無料もしくは低価格での供給をしない。
③ 保健医療施設で販売促進をしない。
④ 営業担当者（企業に雇用されている保健医療従事者を含む）と母親は接触しない。
⑤ 保健医療従事者やその家族に贈り物や個人的な試供品を渡さない。
⑥ 製品ラベルには人工栄養を理想化するような言葉や絵・写真を使用しない。
⑦ 保健医療従事者には科学的な事実に基づいた情報のみ提供する。
⑧ 政府は，乳幼児の栄養に関して，客観的で首尾一貫した情報が提供されるように保証する。
⑨ 製品ラベルも含め，人工栄養に関する情報を提供するときは，必ず BF の利点を説明し，人工栄養のコストや不適切な使用法によるリスクを説明する。
⑩ 加糖練乳のような不適切な製品を乳児用として販売促進しない。
⑪ すべての製品は高品質であるべきで，使用される国の気候や貯蔵状態を考慮する。
⑫ 製造業者と流通業者は，政府の行動にかかわらず，WHO コードに従う。

味がない。例えばブラジルでは，法律によって30年前からBMS，哺乳瓶，人工乳首，おしゃぶりの販売促進が禁止されているが，2015年から2017年にかけて実施された調査によると，1/5の企業で守られていなかった（文献16）。規準のできた1981年から20年近く経過した2019年の時点でも，日本，米国，オーストラリアなど，法規制がない国もみられる（文献17）。世界的にみるとBMSの販売量は増加し続けており，人口が少ないにもかかわらず，高所得国において最も多い（図3）。所得の向上，都市化，女性の社会進出，メディアの影響などがBMSの需要の高まりに関連している。

出産後の最初の数時間がBF成功の鍵を握るが，新生児のたった45％しか1時間内に母乳を与えられていないのが現状である（文献19，p.2）。BFを可能とする環境づくりとして，WHOとUNICEFは1991年に**赤ちゃんにやさしい病院イニシアチブ**（Baby-Friendly Hospital Initiative: BFHI）を開始した。これは，WHOとUNICEFが1989年に発表した**母乳育児成功のための10箇条**（文献20，p.32）を実践する産科施設を増やすことを目的としたもので，10箇条をすべて遵守し，かつWHOコードに従うことを文書化した施設はBFHとして認定される。BFHIは2018年に改定されているが，世界でBFHに認定されている施設は10％ほどしかないのが現状である（文献21）。

このように世界的にはBFが推進されている中，前述の通り，日本はWHOコードを踏まえたBMSの法規制がない国の一つである。「授乳・離乳の支援ガイド」では，「母子にとって母乳は基本であり，母乳で育てたいと思っている人が無理せず自然に実現できるよう，妊娠中から支援を行う」と示されている。一方，米国は，日本同様，BMSの法規制がないものの，「米国人のための食生活指針2020-2025年版」には「生後6か月まではEBFとする。少なくとも1年間は母乳を与え続け，1年を過ぎても与えてよい」と記されている（表2）。カナダもBMSの法規制はないが，日本の健康日本21に相当するHealth Canadaでは，米国同様，生後6か月まではEBFを推奨している。

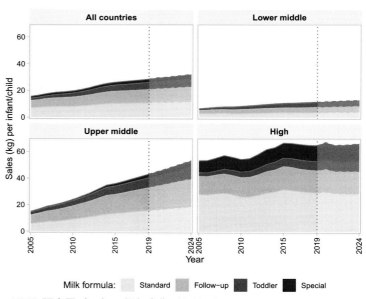

FIGURE 1 Commercial milk formula category sales volumes (kg) per child by World Bank country income-level, 2005–2019, with projections to 2024

図3 BMS販売量（kg）の経年変化（文献18）

2．低・中所得国における乳幼児期の健康・栄養問題と必要な支援

2 低・中所得国における乳幼児期の健康・栄養問題と必要な支援

2-1 the WHO Child Growth Standards

　WHO は2006年に，最も適切と考えられる環境下で健やかに育ったこどものデータから，新しい発育曲線を発表した（文献11）。5歳未満のこどもの栄養状態の評価には，この発育曲線のデータから計算した z スコアが用いられる。

　z スコアとは，身長や体重などの分布を，平均値（正規分布の場合は中央値と同じ値になる）を 0，標準偏差を 1 の標準正規分布に変換した標準得点である。低栄養の指標には，**低体重**（underweight），**発育阻害**（stunting），**消耗症**（wasting）があり，それぞれ年齢別体重，年齢別身長，身長別体重が WHO の基準集団の中央値を標準偏差の 2 倍以上下回っている（z スコア＜－2）ときに診断される（文献22，p.105）。

　発育阻害を例に説明すると，そのこどもの身長が同じ性・年齢の集団の身長の分布の下位2.3%に属することを意味する。つまり，年齢に見合った身長の伸びがみられないこどもということになる（文献22，p.106）。過栄養の指標には**過体重**（overweight）があるが，成人のように BMI は用いず，z スコアを使う。身長別体重の z スコアが2を上回る場合，過体重と評価される。体重と身長の計測は，発育のモニタリングと評価のために必要な ENA である。

　日本においては，10年ごとに厚生労働省が実施している乳幼児身体発育調査の結果をもとに，日本の乳幼児独自の身体発育曲線を作成し，母子健康手帳に掲載している。自国民を対象としたこのような調査データがない低・中所得国においては，the WHO Child Growth Standards が用いられる。

---

z スコア

　z スコアが2を下回ると，なぜ下位2.3%に属することになるのかは，図4-①のような正規分布の特性による。データが正規分布に従うとき，平均値は分布の中心を表し，平均値，中央値，最頻値は一致する。平均値±2×標準偏差の範囲にデータの95.4%が含まれる。正規分布は完全に左右対称であるため，残りの4.6%は両端に2.3%ずつ存在する。

　z スコアは z 値とも呼ばれ，平均を0，標準偏差を1の標準正規分布に変換した標準得点である（図4-②）。この変換の操作を標準化という。標準化することによって，体重（kg）や身長（cm）など，単位の異なる指標もすべて－4～4の z スコアで表すことができるほか，本来，1歳児と5歳児では体重の分布自体が大きく異なるが，z スコアに変換することにより，同じ目盛の図の中で経年的な発育の経過をフォローすることができるようになる。

2-2 低・中所得国における栄養不良の割合と地域間格差

　5歳未満のこどもの7割近くが低所得国と低中所得国に住んでいる（文献23，p.49）。これらの国々は人口割合そのものも大きいが，発育阻害と消耗症のこどもの割合は，それを上回る多さである（図5）。従来型の低栄養は，貧困との関連が強いことがわかる。極度の貧困状態にある3億8,500万人のこどもの半数はサハラ以南アフリカに住んでおり，1／3以上が南アジアに住んで

119

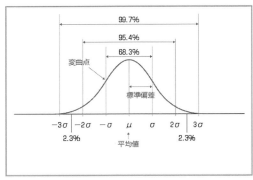

図4-①　正規分布における曲線下面積の占める割合

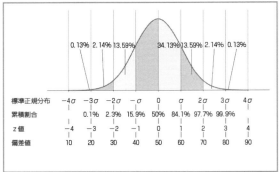

図4-②　標準正規分布，z値，偏差値の関係

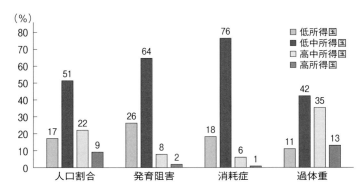

図5　5歳未満のこどもにおける栄養不良の地域間格差 (文献23, p.49)

いる（2013年）。また，これらのこどもたちの5人に4人以上が農村部に住んでいることから，国の豊かさによる格差だけでなく，同じ国内においても都市と農村では格差がみられることがわかる。貧しいこどもたちは十分に食べられず，低栄養となり，病気になりがちで，学業を終えることができず，これが貧困の連鎖につながる。貧しいこどもたちは，安全な水や衛生的な環境，予防接種や適切な医療にもアクセスしづらいため，有病率や死亡率も高くなる。

発育阻害のこどもは消耗症になりやすく，消耗症のこどもは発育阻害になりやすいため，ほとんどのこどもは発育阻害と消耗症の両方を抱えている。重度の消耗症単独よりも，発育阻害と消耗症の両方が存在する場合の方が死亡のリスクは高まるため，近年の栄養プログラムは発育阻害と消耗症に同時に対応することが求められている。

このような低栄養の問題が多くみられる一方で，低所得国においても過体重のこどもが11％存在することがわかる（図5）。高所得国だけでなく，高中所得国（higher-middle income countries）においても最も多くみられる栄養不良は過体重となっている。

2-3　5歳未満の死亡原因とその背景にある栄養問題

こどもの死亡率が最も高いのは，生後4週間までの**新生児期**である。胎内では，酸素や栄養はへその緒を通じて入ってきたが，誕生の瞬間から自力で呼吸や消化吸収を行わなければならない

（文献24，p.68-69）。約38℃に保たれた子宮という無菌室から，様々な細菌やウイルスが存在する外気にさらされ，体温も自分で維持しなければならない。このような環境の激変に適応しなければならないのが新生児期であり，5歳未満のこどもの死亡原因の47％が生後28日（4週）未満の「新生児期の問題」である（図6）。病院で出産せず，衛生環境の悪い低・中所得国では，新生児期の死亡リスクはより高まる。それ以外は肺炎，下痢，マラリアなどの感染症による死亡が大部分を占めるが，その背景には低栄養があり，低栄養によって抵抗力が低下し，感染症にかかりやすくなるため，5歳未満のこどもの死亡の約45％は低栄養が根底にある問題とされている（文献25，p.16）。

日本における乳児（生後1年未満のこども）と1～4歳の死因の第1位は，どちらも「先天奇形，変形および染色体異常」である（文献3，p.33）。先天異常などは医療の進歩でもなかなか改善しないため，死因の第1位となっているが，低・中所得国でみられるような感染症等による死亡は克服したため，過去半世紀で乳児死亡率は約1/20に低下した（文献3，p.35）。2022年の乳児死亡率は出生千対1.8であり，世界で最も低い数値となっている。

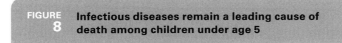
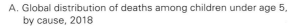
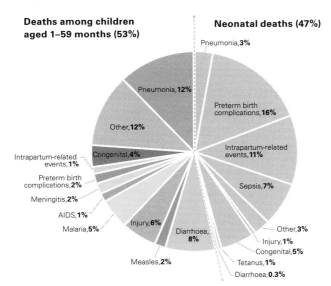

図6　5歳未満のこどもの主な死亡原因（2018年）（文献25，p.16）

第4章　女性・母子を中心とした，ライフステージごとの健康・栄養

2-4　低・中所得国における離乳食の問題点と離乳の進め方

1-7-1で述べた通り，母乳は乳児にとって最良の食べ物であり，生後6か月までは母乳以外のものは一切与える必要がないものの，6か月以降は母乳だけでは児の栄養必要量を満たすことができなくなる（文献8，p.55）。そこで，半固形や固形の**離乳食**を与え始める。

日本では「授乳・離乳の支援ガイド」が2007年に策定され，産科施設や小児科施設，保健所・市町村保健センター，保育所など多くの機関や，医師，助産師等看護職，管理栄養士等といった，妊産婦やこどもに関わる保健医療従事者が授乳・離乳の理解を深め，基本的な事項を共有化し，多くの場で適切な支援が行われてきた。策定から約10年が経過し，育児環境や就業状況の変化，母子保健施策の充実，災害の発生等，授乳および離乳を取り巻く社会環境等の変化がみられたことから，2019年に本ガイドは改定された。改定版の発表に伴い，全国各地で説明会が開催され，専門誌でも特集が組まれるなど，専門職の本ガイドに対する関心は高い。厚生労働省がこのような指針となるガイドを作成し（2023年度からは，こども家庭庁が本ガイドを所掌），全国の専門職に浸透し，日本のどこにおいても，標準化された均質の授乳・離乳の支援が受けられるのが日本の強みであり，世界で最も低い乳幼児死亡率にも貢献してきた。一度作ったらそれきりではなく，新しい知見や時代の変化に合わせて改定している点も評価できる。

衛生環境が悪く，母親の知識が不足している低・中所得国において，離乳期は，不衛生な食品を与えることによる感染症や母乳代わりに与える栄養素密度の低い食品によって栄養不良が起こりやすい時期である。地元で生産される食品を最大限利用し，それだけでは栄養必要量を満たせない場合は，栄養強化食品や微量栄養素の粉末，液状のサプリメントを活用する。

低・中所得国における離乳食の問題点の一つとして，月齢に合わない食べ物を早くから与える慣習がある。母乳に含まれる糖質の約95％は乳糖であるため，乳児期は乳糖分解酵素であるラクターゼの分泌量がピークとなるが，その後，離乳食を始める生後6か月頃から，離乳食に含まれるデンプンを分解する酵素であるアミラーゼの量が小腸で増えていくなど，離乳食は乳児の消化吸収能力の変化に合わせて進めていく（文献24，p.76）。よって，早すぎる離乳食の開始は消化不良による下痢の原因となり，乳児の栄養状態を悪化させる原因となる。

EBFのこどもに対しては，生後6か月から離乳食を開始するが，母乳はそのまま与え続ける（文献8，p.54）。母乳は2歳まで，もしくはそれ以降も欲しがるだけ与えてよい。BFでないこどもには，1日に4～5回の食事と，欲しがるときは1～2回，栄養のあるおやつを与えるとともに，温暖な気候下では少なくとも400～600mL，暑いところでは800～1200mLの水分を追加で与える必要がある。1-7-2で述べたように，人工栄養の場合は，BMS中に含まれる過剰な塩分やアミノ酸の老廃物を排泄するためにより多くの水分が必要となるからである（文献1，p.81）。

離乳食の衛生管理や，最初は少量ずつ与えて徐々に量を増やしていくやり方は日本と同様であるが，母乳を長く与え続ける点や必要に応じて栄養強化食品やビタミン−ミネラルサプリメントを食品に混ぜて与える点が異なっている（文献8，p.54）。しかしながら，プライマリ・ヘルスケア施設を訪れた発育阻害の乳幼児に治療目的で栄養補助食品を与えることは推奨されない（文献8，p.65）。サプリメンテーションが発育阻害を改善するというエビデンスはなく，栄養補助食品の配布には，食品そのものだけでなく，その貯蔵や配布，スタッフのトレーニングにかかるコストなど相当な資源を要するからである。

2-5　WHOの母子栄養に関する世界栄養目標

2012年に開催された第65回世界保健総会において，2025年までに達成すべき，母子栄養に関する6つの世界栄養目標（**WHO global nutrition targets 2025**）が設定された。これらの達成期限は2030年まで延長されるとともに，表4のように目標値が変更された（文献26，p.12）。

表4　WHO global nutrition targets 2025（2030年までの目標値）（文献26，p.12より筆者作成）

目標1：5歳未満の発育阻害のこどもの人数を50％削減する 　　　　（2025年までの目標値は40％の削減）
目標2：妊娠可能年齢の女性の貧血の割合を50％削減する
目標3：低出生体重児の割合を30％削減する
目標4：こどもの過体重の割合を3％未満に削減し，それを維持する 　　　　（2025年までの目標値はこれ以上増加させない）
目標5：生後6か月間のEBFの割合を少なくとも70％まで増加させる 　　　　（2025年までの目標値は少なくとも50％まで増加）
目標6：消耗症のこどもを3％未満に削減し，それを維持する 　　　　（2025年までの目標値は5％未満に削減し，それを維持）

表5　ENAsとWHO global nutrition targets 2025との関連（文献8，p.193-199より筆者作成）

ENAs	WHO global nutrition targets 2025					
	発育阻害	貧血	LBW	こどもの過体重	EBF	消耗症
全体						
健康的な食事	○	○	○	○	○	○
ヨウ素添加塩		○	○			
とうもろこし粉，コーンミール，米，小麦粉へのビタミン・ミネラル添加		○	○			
こども						
BFの推進とサポート	○			○	○	○
LBWおよびvery LBW児のケア	○			○		○
消耗症のアセスメントと管理						○
適切な離乳食	○			○		
発育のモニタリングとアセスメント	○			○		○
鉄を含む微量栄養素サプリメント		○				
6〜59か月児への高用量ビタミンAサプリメント	○					
下痢症の管理におけるビタミンDサプリメント	○					
成人						
妊娠中と産後の栄養ケア	○	○	○			○

第4章　女性・母子を中心とした，ライフステージごとの健康・栄養

低栄養の妊婦に対するエネルギー・たんぱく質補給	○	○	○			○
妊婦に対する鉄，葉酸，ビタミンＡサプリメント	○	○	○			○
鉄を含む微量栄養素サプリメント		○				

2-6　Indicators for assessing infant and young child feeding practices

　日本の離乳食にあたるものが，補完食（complementary feeding）である。食事の与え方（infant and young child feeding（IYCF）practices）は２歳未満のこどもの健康，発達，栄養状態に直接影響するものであり，最終的には児の生存に関わる。WHO と UNICEF は IYCF の評価指標を示しており，2021年版では，BF に関する指標が６つ，補完食に関するものが９つ，その他として，人工栄養と乳汁栄養法のエリアグラフに関するものがそれぞれ１つずつの計17の指標が示されている（文献27）。

　補完食の指標には，６〜23か月児を対象にした Minimum Dietary Diversity（MDD），Minimum Meal Frequency（MMF），Minimum Acceptable Diet（MAD）がある。

　MDD の定義は，前日に８つの食品群のうち，少なくとも５つの食品群から飲食物をとっているこどもの割合である。８つの食品群とは，①母乳，②穀類，いも類，調理用バナナ，③豆類，種実類，④乳類，⑤肉類，魚類，⑥卵類，⑦ビタミンＡを多く含む野菜・果物類，⑧その他の野菜・果物類である。

　MMF の定義は，前日に固形食，半固形食，ソフト食（人工栄養のこどもはミルクも含む）を最小回数以上摂取しているこどもの割合である。最小回数とは，BF の場合，６〜８か月児は２回，９〜23か月児は３回である。人工栄養の場合は６〜23か月を通じて４回であるが，固形食，半固形食，ソフト食のすべてを１回以上摂取しなければならない。「授乳・離乳の支援ガイド」（2019年）では，離乳初期，中期，後期，離乳完了期と離乳が進むにつれて，調理形態も，なめらかにすりつぶした状態，舌でつぶせる固さ，歯ぐきでつぶせる固さ，歯ぐきで噛める固さへと変化していくが，MMF では月齢によって固さを変える指示はみられない。

　MAD は前日に MAD を食べていたこどもの割合である。MAD とは，BF 児の場合は MDD と MMF，人工栄養児の場合は，MDD と MMF のほか，最低２回の授乳である。

③　低・中所得国における学童期の健康・栄養問題と必要な支援

3-1　学童期の栄養不良とその対策

　健康日本21（第二次）の最終評価では，「適正体重の子どもの増加」の目標達成状況は「D：悪化している」という結果であった。健康日本21（第三次）でも「児童・生徒における肥満傾向児の減少」が目標に掲げられている。世界的にみても，こどものやせよりも過体重が問題になっている。５歳以上のこどもの栄養不良の実態をみると，５〜19歳の女子の8.4%（7,500万人），男子の12.4%（１億1,700万人）が BMI-for-age の z スコアが２を下回るやせである一方，５〜９歳の20.6%（１億3,100万人），10〜19歳の17.3%（２億700万人）が過体重である（文献28，p.8）。

　エネルギー収支だけみると過栄養の状態であるものの，微量栄養素は欠乏している「隠れた飢

餓（hidden hunger）」も問題となっている。約6億人の学童が貧血であり，貧血の約半数が鉄欠乏によるものと推定されている（文献8，p.71）。学童期のこどもは急速な発育で鉄の必要量が増すため，**鉄欠乏性貧血**になりやすい。鉄欠乏性貧血があると，病気にかかりやすくなり，認知機能の発達や学業にも支障をきたす。

2〜12歳のこどもにおける貧血の割合が20%以上の地域では，**micronutrient powders**（MNPs）を食事のときに添加する（文献8，p.18）。MNPsには鉄のほか，ビタミンAや亜鉛が含まれる（文献8，p.68）。低・中所得国で多くみられる植物性食品中心の食事では，鉄やビタミンAの必要量を満たすことは困難であるが，栄養価の高い動物性食品は高価であり，栄養強化食品も必要量を満たすほど入手できない。そこで，通常の食事に振りかけるMNPsが用いられる。MNPsは小袋に入っており，輸送や貯蔵が容易で，副作用も少ない一方で，鉄欠乏性貧血を減らし，血中ヘモグロビン濃度が上昇する効果が報告されている。貧血の割合が40%以上の地域では，30〜60mgの鉄剤を毎年3か月連続で毎日服用させる。

3-2 学校給食

日本の学校給食は文部科学省が所管し，教育の一環として実施されているが，諸外国では農務省が所管し，学童に対する食料支援として位置付けられている国が多い。

2020年，新型コロナウイルス感染症（COVID-19）のパンデミックにより，世界中の学校が休校となり，学童や地域社会に対する学校の果たす役割が再認識された。学習や学校給食を通じた栄養補給の場となるだけでなく，保健サービスや地域への情報提供の面でも学校は重要な役割を果たしている。休校により，学童は学校給食や，駆虫，予防接種などの学校保健にアクセスできなくなった。

これを受け，国連食糧農業機関（Food and Agriculture Organization of the United Nations: FAO），国連教育科学文化機関（United Nations Educational, Scientific and Cultural Organization: UNESCO），UNICEF，国連世界食糧計画（UN World Food Programme: WFP），WHOは，60か国以上の加盟国からなる学校給食連合（School Meals Coalition）を支援することを表明した（文献29）。連合は，2030年までにすべてのこどもが栄養のある給食を受けられるようにするとともに，通常の学校給食に，健康と栄養に関する介入を組み合わせたスマート・スクール・ミール・プログラムを実施することを表明している。学校給食はこどもたちの発育・発達に資するだけでなく，通学の動機付けとなり，学びを支援することにもつながる。学校給食は地場産の食材を使うことで国や地域の市場を活性化し，多くの場合，女性が経営している小規模農家や地域の配膳業を改善するきっかけにもなる。

学校給食連合は，COVID-19流行前の学校給食や学校保健を取り戻すとともに，コロナ禍前に学校給食を受けていなかった7億3,000万人のこどもたちにも給食を提供する予定である。学校給食の基準を作り，地域の食料生産とリンクさせることで，質を向上させることを目指している。

④ 低・中所得国における思春期の健康・栄養問題と必要な支援

セーブ・ザ・チルドレンの2018年の報告書によると，5億7,500万人の少女が差別的な環境下

表6　こども時代の終わり指数ランキング（2018年）

（文献30，p.3）

**2018 END OF CHILDHOOD
INDEX RANKINGS**

TOP 10		BOTTOM 10	
RANK	COUNTRY	RANK	COUNTRY
1	Singapore	166	DR Congo
1	Slovenia	167	Sierra Leone
3	Norway	168	Guinea
3	Sweden	169	Nigeria
5	Finland	170	Somalia
6	Ireland	171	South Sudan
6	Netherlands	172	Chad
8	Iceland	173	Central African Republic
8	Italy	174	Mali
8	South Korea	175	Niger

に置かれており，教育機会を奪われ，早婚を強いられ，心理的・身体的な成熟を待たずに出産することを余儀なくされている（文献30，p.3）。死亡，慢性栄養不良，退学，児童労働，結婚，出産などにより，こども時代を過ごす機会を奪われるこどもたちは低・中所得国に多い（表6）。早婚による若年妊娠は，未成熟な身体に負担がかかるだけでなく，教育機会も失い，次世代の栄養にも影響する（7-4参照）。最貧困層の少女の出産数は，最富裕層の3倍にのぼる（文献31，p.134）。日本でも若年妊娠はこどもの虐待などのハイリスク要因としてとらえられ，子育て支援の対象となるが，日本人女性の平均初婚年齢は29.7歳（2023年）であり，婚外子出産がまれな日本においては，出産の高齢化とそれに伴う少子化の方が問題となっている。

　こども時代が奪われるリスクに直面しているこどもたちのほとんどが，「貧困」「紛争」「少女に対する差別」という3つの脅威のうち，2つあるいは3つを抱える国で暮らしている。貧困は栄養不良の原因であると同時に結果でもある。栄養不良により健康や認知機能が損なわれれば，通学や労働が困難になり，所得が低くなるからである。次節で述べるように，成人女性の肥満は低所得国でも問題となっているが，思春期女性の過体重や肥満の割合は成人女性よりも低い（文献32）。

5　低・中所得国における成人期の健康・栄養問題と必要な支援

5-1　低・中所得国における成人の肥満と貧血の現状

　現在，世界では**栄養不良の三重負荷**が問題となっている。三重負荷にカウントされる栄養問題は，5歳未満のこどもの発育阻害と成人女性の貧血と過体重の3つである（文献33，p.40）。栄養

5．低・中所得国における成人期の健康・栄養問題と必要な支援

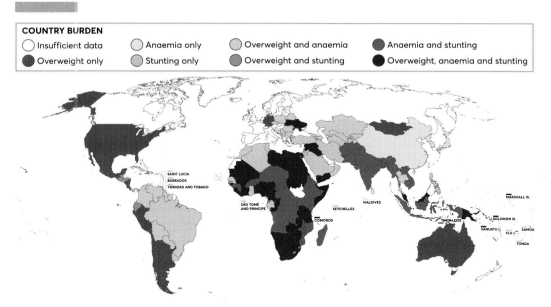

図7　5歳未満の発育阻害，成人女性の貧血と過体重の世界地図（文献33, p.40）

不良には低栄養だけでなく過栄養も含まれるため，過体重も栄養不良の指標となる。栄養不良の三重負荷の国はサハラ以南アフリカに多くみられる（図7）。世界的にみると発育阻害の割合は減少しているが，減少の度合いはアフリカと東南アジアで鈍く，2018年現在も，発育阻害のこどもはそれぞれ33.1％と31.9％存在する（文献8, p.7）。

　2016年現在，18歳以上の39％がBMI 25以上30未満の過体重であり，男性の11％，女性の15％がBMI 30以上の肥満である。肥満者の割合は，1975年から2016年の間に3倍近く増加した。ガーナ，ケニア，ニジェール，シエラレオネ，タンザニア，ジンバブエといったサハラ以南アフリカの国々では，都市部に住む女性の50％近くが過体重もしくは肥満である（文献34）。低・中所得国における複数の研究では，身体サイズに対する文化的信念が肥満予防プログラムの障害となっていることが指摘されている。パキスタンの研究では，成人参加者の64％が過体重であったのにそのほとんどが自身を過体重であるとは認識しておらず，都市部に住む過体重の女子大学生の18％が自身を標準体重であると信じていた。日本では，若年成人女性のやせが問題となっており，その原因として標準体重でも太っていると認識し，ダイエットに励むという逆の現象がみられている。

5-2　低・中所得国におけるNCDsの現状とその背景

　40〜74歳を対象とした日本の特定健康診査は，内臓脂肪の蓄積に着目したものであり，腹囲やBMIのほか，血圧高値，脂質異常，血糖高値，喫煙の有無で特定保健指導の対象となる者を抽出し，高血圧，脂質異常症，糖尿病，心筋梗塞，脳卒中，糖尿病性腎症等の発症・重症化の予防を図るものである。世界的にみても，虚血性心疾患と脳血管疾患は死因の第1位と第2位を占め

127

第4章　女性・母子を中心とした，ライフステージごとの健康・栄養

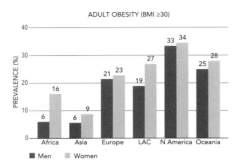

FIGURE 2.6: Prevalence of obesity (BMI ≥30) among adults aged 18 years and over by region, 2014

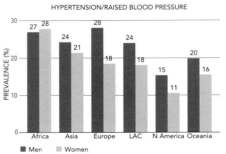

FIGURE 2.8: Prevalence of hypertension among men and women aged 18 years and over by region, 2015

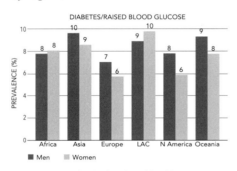

FIGURE 2.7: Prevalence of diabetes among men and women aged 18 years and over by region, 2014

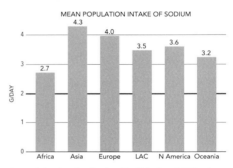

FIGURE 2.9: Mean intake of sodium by region, 2010

図8　地域別にみた NCDs の危険因子の分布（文献36，p.37）

るが，これらの予防として重要なのは，減塩，高血圧，肥満，糖尿病の削減である（文献35）。
　これら危険因子の分布を地域別に図8に示す。18歳以上の肥満者（BMI 30以上）の割合は，北米とオセアニアで高い（左上）。また，日本の成人においては，女性より男性に肥満が多いが，世界的にみると女性の方が肥満者の割合が高いことがわかる。ナトリウムの摂取量は日本をはじめとするアジアで多く，WHO が上限としている 2 g/日の倍以上摂取している（右下）。アフリカではナトリウム摂取量が最も少ないものの，高血圧者の割合が最も高い（右上）。これには，アフリカ人が高血圧になりやすい遺伝的素因をもつことが関係している。一方で，アジア人は肥満の割合が低いものの，糖尿病や高血糖の割合が高い（左下）。これにもアジア人の遺伝的素因が関係しているといわれている。アジア人は軽度の肥満でも糖尿病になりやすいため，WHO はアジア人向けの肥満の診断基準を示している。それによると，標準体重は18.5≦ BMI ＜23，過体重が23≦ BMI ＜25，前肥満（pre-obese）が25≦ BMI ＜30である。

128

6 低・中所得国における高齢期の健康・栄養問題と必要な支援

6-1　日本の高齢化と食生活

　戦後まもない1947年の日本人の平均寿命は，男性50.06年，女性53.96年であったが，およそ30年で世界一の長寿国となり，長らくその地位を維持してきた。世界一の健康水準の達成には，1955年から始まった高度経済成長など様々な要因が考えられるが，食生活についてみてみると，国が豊かになったことで，高価な動物性食品の摂取が増え，これまで不足していた良質のたんぱく質や脂質の摂取量が増加し，望ましいエネルギー産生栄養素バランスになったことが挙げられる（図9）。経済成長とともに動物性食品の摂取量が増加することは，今日でも多くの低・中所得国が経験していることであるが，日本人の食生活の変遷に特徴的なこととして，動物性食品の摂取増加に伴い，摂りすぎていた米の摂取量を減少させることでエネルギー摂取量自体の増加は見られず，肥満の問題につながらなかったことが挙げられる。

　平均寿命が延伸し，高齢者が増えるだけでは高齢社会とはならない。同時に少子化が進むことによって，総人口に占める65歳以上の高齢者人口の割合（高齢化率）が7％を超えると高齢化社会，14％を超えると高齢社会となる。日本は高齢化率が21％を超えており，超高齢社会である。少子高齢化は労働力不足を招き，我々の食生活にも大きな影響を及ぼす。現在の日本の食生活は外国人労働者の存在がなくては成り立たない。農業などの一次産業は外国人技能実習生を貴重な労働力としており，食品工場で働く外国人労働者も多い。スーパーやコンビニの店員にも外国人労働者がみられ，一次産業（農業・漁業），二次産業（加工），三次産業（販売）のどの段階においても，人手不足を外国人労働者で補っている。今後，中国が高齢社会を迎えると，世界第2位の経済力をもつ中国に外国人労働者が流れていき，日本は深刻な人手不足になることが懸念されている。日本の食料自給率の低さはしばしば問題になるが，食料生産だけでなく，加工や販売に従事する労働力の確保も食生活の維持には欠かせない。

6-2　世界の高齢化と栄養問題

　2023年の日本の高齢化率は29.1％であり，人口ピラミッドは人口減少傾向を示すつぼ型である

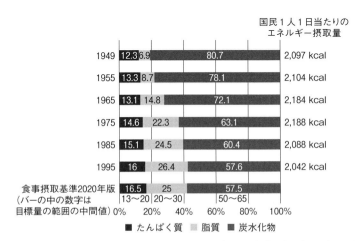

図9　エネルギー産生栄養素バランスでみた日本人の食生活の変遷（筆者作成）

が，世界全体でみると，2020年に初めて，60歳以上人口が5歳未満人口を上回った（文献3，p.25）。2050年までには，60歳以上人口は，5歳未満人口の2倍以上に達し，15～24歳人口をも上回ると推定されている（文献37，p.2）。女性は男性より長命なため，2017年現在，世界の60歳以上人口の54％，80歳以上人口の61％を女性が占めている。高齢者人口の増加速度が最も速いのはアフリカで，2050年には世界の高齢者人口の80％近くは低・中所得国の人々が占めると予測されている。

人口の高齢化が継続すると，減少する労働力が，増加する年金生活者を支えなければならなくなり，社会保障制度に負担がかかる。労働力の縮小によって租税収入の減少が見込まれる中での医療，保健，その他の公共サービスの維持といった社会問題が生じるが，低・中所得国においては，年金や社会保障制度も脆弱な国が多い。そこで，ここでは高齢化の社会への影響ではなく，栄養問題に特化して解説する。

低栄養は高齢者の22％にみられ，筋肉量の減少や骨密度の低下となって現れる（文献8，p.103）。フレイルや認知機能の低下，自立困難，要介護のリスクを高めるため，高所得国でも高齢者の低栄養が問題となっているが，若年期からの低栄養状態が持ち越される低・中所得国においても，その健康影響は深刻である。加齢による低栄養の要因は，味覚や嗅覚といった感覚機能の低下，口腔機能の低下，孤立やうつなど，様々であるが，低・中所得国においては，food insecurity が大きい。**家庭内の食料分配**においても，援助プログラムにおいても，若年層が優先され，高齢者は見過ごされることが多い。そこで，持続可能な開発目標（Sustainable Development Goals: **SDGs**）の目標2の指標として，food insecurity の割合や小規模食料生産者の平均所得をみる際は，高齢者を取り出して別途評価することが必要である。

高齢者の中でも女性は男性より貧しく，貯蓄も少ない。若年期からの労働市場における就業機会や待遇の不平等が，高齢期の所得保障や拠出年金給付にも影響し，経済協力開発機構（Organization for Economic Cooperation and Development: OECD）諸国の年間年金給付額は，女性は男性より平均で27％少ない。基礎年金受給だけでは，基本的ニーズを満たすことすら難しい場合が多く，food insecurity につながっている。

地域における必要な支援としては，ヘルス・リテラシーや自己管理能力を改善し，身体活動や栄養のある食事，口腔ケアの機会を増やすプログラムやサービスの強化がある。たんぱく質摂取量の増加などの栄養介入は運動の効果を高め，筋肉の量や強度の増加に直接作用するため，栄養と運動を組み合わせたプログラムが効果的である。BMIが18.5未満の低栄養の高齢者には，食事のアドバイスとともに調理不要の栄養補助食品の摂取を勧める（文献8，p.20）。独居高齢者の孤立を防ぐために，会食機会を提供することも低栄養の管理に有効である。健康日本21（第二次）では，「低栄養傾向（BMI 20以下）の高齢者の割合の増加の抑制」のほか，「高齢者の社会参加の促進」を目標に掲げていた。最終評価報告書によると，前者は目標値を達成することができたが，後者はCOVID-19の影響でデータソースとなる調査が中止となり，評価ができなかった。「低栄養傾向（BMI 20以下）の高齢者（65歳以上）の割合の減少」は，2023年に告示された健康日本21（第三次）[3]の目標にもなっており，令和元（2019）年度に16.8％である割合を令和14（2032）年度までに13％まで減少することを目標としている。

7 低・中所得国におけるジェンダーと健康・栄養問題と必要な支援

7-1 ジェンダーとは何か

生物学的な性差をセックスというのに対し，社会的，文化的な性差をジェンダーという。先天的なものではなく，文化的に身に付けた，あるいはつくられた性差の概念を指す。ほとんどの国において，女性の平均寿命は男性より長い。平均寿命の男女差が小さい国というのは，女性が過酷な状況下にあることを意味している。女性の平均寿命が60歳未満の国々はすべてサハラ以南アフリカにある。

SDGsの目標5にも「ジェンダー間の平等」が掲げられているが，日本は達成できているのであろうか。ジェンダー・ギャップ指数（gender gap index: GGI）は，「経済参加と機会」「教育」「健康と生存」「政治参加」という4つの側面からジェンダー格差だけに着目し，数値化したものである。1に近づけば近づくほどジェンダー平等が進んでいることを示すが，2024年のGGIをみると，日本の総合順位は146か国中118位（GGI＝0.663）であり，ネパール（117位，GGI＝0.664）やコモロス（119位，GGI＝0.663）のような低・中所得国の間にはさまれている。

7-2 教育・文化・慣習におけるジェンダー規範がもたらす健康・栄養問題

女性は家庭内の無償労働のほとんどを担っている。水道がないサハラ以南アフリカの世帯で，女性が水汲みをしている割合は62％を占める（文献38, p.138）。水汲みは「時間の貧困」の主要因であり，水汲みに費やされる無償の時間によって，教育や賃金労働などに従事する機会が奪われている。低・中所得国において，女性は農業労働力の43％を占めるが，換金・輸出作物は「男の作物」，自給的作物は「女の作物」とみなされるなど，女性の現金収入につながることは少ない（文献38, p.139）。家庭外で働く場合も，教育機会の乏しい女性は単純労働に従事することが多く，自動化やAI（artificial intelligence, 人工知能）により失職しやすい。

女性は，労働市場における就業機会や待遇の不平等，女性に不利な財産や土地の相続に関する法律により，貧困に陥りやすい。女性にとって，自分の経済的な行く末を自分で管理できることは，そのほかのすべての権利の土台である。読み書きができると，女性の経済状態は向上し，男性への依存度は下がり，自分の財産，富，健康，法的権利を管理したり，理解したりする能力が上がる。家庭内の権力を失うことを恐れる男性の抵抗や，少女や女性を家庭内にとどめようとする制限が，女性の識字率の向上を阻んでいる。

女性の仕事とされている屋外での焚火による調理は，放出される微粒子による呼吸器疾患やマラリアへの感染リスクを高める（文献38, p.101）。水汲みのような重労働も，女性の体力を消耗させるだけでなく，水場での労働はマラリアへの感染機会を増す（文献38, p.111）。妊娠中は免疫力の低下により，特に感染症にかかりやすくなる。アフリカでは，年間1万人の女性が妊娠中にマラリアに感染した結果，死亡し，60％の妊婦が予防医療を受ける手立てをもたないと推定されている。医療は遠く，費用は高く，治療を受けるには夫の許可が必要である。

---

[3] 健康日本21（第三次）は2024〜2035年度の12年間を実施期間とした国の健康増進計画である。「全ての国民が健やかで心豊かに生活できる持続可能な社会の実現」をビジョンとし，ビジョン実現のための基本的な方向として，①健康寿命の延伸・健康格差の縮小，②個人の行動と健康状態の改善，③社会環境の質の向上，④ライフコースアプローチを踏まえた健康づくりの4つを掲げている。

第4章　女性・母子を中心とした，ライフステージごとの健康・栄養

飲食と排泄はセットで考える必要があるが，下水道に排水できる世帯専用のトイレを利用できる人は，世界人口の27％に過ぎない（文献38，p.116）。トイレや便器といった基本的な汚物処理施設をもたない人は世界に約23億人いる。また，側溝ややぶの陰，囲いや屋根のない水辺など野外での排泄を余儀なくされている人は約10億人いる。女性は人目につかない場所を探さなければならず，そういった場所はレイプの温床となりやすい。女性用トイレが整備されないと，女性の社会参加や通学も困難となる。

7-3　家庭内での従属的な立場が食物摂取に及ぼす影響（世帯内食料分配の不平等）

女児よりも男児を好む文化的な選好は，ほぼ普遍的である（文献38，p.77）。自然性比は，女児100人につき，男児105人であるが，今日20か国以上の国が女児の中絶や嬰児殺により人口統計上の性比をゆがめている。男児100人に対し，女児はわずか80人といった国もある。出産後差別も蔓延しており，女児にはあまり食事や治療を与えないといった意図的なネグレクトが行われている。

2005～2006年のインドの調査では，女児の方が同じ年齢の男児より栄養不良率が高かった（文献39，p.115）。その理由として，家庭内において，女児の方が男児よりも食料配分が少なかったことを報告している。このような男女間の**食料分配の不平等**は成人になってもみられる。**男児選好**は労働力をあてにする貧困層の習慣と考えられてきたが，経済発展により小規模家族が標準的になるにつれ，男児をもつという圧力や価値観も増しており，所得増加による是正はみられていない。

7-4　母親の教育レベルとこどもの健康・栄養状態の関連

2000～2019年に81か国の低・中所得国を対象に実施した調査によると，正規教育を受けていない母親は初等教育以上の母親と比べて，BFの指標が悪かった（文献40）。母親の教育レベルの影響は5歳未満の発育阻害で特に大きい（図10）。母親が中等教育以上を受けている世帯における発育阻害の割合は24.0％であるのに対し，初等教育以下の世帯での割合は39.2％である。

ヘルス・リテラシーとは，健康の維持・増進の方法として，情報にアクセスし，理解・利用するための個人の動機と能力を決定する認知・社会的スキルを表す（文献39，p.33）。読み書きができ，健康情報を理解・利用するという点では学校教育は重要であるが，それだけでは達成できない。情報にアクセスするためには，保健センターに行けるなど，外出を禁止されていない環境下にある必要があるし，こどもの食事や予防接種に関する発言権や決定権を持っているなど，家庭内における母親の立場も影響する。また，自分の考えや希望を言語化し，家族と交渉するなど，社会的なスキルも必要となるが，教育を受けていない女性は自己肯定感が低いため，自分の意思を発言することに消極的である。

7-5　意思決定権をもたないことによる間隔の短い頻回な妊娠（避妊の満たされないニーズ）が母体の健康・栄養状態を損なう（セクシャル・リプロダクティブ・ヘルス／ライツ）

セクシャル・リプロダクティブ・ヘルス／ライツ（sexual and reproductive health and

7．低・中所得国におけるジェンダーと健康・栄養問題と必要な支援

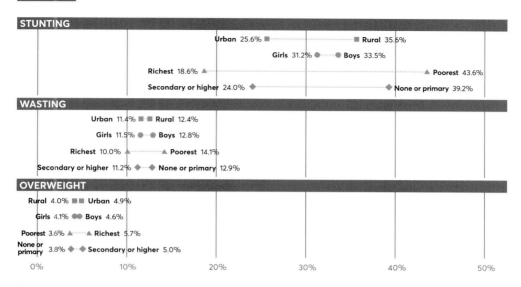

図10　5歳未満のこどもの発育阻害，消耗症，過体重にみられる格差（文献33，p.45）

rights: SRHR）とは，こどもの数，出産間隔，出産する時期を自由にかつ責任をもって決定でき，そのための情報と手段を得ることができる権利である。また，差別，強制，暴力を受けることなく，生殖に関する決定を行える権利も含まれる（文献41，p.113）。

　一人の女性が一生の間に産むと推定されるこどもの数（**合計特殊出生率**）をみると，日本をはじめとする先進諸国は人口の置き換え水準である2.1を下回っているのに対し，ニジェール（7.6），ソマリア（6.4），マリ（6.1）といったサハラ以南アフリカでは高い。

　1-3で述べた通り，母体の回復を待たずに行われる度重なる妊娠・出産は，女性の栄養状態を悪化させる。ENAsでは，少なくとも3年間の間隔を空けて妊娠することの重要性を説明している（文献8，p.246）。低・中所得国に暮らす2億1,400万人の妊娠可能年齢女性は，妊娠を回避したいと思っているが，避妊手術や経口避妊薬，コンドームなどの現代的な避妊法を使用していない（文献38，p.67）。世界中の既婚または事実婚女性の12%が出産を遅らせたいか，止めたいと思っているが，避妊具にアクセスできないか，使用していない。母子の健康，望まない妊娠，女性の社会的・経済的自立への妨げという点で，避妊のニーズが満たされない代償は大きい。

133

第4章　女性・母子を中心とした，ライフステージごとの健康・栄養

8 非常時における要配慮者の健康・栄養問題と必要な支援

8-1　低・中所得国における災害による被害と備えの現状

　WHO は2020年に，今後10年間で世界の脅威となる健康課題のトップ10を挙げた（文献42）。第1位は気候変動に伴う健康問題，第2位は紛争や危機的状況下での保健医療サービスの欠如であった。気候変動の影響などもあり，自然災害の発生回数は，1970年代の年平均100回以下から，2000年代には400回以上へと4倍以上増加した。1980年代までは WFP の全体予算の8割以上を開発事業が占めていたが，2000年以降は緊急・復興支援の割合が8割以上を占めるようになった（文献43, p.141）。

　たとえ同じマグニチュードの地震が2つの国で起こったとしても，被害の大きさは，発生のタイミングに加え，その国の地質学的特性や人口密度などによって異なる（文献44, p.365）。さらに，その国の災害への備えや社会インフラなどの要因も大きく影響する。多くの場合，高所得国には非常時への備えがあり，緊急事態への対応力もある。一方，低・中所得国では，平常時から存在する問題が災害によってさらに悪化するため，災害による死亡の90％以上がこれらの国々で起こっている。

　また，国連の発表によると，2050年までに世界の総人口の68％に当たる63億人が都市部に集中すると予測されている。こうした都市部への人口集中が進んでいる現状が，これらの地域での自然災害発生時の被害の大きさを拡大している。例えば，米国ノースリッジは，人口の集中するロサンゼルスから30キロほど郊外に位置するが，1994年の地震により210億ドル（約2兆円）規模の被害を受けた。これがもし，ロサンゼルス中心で起きていれば，被害はさらに大きなものになったことが想像できる。都市化はアフリカとアジアで急速に進んでおり，2030年までに，都市居住者の80％が低・中所得国の人々になると予測されている。これらの多くは，住宅事情，栄養状態，衛生環境の悪いスラムに住んでいる。人為的・自然災害による経済損失額の予測指標である GDP リスク量は，人口1千万人以上のメガシティを抱えるアジアの国で高い（図11）。

　災害発生後には感染症による死亡やこどもの栄養不良が増加するが，低・中所得国にはこうした状況をモニタリングする仕組みもないのが現状である（文献48, p.155, p.206）。また，日本では家庭備蓄の普及啓発といった防災教育も地域保健の一環として実施されているが，日々の食べ物にも困る環境下では，災害に備えた食料備蓄どころではないという現状もある（文献48, p.164）。

8-2　低・中所得国における被災者支援と非常時の食料供給の現状

　平常時・非常時にかかわらず，**食料安全保障（フードセキュリティ）**の向上は低・中所得国共通の課題だが，特に災害時の food insecurity は平常時よりも疾病や死亡につながりやすく，混乱の中での対応はより困難である。低・中所得国の中には，公的な避難所が開設されない国もある（文献46, p.155, p.171）。避難所での食事の提供も自国の行政組織ではなく，国内外の支援団体に依存しているところが多くみられる。平常時のケアと災害時の対応は同じ地域住民を対象とした一連の活動であるため，平常時の地方政府の行政力の差が非常時には顕著となる（文献47）。被災というのは，経済的・物理的困難につながりやすいため，災害時に公的な栄養・食生活支援が受けられるということが SDGs の目標2「飢餓と栄養」および目標3「健康と福祉」の達成にも重要である。

134

8. 非常時における要配慮者の健康・栄養問題と必要な支援

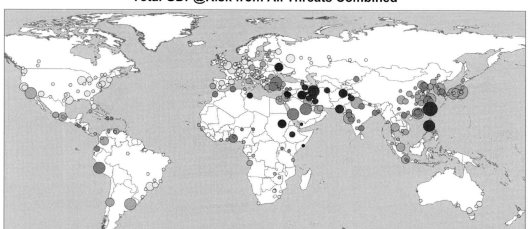

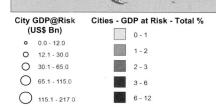

図11 最大級の人為的災害および自然災害の脅威によって大都市が被りうる経済的な影響予測
（文献45, p.27）

　マンパワー，ライフライン，食料が不足する中での食支援という点で，難民支援と自然災害の被災者支援は共通する部分が多い。5千人を超える難民支援は，**国連難民高等弁務官事務所**（The Office of the United Nations High Commissioner for Refugees: **UNHCR**）とWFPが協働で行うが，それ以下の規模ではUNHCRが単独で対応する。わが国の災害救助法による食支援は現物支給が原則であるが，国際緊急人道支援も支援国からの拠出金で現地調達した食料を配布する。

　UNHCRによる現物支給の栄養基準と，東日本大震災の際に厚生労働省が発出した「避難所における食事提供の計画・評価のために当面の目標とする栄養の参照量」（以下，「参照量」とする）を比較したのが表7である。参照量では災害時に特に重要な5つの栄養素を厳選しているが，2015年に発行されたUNHCR Emergency Handbook 第4版によると，UNHCRが考慮する栄養素は21種類と多い。これほど多くの栄養素を充足する食事計画は難しいと思われるが，UNHCRの食事計画ツールであるNutValは，既存の配給セットに含まれる食品の量を増減させることで充足率を100％に近づけた食事計画が可能となっている。また，食品データベースからは，特定の栄養素含有量の高い順に食品をソートして選ぶこともできる。NutValでは，個々の食品だけでなく，小麦ベース，とうもろこしベース，米ベースの配給セットを選択でき，非常時に食品を組み合わせて一から食事を計画する必要がない点も優れている。

　栄養とフードセキュリティは，これまでも人道支援の中心であった。かつては**マラスムス**への対応が中心であったが，問題解決型の公衆栄養学的アプローチに進化してきている。これには栄

135

第4章　女性・母子を中心とした，ライフステージごとの健康・栄養

表7　国連難民高等弁務官事務所による食料支援ツール（文献49）

	避難所における栄養参照量 （厚生労働省）	UNHCR Emergency Handbook 及び NutVal. Net （国連難民高等弁務官事務所）
栄養素の種類	エネルギー，たんぱく質，ビタミン B_1，B_2，C	エネルギー，たんぱく質，脂質，ビタミンA，D，E，K，B_1，B_2，B_6，B_{12}，C，葉酸，パントテン酸，鉄，ヨウ素，亜鉛，銅，セレン，カルシウム，マグネシウム
値	日本人の食事摂取基準の推奨量の値	FAO/WHO 共同策定の Recommended Nutrient Intake の値
対象	被災県の人口構成を用いた加重平均。身体活動レベルは，ⅠとⅡの中間値を使用	日本同様，対象集団の人口構成，身体活動のほか，施設や衣料事情も加味し，環境温度が20℃未満の場合や栄養不良がみられる場合は必要量を増すなど調整して用いる
食事計画	行政栄養士が参照量の値を満たす献立を作成	エクセルのスプレッドシート・アプリケーションである NutVal.Net の Ration Calculator により，すべての必要量を満たす食事計画が可能

養学的リスクと要配慮者の状況分析やアウトカム評価が必要である。日本には戦後から始まった国民健康・栄養調査の長い歴史とノウハウがあり，災害発生後には避難所の食事調査も実施される。まさに災害時も **PDCA サイクル**に基づいて避難所の栄養改善を試みるわけだが，平常時の食事調査もままならない国では，災害時の栄養状態の把握は困難を極める。平常時の仕組みを災害時にも活用できているのが日本の特徴といえる。

　UNHCR は，標準化拡大栄養調査（Standardized Expanded Nutrition Survey: SENS）のガイドラインを示している（文献48）。これは，難民キャンプにおいて，世帯単位で，栄養，健康，フードセキュリティ，**WASH**（Water, Sanitation and Hygiene）に関するデータを収集，分析，報告するための標準化された手法である。難民キャンプの特徴として，毎月食料の配給があること，プライマリ・ヘルスケア（primary health care: PHC）サービスに無料でアクセスできること，水場に近く，無料で蚊帳が配られる一方で，配給以外の食料へのアクセスが限られることなどがある。データの収集，共有，チェック，入力を容易にするため，ガイドラインでは Open Data Kit（ODK）というアプリケーションを搭載したスマートフォンによるデータ収集を推進している。2013年に実施した調査では，紙ベースのデータ収集が29件であったのに対し，スマートフォン使用は78件であった。

8-3　ライフステージ別の非常時の栄養支援

　社会的弱者ほど災害による被害は大きく，非常時には平常時の脆弱な部分が露呈する。

8-3-1　乳幼児

　日本では，度重なる自然災害の発生を受け，2019年に改定された「授乳・離乳の支援ガイド」では災害時の内容が充実された。日本における非常事態は自然災害が多いが，政治が不安定な低・中所得国における健康危機は紛争が多い。セーブ・ザ・チルドレンによる2018年の報告書に

8．非常時における要配慮者の健康・栄養問題と必要な支援

よると，少なくとも2.4億人のこどもが紛争のある国や社会が脆弱な国に暮らしている（文献30）。こうしたこどもたちは，非紛争地域のこどもと比べ，5歳未満で死亡するリスクが2倍近く高まるが，その死因をみると，爆撃や銃撃による直接的な死亡は1.5％に過ぎず，ほとんどが栄養不良や疾病，適切なヘルスケアが受けられないことにより死亡している。平和や安定によってこどもの栄養状態は改善するが，逆もまた真であり，栄養への投資が社会の安定性を増し，混乱や不安を減少させるという報告もある。

　乳幼児は非常時における支援の対象となりやすく，UNHCR の SENS（8-2 参照）でも，こどもの栄養不良や健康指標，こどもと女性の貧血レベル，乳幼児の食事状況は報告書の項目に入っている（文献48）。2013年のブルキナファソの難民キャンプでは，SENS により重度の貧血と急性栄養不良が明らかとなったため，6 ～59か月児の栄養改善を目的として，トウモロコシと大豆を混ぜた栄養価の高い粥状の SUPER CEREAL plus や微量栄養素の粉末である Nutromix の一律配布を行った。かつての食料援助は最低限必要な穀類，塩，豆，砂糖，油などを配っていたが，10年ほど前から栄養不良のこども向けのこのような特殊食品も配布されるようになっている。

　また「plumpy' nut」という低栄養治療食の登場も，栄養改善活動におけるイノベーションといえる（文献42）。これはピーナッツベースのペーストが小さなアルミホイルに包まれているもので，常温で2年間保存でき，40℃を超える暑さでも保存・使用可能である。高エネルギーでありながら，たんぱく質や脂質の含有量が適切で，亜鉛等の微量栄養素もバランスよく含んでいる。年齢や身体計測値に合わせた個数を毎日摂取させることで，2週間程度で体重増加を実現することができる治療食である。

　2-6 で IYCF について解説したが，これの非常時版である infant and young child feeding in emergencies（IYCF-E）が Emergency Nutrition Network（ENN）から発表されており，2017年の第3版が最新である（文献50）。調乳のための清潔な水や熱源の手に入らない非常時こそ BF が重要であるが，非常時対応の中では，BF に対する支援や IYCF への配慮は不足しがちである。2020年に発表された系統的レビューによると，紛争地域における EBF は25％，母乳継続は29％であるのに対し，人工栄養は58.3％，固形食・半固形食・ソフト食の導入は71.1％と高い（文献51）。IYCF の MDD を満たすこどもは60.3％であった。BMS は支援物資として最も早く届くものの一つであり（文献52），母親の栄養不良やストレスが母乳産生を妨げるという誤った認識が広まっているため，母親自身も支援者も非常時には BMS を使用しがちなので注意する（文献53）。EBF を妨げる市販の補完食の一方的な寄付や配布も同様に問題である。支援者は IYCF-E の理解を深めるとともに，水分やエネルギーの摂取不足，ストレス，極度の疲労，授乳時のプライバシーがないことによって母乳育児を継続できない母親の事情にも配慮し，障害を取り除くように努める（文献54）。

　母親が負傷や行方不明で母乳育児ができず，もらい乳もできないときには BMS を利用することになるが，その際も哺乳瓶は使用せず，カップフィーディングを行い，母乳栄養に戻しやすくする。BMS が手に入らないときは，薄めた牛乳を飲ませるが，鉄，亜鉛，ビタミン A，D，C，E，アミノ酸，必須脂肪酸が不足するので，モニタリングを徹底し，時機を見て改善する（文献55）。

　米国保健福祉省も Infant Feeding during Disasters を出しており，災害時に BF の継続が必要

第4章　女性・母子を中心とした，ライフステージごとの健康・栄養

な理由として，①短期間でも BF を中断すると母子の心身に悪影響がある，②災害時に汚染された水を使用することのリスクから乳児を守る，③呼吸器疾患や下痢にかかりにくくなる，④母乳は器具なしでいつでも飲ませられることを挙げている（文献56）。BF のサポートとしては，①母乳に詳しい医療専門家にかかりやすいようにする，②妊娠・授乳中の女性が安心して過ごせる場所をつくる，③母乳を与えることで乳児は十分な栄養が摂れていることを伝えて母親を安心させる，④家族を一緒にしてばらばらにしない，⑤授乳中の母親に水と食料を提供する，⑥ BMS が必要なときは使い捨てコップに乳児用液体ミルクを入れて与えることとしている。

　母乳の栄養価や感染予防効果は，医療崩壊や food insecurity を招いたコロナ禍においても重要であった（文献13）。一方で，いくつかの国の COVID-19 ガイドラインが BF に否定的であったことに乗じた BMS の製造・販売業者が WHO コードに違反したマーケティングを展開した。ある会社はソーシャルメディアを利用してインドの母親に接触し，またある会社はパキスタンの地方防災当局にフォローアップミルクを寄付した。BMS の会社は世界的な規模で病院，行政機関，非政府組織（non-governmental organization: NGO）に寄付を行ったことが報告されている。その他のコロナ禍に乗じたマーケティング手法としては，自社の BMS が免疫力を高め，ウイルスやバクテリアによる呼吸器や消化器感染症を予防することを謳った広告をフェイスブックに載せたメーカーもみられた。

8-3-2　妊婦・授乳婦

　ENAs では，被災した妊婦・授乳婦に対して，10種のビタミンと5種のミネラルの必要量の2/3を満たす栄養強化された混合食の配布を推奨している（文献8，p.145-146）。栄養強化食品だけでは妊婦・授乳婦の必要量を満たせないこともあるので，栄養強化食品が配布されている場合も，微量栄養素のマルチサプリメントを被災期間中ずっと服用し続けることを推奨している。さらに妊婦・授乳婦には1日1リットルのきれいな飲料水を余分に配布する。

8-3-3　高齢者

　高齢者は非常事態の影響を特に受けやすい。例えば，2005年の米国におけるハリケーン・カトリーナによる死者の75％は60歳以上の高齢者，2011年の東日本大震災の死者の56％は65歳以上の高齢者であり，2012年の南スーダン危機では50歳以上の死亡率は5〜49歳の4倍であったことが報告されている。日常生活を送る上ではあまり問題にならない障害や慢性疾患も，緊急時の避難行動や避難所での食物摂取に支障をきたすことがある。

　2024年の元日に発生した能登半島地震は，半島奥地という地形的な問題のほか，過疎高齢化といった社会的な問題が被害を拡大させた。元々，支援を必要とする高齢者が多い地域であり，その人たちが，ただでさえアクセスが困難な集落に散在したため，支援の手が届きにくかった。高齢者は個人差が大きく，介護度のレベルによって栄養・食事管理の方法が異なるため，個別の栄養ケアが必要とされた。過疎化が進んだ地域であったため，財政事情や経済効率の点から老朽化したインフラへの投資が難しく，脆弱であったところを，内陸地震としては最大級の揺れが襲った結果，長期にわたるライフラインの途絶が生じた。断水や電気・ガスの不通は，炊き出しや避難所で提供する弁当の生産も困難にするため，避難所ではα化米が長期間にわたって提供され続けた。道路の整備も進まなかったため，アクセスが寸断され，多くの孤立集落と物流困難を発生

138

させた。過疎高齢化は全国にみられる問題であり、平時からの働き手不足は復旧も遅らせることとなる。

8-3-4 女　性

社会的混乱下では、多くの女性が日常的に経験している不当な扱いはよりひどいものとなる。難民キャンプなどでは、食料の供給が性的搾取と引き換えにされることもある（文献44, p.384）。女性や少女は男性と同等の支援を受けられないことが多く、与えられる水、食料、石鹸の量も少ない。日本の避難所ではすぐに食べられる調理不要の食事が配られるが、難民キャンプで配られるのは、米や小麦など調理を要する食材である。足りない食料や、調理のための水や薪を求めて、女性は危険な場所を歩き回らなければならず、その道中で、同じキャンプの収容者や管理者、支援者から性的暴行を受けることもある。

このような女性に対する虐待を減らすためには、①食料は男性ではなく、女性に配布する（これにより、世帯内分配もより平等になる）、②トイレや夜間訪れる場所にはランタンを設置し、明るくすることで、犯罪を防止する、③調理用の薪も供給する、④**意思決定**に女性も巻き込む、⑤キャンプの運営に地域の女性を雇用する、などの方策が考えられる。

世界の多くの地域で、自然災害や深刻化する環境破壊によって暮らしや資源が奪われている（文献38, p.97）。女性たちは自分自身や家族を養うために、その場限りの性行為と引き換えに食料を入手したり、売春に従事したりすることを強いられている。売春は HIV との関連で論じられることが多く、実際に HIV は女性にとって世界最大の死因の一つであるが、その背景には **household food insecurity** があることも忘れてはならない。

8-3-5 視覚障がい者

視覚障がい者は配給が始まっても、他人の動きを見て、それを察することができない。声をかけて、配給の列に導いてあげる必要がある。列が進んでもわからないので、「三歩進みました」といった声かけも必要である。配給の中身も目で確認することができないため、「○○が一つ、△△が二つ」など、声に出しながら、一つ一つ手渡す。難民キャンプや避難所では、トイレは臭気の問題もあるため、建物から離れた場所にポツンと設置されることが多い。視覚障がい者は、建物内は壁をつたって歩くことができるが、壁のない空間で位置を知ることは難しい。道順にロープを張り、ロープを触りながら歩けばたどり着けるようにする。視覚的に汚れに気づくことができないため、衛生を保つことも難しい。水道の蛇口のレバーがどの位置に付いているのかなども、傍にいる人が声に出して教えてあげる必要がある。

8-3-6 聴覚障がい者

食料配布や炊き出しのアナウンスは、聴覚障がい者には聞こえない。過去の避難所でも放送が聞こえず待ち続けたり、周囲の人の後を追ったりする姿が報告されている。手話通訳者の手配は困難である場合が多いため、重要な情報は印刷物で配布するなどの配慮が必要である。

8-3-7 精神障がい者

PHC を訪れる患者の４人に１人が精神疾患を有しているとされているが、低・中所得国にお

第4章　女性・母子を中心とした，ライフステージごとの健康・栄養

いては，知識・理解不足や文化に基づく誤解が根強くみられ，タブー視されてきた（文献41，p.48-49）。こどもの発達障がい等は，適切な時期に療育に通い，必要な支援を受けることが患者本人や家族の負担軽減に欠かせないが，低・中所得国においては，乳幼児健診の受診率が低いため，早期の診断がつきにくい上，療育のような保健医療サービスにアクセスしにくい等の理由で放置されることが多い。

　障がいを調整した生存年数（disability-adjusted life years; DALYs）は，対象集団における障害によって失われた生産的生活の総和を指し，障害の度合いを考慮して疾病の負荷を示すことができる。低・中所得国の女性において，うつ病はDALYsの第1位であるが，紛争，災害，性暴力等を含む人権侵害，貧困，AIDS（acquired immunodeficiency syndrome）を含む保健問題等の危険因子が多く存在することによる。

　災害のような非常時にはこれら精神疾患の悪化がみられ，避難所等での共同生活を困難にする。スティグマにより家庭の外に出さない傾向もみられ，患者の食料支援へのアクセスが制限される。在宅避難者の把握と支援を届けることの難しさは日本でも課題となっているが，災害弱者は避難所にはいられず，自宅にとどまることが多いことを念頭において，誰一人取り残さない支援をする必要がある。

練習問題

1　ライフステージを一つ選び，日本と対象国の施策内容と展開方法を比較して，どのような特徴があるかまとめてみよう。

2　日本の単身高齢者の高齢者人口に占める割合は，2030年以降は50％程度まで急増していくことが想定されており，見守りなどの社会的支援のほか，高齢者の閉じこもりや孤立の防止等を地域でどのように行っていくかが課題となっている。人口の高齢化は世界的にも進行しているため，この問題に対し，国際NGOがどのような活動をしているか調べ，日本の経験が活かせる点などを考察してみよう。

文　献

1．King FS, Burgess A, Quinn VJ, *et al*. eds.（2015）. Nutrition for Developing Countries 3rd edition, Oxford University Press.

2．British Nutrition Foundation（2013）. Nutrition and Development: Short- and Long-Term Consequences for Health, Wiley-Blackwell.

3．柳川洋，尾島俊之（2023）. 社会・環境と健康 公衆衛生学2023年版，医歯薬出版.

4．厚生労働省（2011）. これまでの母子健康手帳の主な改正の経緯.
https://www.mhlw.go.jp/stf/shingi/2r9852000001oujo-att/2r9852000001ounf.pdf?msclkid=a591a101a80e11ec8b53b230c8890355（最終閲覧日：2023年3月15日）

5．蟹江憲史（2018）. 未来を変える目標SDGsアイデアブック，Think the Earth.

6．Mori R, Yonemoto N, Noma H, *et al*.（2015）. The Maternal and Child Health（MCH）Handbook in Mongolia: A Cluster-Randomized, Controlled Trial. PLOS ONE, DOI: 10.1371/journal.pone.0119772. https://journals.plos.org/plosone/article?id=10.1371/journal.pone.0119772（最終閲覧日：2023年3月15日）

7．JICA（2012）. 母子保健事業における母子手帳活用に関する研究―知見・教訓・今後の課題―.

https://openjicareport.jica.go.jp/pdf/12079828.pdf（最終閲覧日：2023年3月15日）

8．WHO（2019）. Essential Nutrition Actions: Mainstreaming Nutrition through the Life-Course.
https://www.who.int/publications/i/item/9789241515856（最終閲覧日：2023年3月15日）

9．青山温子，原ひろ子，喜多悦子（2001）．開発と健康―ジェンダーの視点から，有斐閣．

10．WHO（2021）. Ending Preventable Maternal Mortality（EPMM）: A Renewed Focus for Improving Maternal and Newborn Health and Well-Being.
https://apps.who.int/iris/bitstream/handle/10665/350834/9789240040519-eng.pdf?sequence=1&isAllowed=y（最終閲覧日：2023年3月15日）

11．香川雅春（2017）．世界における子どもの栄養と成長・発達．日本健康学会誌，83（6）：198-207.

12．Neves PAR, Gatica-Dominguez G, Rollins NC, *et al*.（2020）. Infant Formula Consumption Is Positively Correlated with Wealth, Within and Between Countries: A Multi-Country Study. The Journal of Nutrition, 150: 910–917.

13．Ching C, Zambrano P, Nguyen TT, *et al*.（2021）. Old Tricks, New Opportunities: How Companies Violate the International Code of Marketing of Breast-Milk Substitutes and Undermine Maternal and Child Health during the COVID-19 Pandemic. International Journal of Environmental Research and Public Health,
https://doi.org/10.3390/ijerph18052381（最終閲覧日：2023年3月15日）

14．Michaelsen KF, Weaver L, Branca F, *et al*.（2000）. Feeding and Nutrition of Infants and Young Children: Guidelines for the WHO European Region, with Emphasis on The Former Soviet Countries. WHO Regional Publications, European Series, No.87.
https://apps.who.int/iris/handle/10665/272658（最終閲覧日：2023年3月15日）

15．Michaud-Letourneau I, Gayard M, Pelletier DL.（2019）. Translating the International Code of Marketing of Breast-milk Substitutes into National Measures in Nine Countries, Maternal and Child Nutrition.
https://doi.org/10.1111/mcn.12730（最終閲覧日：2023年3月15日）

16．Borges da Silva, K, Couto de Oliverira MI, Boccolini CS, *et al*.（2020）. Illegal Commercial Promotion of Products Competing with Breastfeeding. Revista de Saude Publica.
https://doi.org/10.11606/s1518-8787.2020054000854（最終閲覧日：2023年3月15日）

17．Alive & Thrive（2020）. BMS Code Resources.
https://www.aliveandthrive.org/en/bms-code（最終閲覧日：2023年3月15日）

18．Baker P, Santos T, Neves PA, *et al*.（2020）. First-Food Systems Transformations and the Ultra-Processing of Infant and Young Child Diets: The Determinants, Dynamics and Consequences of the Global Rise in Commercial Milk Formula Consumption. Maternal and Child Nutrition.
https://doi.org/10.1111/mcn.13097（最終閲覧日：2023年3月15日）

19．WHO, UNICEF（2018）. Implementation guidance: Protecting, promoting and supporting breastfeeding in facilities providing maternity and newborn services: the revised, Baby-friendly hospital initiative.
https://apps.who.int/iris/bitstream/handle/10665/272943/9789241513807-eng.pdf?ua=1（最終閲覧日：2023年3月15日）

20．特定非営利活動法人 日本栄養改善学会 監修（2021）．管理栄養士養成のための栄養学教育モデル・コア・カリキュラム準拠 第6巻 応用栄養学 ライフステージと多様な環境に対応した栄養学，医歯薬出版．

21．本郷寛子（2021）．地球的な栄養不良解決に母乳育児支援が急務．KOMEI, 12: 54–59.

第4章　女性・母子を中心とした，ライフステージごとの健康・栄養

22. 井上浩一，小林実夏編著（2024）．Nブックス六訂公衆栄養学，建帛社．

23. 加島浩子，森脇弘子編（2024）．ウェルネス公衆栄養学2024年版，医歯薬出版．

24. ニュートン別冊（2014）．赤ちゃん学，ニュートンプレス．

25. UNICEF, WHO, World Bank Group, et al. (2019). Levels & Trends in Child Mortality Report 2019. https://www.unicef.org/media/60561/file/UN-IGME-child-mortality-report-2019.pdf（最終閲覧日：2023年3月15日）

26. WHO, UNICEF (2021). The Extension of the 2025 Maternal, Infant and Young Child Nutrition Targets to 2030: Discussion Paper. https://data.unicef.org/resources/extension-of-2025-maternal-infant-young-child-nutrition-targets-2030/（最終閲覧日：2023年3月15日）

27. WHO, UNICEF (2021). Indicators for Assessing Infant and Young Child Feeding Practices: Definitions and Measurement Methods.

28. UNICEF (2021). Programming Guidance: Nutrition in Middle Childhood and Adolescence.

29. WHO (2021). UN Agencies Back Bold Plan to Ensure Every Child in Need Gets a Regular Healthy Meal in School by 2030.

30. Save the Children (2018). End of Childhood Report 2018. https://www.savethechildren.org/content/dam/global/reports/2018-end-of-childhood-report.pdf（最終閲覧日：2024年7月4日）

31. セーブ・ザ・チルドレン・ジャパン（2019）．わたしは12歳，爆撃される悪夢を見る夜，合同出版．

32. Black RE, Victora CG, Walker SP, et al. (2013). Maternal and Child Undernutrition and Overweight in Low-Income and Middle-Income Countries. Lancet, DOI: 10.1016/S0140-6736 (13) 60937-X.

33. Development Initiatives (2020). 2020 Global Nutrition Report: Action on Equity to End Malnutrition. https://reliefweb.int/report/world/2020-global-nutrition-report-action-equity-end-malnutrition（最終閲覧日：2023年3月15日）

34. Jaacks LM, Kavle J, Perry A, et al. (2017). Programming Maternal and Child Overweight and Obesity in the Context of Undernutrition: Current Evidence and Key Considerations for Low- and Middle-Income Countries. Public Health Nutrition, DOI: 10.1017/S1368980016003323.

35. WHO (2020). The Top 10 Causes of Death. https://www.who.int/news-room/fact-sheets/detail/the-top-10-causes-of-death（最終閲覧日：2023年3月15日）

36. Development Initiatives (2017). Global Nutrition Report 2017: Nourishing the SDGs. https://globalnutritionreport.org/reports/2017-global-nutrition-report/（最終閲覧日：2023年3月15日）

37. WHO (2020). Decade of Healthy Ageing: Plan of Action.

38. ジョニー・シーガー（2020）．女性の世界地図―女たちの経験・現在地・これから，明石書店．

39. 日本栄養改善学会監修（2024）．管理栄養士養成のための栄養学教育モデル・コア・カリキュラム準拠 第10巻 公衆栄養学 2024年版 公衆栄養活動実践のための理論と展開，医歯薬出版．

40. Neves PAR, Barros AJD, Gatica-Dominguez G, et al. (2021). Maternal Education and Equity in Breastfeeding: Trends and Patterns in 81 Low- and Middle-Income Countries between 2000 and 2019, International Journal for Equity in Health. https://doi.org/10.1186/s12939-020-01357-3（最終閲覧日：2023年3月15日）

41. 日本国際保健医療学会編（2013）．国際保健医療学 第3版，杏林書院．

42. 國井修（2023）．グローバルヘルスからプラネタリーヘルスへの転換〜自分の頭で考え，地球の健康にアプローチする〜．日本栄養士会雑誌，66（2）：14-17.

43. 内海成治，中村安秀，勝間靖 編（2008）．国際緊急人道支援，ナカニシヤ出版.

44. Birn A-E, Pillay Y, Holtz TH.（2009）. Textbook of International Health: Global Health in a Dynamic World, 3rd edition, Oxford University Press.

45. Centre for Risk Studies（2014）. World City Risk 2025. https://www.jbs.cam.ac.uk/wp-content/uploads/2020/08/crs-worldcityrisk2025-threathazardmaps.pdf（最終閲覧日：2023年3月15日）

46. みずほ情報総研株式会社（2021）．諸外国における栄養政策の立案・展開に係る調査・分析事業 報告書.

47. 吉田穂波（2022）．「だれひとり取り残されない」災害支援―東日本大震災後のリプロダクティブ・ヘルス―．保健の科学，64（3）：165-170.

48. UNHCR（2015）. UNHCR Standardized Expanded Nutrition Survey（SENS）Guidelines and Technology.

49. 平石瑞穂，須藤紀子，笠岡（坪山）宜代ら（2020）．わが国における災害時の食事計画ツールのあり方〜国連難民高等弁務官事務所のNutValを参考に〜，日本災害食学会2020年学術大会.

50. Emergency Nutrition Network（2017）. Infant and Young Child Feeding in Emergencies: Operational Guidance for Emergency Relief Staff and Programme Managers. https://www.ennonline.net/attachments/3127/Ops-G_English_04Mar2019_WEB.pdf（最終閲覧日：2023年3月15日）

51. Rabbani A, Padhani ZA, Siddiqui FA, *et al.*（2020）. Systematic Review of Infant and Young Child Feeding Practices in Conflict Areas: What the Evidence Advocates. BMJ Open, DOI: 10.1136/bmjoepn-2020-036757.

52. Ebrahimi A.（2021）. Breastfeeding in Refugee Camps: A Child and Maternal Right? Human Rights Law Review, DOI: 10.1093/hrlr/ngaa064.

53. Theurich MA, Grote V.（2017）. Are Commercial Complementary Food Distributions to Refugees and Migrants in Europe Conforming to International Policies and Guidelines on Infant and Young Child Feeding in Emergencies? Journal of Human Lactation, DOI: 10.1177/0890334417707717.

54. Hwang CH, Iellamo A, Ververs M.（2021）. Barriers and Challenges of Infant Feeding in Disasters in Middle- and High-Income Countries. International Breastfeeding Journal. https://doi.org/10.1186/s13006-021-00398-w（最終閲覧日：2023年3月15日）

55. Gonzalez HF, Carosella M, Fernandez A.（2021）. Nutritional Risks among Not Exclusively Breastfed Infants in the First 6 Months of Life. Archives of Argent Pediatrics. https://dx.doi.org/10.5546/aap.2021.eng.e582（最終閲覧日：2023年3月15日）

56. US Department of Health and Human Services（2020）. Infant Feeding during Disasters. https://www.acf.hhs.gov/ohsepr/fact-sheet/infant-feeding-during-disasters（最終閲覧日：2023年3月15日）

第4章　女性・母子を中心とした，ライフステージごとの健康・栄養

【事例】
太平洋島嶼国の肥満問題と妊婦健診事情

　世界の肥満人口は増加を続け，2023年3月4日の「世界肥満デー（World Obesity Day）」を前に世界肥満連合（World Obesity Federation: WOF）は，「対策が行われなかった場合，2035年までに世界人口の51％にあたる40億人以上が肥満，または過体重に分類されるおそれがある」と警鐘を鳴らした。Obesity Mapで成人肥満が高い国として目立つのは，米国など広大な国土をもつ国だが，国別成人肥満率のトップ10のほとんどは国の面積が小さな大洋州島嶼国で，いずれの国も男性に比べて女性の肥満率が圧倒的に高いのが特徴である。

　2014年，ミクロネシアのポンペイ州で行った質的調査では，成人女性の著しい体重増加は妊娠期間，そして授乳期間に集中していることが示唆された。妊娠および授乳期間の食事量の増加は母子の健康上当然のことだが，調査ではこの期間に20kg前後の体重増加は「通常」と認識されていることがわかった。フォーカスグループ・ディスカッションに参加した女性たちによると，妊娠・授乳期間中は胎児の成長と母乳のために家族や友人による過剰な食事摂取量増加支援があるそうで，夜中に起こされて食事を提供されるといった発言もあった。また，保健スタッフは，伝統的な慣習と家族心理を考慮して，妊娠・授乳期の女性に積極的な体重コントロールのための指導は特に行っていないとのことだった（文献1）。しかしながら，妊娠期間中の過剰な体重増加は合併症リスクを高めることが知られており，WHOの妊婦のためのガイドラインにも過剰な体重増加を予防するようにと記載されている（文献2）。ミクロネシア女性の妊娠・授乳期間中の体重増加に関する量的な先行研究はなく，2018年，ポンペイ州立病院に併設された公衆衛生部での妊婦健診データ（2018年1〜8月の8か月間）をいただくことができ，妊娠期体重変化の実態を把握するため，分析を試みた。

　妊婦健診記録票は，年齢，出身地，妊娠週数，妊娠分娩回数，体重・血圧測定，貧血検査（Hct），抗体検査（HepB），性感染症検査等のほか，大洋州ならではの檳榔樹（びんろうじゅ），シャカオの使用状況まで計25項目で構成されているが，身長および非妊娠時体重の記録欄がなかった。妊娠期の過剰な体重増加判定には，国によって若干数値は異なるが，非妊娠時のBMIごとに適正範囲内で体重増加しているかを確認する。しかしながら，身長および非妊娠時体重の記録がないため，非妊娠時のBMIがわからず，個々の妊娠期間の体重が多いのか少ないのかの判定ができなかった。非妊娠時BMIごとの過剰体重増加判定は諦め，他の途上国で使用されている妊娠週数ごとの肥満判定の目安となるBMIのチャートを使用することとし，このときはブラジルで使用されていたチャートを使って判定を行った（文献3）。記録のない身長については，やむを得ず「推定身長」として年齢層ごとの平均身長を用いることとし，そして妊婦健診で測定した体重で個々のBMIを計算することとした。対象地での平均身長の公表がない25歳未満対象者の身長については女子の一般的な発育曲線を参考にして18歳までは25歳と同様の身長とし，18歳未満については，WHOの基準値（文献4）を用いて18歳の身長と比較した発達の割合を算出して推定身長を設定した。そうして算出した推定BMIによって，妊娠期間中の適切な体重増加の検討を行った。

　期間中の受診者数は537名だったが，繰り返し受診者は3名のみだったため，分析対象者を初回受診534名の期間横断的な数値の検討とすることになった。平均年齢は25.9（±6.40）歳，うち10歳代が89名（16.7％），最年少妊婦は13歳だった。妊娠・分娩の平均回数はそれぞれ2.6回・1.5

144

回で，妊娠回数が 6 回の対象者の半数以上は 1 回以上の正常分娩に至らなかった経験があること
なども観察され，受診時の妊娠週数平均，中央値はともに20.0週であった。ブラジルで使用されて
いた妊娠週数ごとの BMI 判定チャートに照らし合わせたところ，過体重者（BMI ＝25～
29.9）が全体の51.9％，肥満者（BMI ≧30）は26.6％という結果であった。年齢が上がるほど，
また，妊娠回数が多くなるほど肥満者の割合は高くなり，35歳以上の妊婦では肥満者が57.7％，
妊娠回数 5 回以上での肥満者は51.1％という結果となった。妊婦健診記録票から拾った過体重以
外の健康問題として，妊娠してなお日常的にシャカオを飲む人が30歳代で約 2 割いた。シャカオ
とは，コショウ科の植物で鎮静作用があるとされている。大洋州の複数地域で，地域によっては
カバとも呼ばれ，伝統的儀式などで使用されていたが，近年は一般的に飲まれるようになってい
る。不安の緩和に効果がある一方，健康上の観点からは肝障害が不随意性の筋運動を引き起こす
といった報告もあり，妊娠期間の利用は勧められない。軽い興奮・酩酊感が得られる南国特有の
嗜好品であるビートルナッツ（檳榔）は，年齢が高くなるほど使用の割合が高く，35歳以上では
3 割以上という結果であった。また，性感染症罹患者も少なくなく，貧血判定は全体の約 3 割，
10歳代の妊婦では約 4 割を占めていた。

　ポンペイ州の妊娠期女性の体重変動の実態を把握することを目的として試みたデータ分析だっ
たが，定期的な繰り返し受診がされていないこと，また，非妊娠時体重の記録が不在であること
などから，妊娠期の体重変動の詳細を確認することができなかった。しかしながら，かなり大雑
把な身長推定値を用いて算出した BMI もまた推定値でしかなく，肥満と判定される妊婦の割合
は妊娠回数が多くなるほど高くなっていたことは，妊娠期間に過剰な体重増加があり，そうした
妊娠の繰り返しによって肥満が確立されていく可能性を示唆し，このデータ分析が2014年の質的
調査結果，「妊娠を機に太る」ということをバックアップしたかたちとなった。また，出産後に
体重が戻らないまま次の妊娠によりさらに体重が増加する繰り返しによって肥満が確立されると
いう事実は，女性の肥満対策をファミリープランニング部門と協働で行う必要性があることを示
唆していた。妊娠・授乳期の体重管理はとても重要であるが，ミクロネシアに限らず妊婦健診の
項目に「身長」が含まれていない国が低・中所得国では少なくはない。身長記録と非妊娠時の体
重記録がないことは，妊婦の体重管理の適切な指導を困難にさせる。また，多くの人が妊娠20週
目を過ぎた頃に初回の妊婦健診に病院やクリニックを訪れているという状況も，低・中所得国で
は少なくない。妊婦健診時の記録データを確認することは，対象地域の妊娠期女性の栄養問題を
含む具体的な健康問題，さらには保健医療サービスの改善点などが見えてくる一例となったデー
タ分析であった（第37回日本国際保健医療学会西日本地方会：2019年 3 月発表）。

文　献

1．水元芳（2016）．ミクロネシア連邦ポンペイ島に住む人々の食の変化と肥満問題．太平洋諸島研究：
　太平洋諸島学会誌，4：1 -18.
　https://cir.nii.ac.jp/crid/1520010380978956416（最終閲覧日：2023年 3 月23日）

2．WHO（2016）．WHO recommendations on antenatal care for a positive pregnancy experience.
　https://www.who.int/publications/i/item/9789241549912（最終閲覧日：2023年 3 月23日）

3．Nucci BL, Duncan BB, Mengue SS, *et al*.（2001）. Assessment of weight gain during pregnancy in
　general prenatal care services in Brazil. Cad Saude Publica, 17（6）: 1367-74.
　https://www.lume.ufrgs.br/bitstream/handle/10183/49506/000335976.pdf（最終閲覧日：2023年 3 月

第4章 女性・母子を中心とした，ライフステージごとの健康・栄養

23日）

4．WHO（2007）. Growth reference data for 5–19 years: Height-for-age（5–19 years）. https://www.who.int/tools/growth-reference-data-for-5to19-years/indicators/height-for-age（最終閲覧日：2023年3月23日）

第5章

健康および栄養・食生活の決定要因

目　　的	①国際栄養分野の実践者としての倫理観と使命感を高め，②国際栄養分野の政策立案・実践に求められる専門的知識に基づいて，③健康・栄養の多様な課題を発見・解決する力と，⑥グローバルな変化をとらえた栄養課題に対応できる力を培うため，栄養・食生活を中心に，健康に影響する社会・経済・文化・環境的要因を学修し，変化する社会の潮流や，健康危機による影響を受けやすい属性と，背景にある社会構造を理解する。
到達目標	・健康の決定要因に，**社会・経済的・文化的要因，遺伝的要因，行動的要因，環境的要因**等の側面があることを理解し，それらがどのように集団の健康に影響し，**健康格差**を生み出すかを説明できる。 ・社会・経済的・文化的要因，行動的要因，環境的要因が，どのように**栄養・食生活に影響するか**を説明できる。 ・低・中所得国において，健康や栄養・食生活に影響を及ぼす社会・経済的・文化的要因，行動的要因，環境的要因に対して，**適切な介入策**を提案することができる。

1 健康の決定要因

　健康の決定要因（determinants of health）には，遺伝学と生物学，個人の行動（行動的要因），社会情勢，医療，環境が挙げられる（図1）。このうち，個人または集団の健康状態に影響をもたらす社会・経済的状況を，**健康の社会的決定要因**（social determinants of health: SDH）という。SDH は，個人では管理できない状況という意味を含有する（文献1；文献2；文献3；文献4；文献5）。

1-1　遺伝学・生物学的要因

　遺伝学的要因は，将来的にはゲノム配列による健康予測が重要になろうが，現時点では性別，染色体レベル，遺伝性疾患である。生物学的要因とは，体格と身体機能であり，身長，体重，年齢，骨密度，栄養状態，体質，生理的機能，身体機能が含まれる。

1-2　個人のライフスタイル

　喫煙習慣，食習慣，睡眠と運動，性的活動，気分レベルが，ライフスタイルの例に挙げられる。これらは身体的健康，精神的健康，Well-being の決定要因といえる。個々の行動の改善は，疾病発症リスクの減少や重症化予防に寄与する。気分レベルには，ストレス，絶望や不安，うつ病等の否定的な気分と，自己効力感，誠実さ，楽観的，生活満足度，認知機能等の心理的資本（ポジティブな心のエネルギー）が含まれる。個人のライフスタイルは，健康の決定要因としては，比重が一番大きいとされる。一方で，個人のライフスタイルは，社会環境や地域的ネット

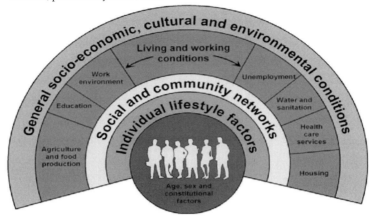

Figure 1. The main determinants of health. Reproduced with permission from Dahlgren, G. and Whitehead, M., European strategies for tackling social inequities in health; published by WHO, 2006.

図1　健康の決定要因（文献5）

ワークの影響を強く受ける。

1-3　自然環境

自然環境としては，地理や気候が主であるが，近年は地球規模で温暖化の影響が拡大している。干ばつや砂漠化，水不足，農作物の収穫量の減少は，低・中所得国において食料不足や感染症の増加により大きく影響する。都市部における自動車や温室効果ガスの排出も自然環境に影響を及ぼしている。

汚染状況には，大気汚染，土壌汚染，衛生的でない水，タバコ曝露，鉛曝露，発がん物質曝露等がある。これらは，呼吸器疾患，消化器疾患，先天性の障害，がん，様々な健康への悪影響をもたらす。

1-4　社会環境

公共施設，ガスや水道，電気，電話，道路・線路などのインフラ，食品へのアクセス，住居の質，公共空間の質が，まず社会環境に挙げられる。舗装されていない道，スロープやエレベーターのない建物は，移動にサポートが必要な人にとって物理的な障壁となる。

環境要因は，大人数の健康状態に影響を及ぼす重大な要因であるが，個人の健康状態への寄与は7％と，すべての決定要因の中では少ない（文献4）。

生活や文化の発展が反映された**社会情勢**としては，人種・民族，宗教，地域・家族の文化的規範，市民権のステータス，軍務，社会コミュニティ，風紀・犯罪レベルが挙げられる。個人の所得水準，労働環境・労働条件，失業，さらに教育レベル，言語・識字レベル，職業等の個人レベルの状況も，社会情勢に含まれる。性別は，生物学的要因だけでなく，社会的に決められた役割，価値観として社会的機能の要因でもある。

1-5　医療アクセス

医療アクセスの要素として，医療施設までの距離・アクセス，医療提供側のリソース（人的資源，医療技術，治療薬等），ワクチンと予防接種，保険制度，そしてヘルスリテラシーがある。

健康情報についてのリテラシー（自己実現のために，自分が持っている潜在的な能力を十分に生かせるように情報を得て，適切に意思決定できる能力）を**ヘルスリテラシー**という。低・中所得国においては，医療施設へのアクセスの欠如，治療費負担に加えて，低いヘルスリテラシーによって，患者の受診・治療開始が遅れ，重症化・重篤化のリスクにつながっている点が課題となっている。地域住民，職場，学校における健康教育によって，健康情報を入手・活用するための知識・能力，意欲が備われば，日常生活における疾病予防，ヘルスプロモーションについて意思決定をして，生涯を通じて QOL（quality of life，生活の質）を維持・向上させることができる。

② 健康の社会的決定要因

SDH の変遷から見ると，オタワ憲章（1986年）において，健康のための前提条件として，平和，安全な住居，教育，食料，収入，安定した生態系，持続的な資源，社会正義と公平性が定義されている。1998年に Social Determinants of Health The SOLID FACTS というレポートが出て SDH の議論は本格化し，「一世代のうちに格差をなくそう：健康の社会的決定要因に対する取り組みを通じた健康の公平性」が世界保健機関（World Health Organization: WHO）より発表された（2008年）。これをもとに，避けることが可能な健康の格差は，同じ国内であれ，異なる国の間であれ，起こるべきではない，という命題のもと，WHO およびすべての政府に対してSDH に関して国際的な取り組みを先導することが求められることとなった。

SDH は，健康状態に影響をもたらす非医学的な要因である。人が生まれ，成長し，働き，生活し，年老いていく日常生活の状況を形成する広範なシステム（経済政策，開発アジェンダ，社

SDH The SOLID FACTS

科学的見地から10のテーマを定義した（文献 7 ）。

1. the need for policies to prevent people from falling into long-term disadvantage；健康政策
2. how the social and psychological environment affects health；ストレス
3. the importance of ensuring a good environment in early childhood；乳幼児から
4. the impact of work on health；労働環境
5. the problems of unemployment and job insecurity；失業
6. the role of friendship and social cohesion；ソーシャルサポート
7. the dangers of social exclusion；社会的排除
8. the effects of alcohol and other drugs；中毒
9. the need to ensure access to supplies of healthy food for everyone；食事
10. the need for healthier transport systems；健康的な交通手段（徒歩，自転車）

第5章　健康および栄養・食生活の決定要因

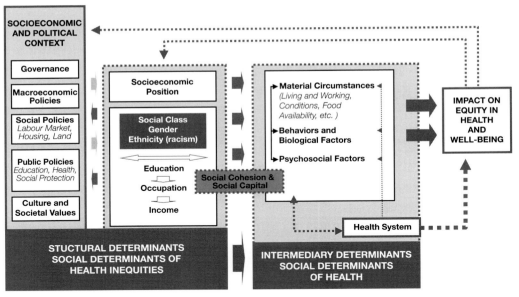

図2　WHO 健康の社会的決定要因に関する概念的枠組み（文献1, p.6）

表1　乳幼児の健康の社会的決定要因の例（文献6をもとに筆者作成）

	健康の中間決定因子			ヘルスシステム Health System
	物的環境 Material circumstances	行動と生物学的要因 Behaviors and Biological Factors	心理社会的要因 Psychosocial Factors	
農村部	貧しい家庭 地域のインフラ 栄養不良	ワクチン接種率；低 栄養補助食品の利用；低 母乳育児；高	こどもの予防接種未受容	保健施設までの距離が遠い 保健施設の質が低い 閉鎖している診療所が多い サービスの利用率が低い
都市部	栄養不良の二重負荷 （Double Burden of Malnutrition: DBM）	完全母乳育児；低 栄養不良	（研究報告なし）	（研究報告なし）

会規範，社会政策，政治システムを含む）で，健康へのプラスの影響もマイナスの影響もある。
　図2では，ガバナンス，経済政策，社会政策，公共政策，文化・社会的価値感が構造的要因となり，社会経済的地位の**格差や不公平**を生む概念的枠組みが示されている．不公平は，幼年期や学校教育の状況，雇用や労働の状況，収入などに認められる．これらの状況の違いによって，物的環境，行動と生物学的要因，心理社会的要因を形成し，個人の健康や Well-being を脅かすことになる．同様に，社会階層も保健医療（ヘルスケア）へのアクセスや利用における**不公平**を生み出し，結果として，疾病予防，治療，回復，生存率などに不公平をもたらす（文献1）．図2の枠組みを用いた例を表1に示す．

150

厚生労働省はこの概念的枠組みについて「社会経済的・政治的背景として，文化・社会・経済・政策的な仕組みは，人々の教育水準，職業，収入などの社会経済的地位を決定する。このような社会経済的地位が，健康の社会的決定要因の中間要因（物的環境，行動と生物学的要因，心理社会的要因）に曝露する程度や影響の受けやすさに関連し，健康格差につながる。さらに，健康状態の悪化は，個人の社会経済的地位を悪化させるとともに，文化・社会・経済・政策的な機能に影響を及ぼす」と解説している（文献 8，p.9）。

2-1　健康格差の社会的要因

世界で平均余命の差が拡大している。同じ日に生まれたこどもが，ある国では80歳以上まで生きると期待できるのに，別の国では45歳まで生きられないと予測される。こどもが成長して潜在能力を全開させ，生き生きとした生活を送ることができるか，荒廃した生活を送ることになってしまうか，政治的，社会的，経済的，文化的，環境的な決定要因によって左右される。貧困層の中でも最も貧困な人々では，病気や早世が頻繁である。とはいえ，健康状態の不良は，最貧困層に限られたものではなく，すべての国において，社会階層の勾配に従っており，**社会経済的地位が低いほど，健康状態も悪いのである**（文献 9：文献10）。

ヘルスケアの不適切な分配，つまり，ケアを最も必要とする人にケアが行き届かないことに，SDH は深く関わる。経済成長は貧困な国々にとって特に重要であるが，その利益の分配において，公正を保障する社会政策が伴わなければ，健康の公平性にはほとんど寄与しない。

健康格差が，構造的，合理的なアクションによって回避できるとすれば，今ある健康格差は不公平であるといえる。図 2 が示すように，健康の不公平は，構造的な決定要因が原因となっている。健康の不公平は，是正可能である。以上を踏まえ，健康状態を改善し，不公平を是正するためには，国家的関心事として他部門連携による保健事業の調整と管理が必要とされる。

2-2　すべての政策において健康を考慮するアプローチ

2005年，WHO は健康の社会的決定要因に関する委員会（Commission on Social Determinants of Health: CSDH）を組織し，2008年には最終報告書を公表し，すべてのパートナーに SDH に取り組むことをグローバルに展開するよう訴えた。健康と幸福の根本は，保健部門の範囲外にあることから，保健部門は行政を横断して，他部門と組織的に連携し，強力で調和のとれた行政の対応により，健康の決定要因に対処し，それに関わる取り組みの重複と分裂を避けることが求められている。これには**市民社会**や民間部門とのパートナーシップも必要である（文献11：文献12：文献13）。

政府各機関が協力して総合的解決に取り組むには，リーダーシップ，権限，インセンティブ，予算のコミットメント，そして持続可能な仕組みが要される。2010年にオーストラリアのアデレード市において「HiAP に関する国際会議」が開かれ，2014年には WHO から「すべての政策において健康を考慮するアプローチ（health in all policies: HiAP）国別アクションのためのフレームワーク」が公表された。協調した行政の活動である HiAP の事例については，文献12を参照されたい。

健康格差を低減する取り組みでは，①日常生活状況の改善，②権力・資金・リソースの不公平な分配への対処，③問題を測定して理解し，対策の影響を評価する，という勧告が示されている

（文献9；文献10；文献11）。**健康影響評価（Health Impact Assessment: HIA）**は，政策，計画，プロジェクトの潜在的な，時に意図しない効果を体系的に評価する手法である。例えば，所得や住宅に関する政策，タバコやアルコールへの租税，労働環境の規制によって，直接的あるいは間接的な健康影響（便益および不利益）について評価を行う（文献14）。

2-3　都市部と農村部

居住する家，場所，コミュニティや地域は，健康の公平性には必須である。手頃な価格の住宅，水，キッチン・風呂・トイレ衛生設備，電力，舗装道路がすべての家庭に提供されるべきである。都市貧困層はスラムに住んでいる人が依然多く，事故や暴力による怪我，非感染性疾患（noncommunicable diseases: NCDs）が増える傾向にある。都市ガバナンスにおいては，交通手段，不健康な食品へのアクセスを管理するための小売計画，アルコール販売店の規制管理も必要である。都市人口の増加は今後も続くと予想されている。都市部は平均生活水準や健康状態が農村部に比べて高い傾向があるが，経済的格差も，健康格差も顕著に存在する。

一方，農村部はインフラへの投資不足のため，劣悪な生活状況があり，都市への移住理由の一つとなっている。さらに，農村部の農業生産は気候条件に依存しているが，都市化により温室効果ガス排出が**気候変動**をもたらしており，農村部にダメージを与えている。農業，家畜飼育，漁業は持続不可能な状況に直面し，農業セクターだけではもはや十分な仕事や収入を確保することは難しく，格差や健康の不公平を悪化させる。農村と都市経済を確実に結び付け，農業産業の開発，都市部へのインフラ整備など広範なアプローチが必要である。

WHOによる都市における健康の公平性評価・対応ツール（urban health equity assessment and response tool: urban HEART）は，都市環境の様々な側面が健康に与える影響を評価するものである。例えば，健康アウトカムとして乳児死亡率，糖尿病（NCDs），結核（communicable disease），交通事故による外傷を，また，SDHの指標として物理的環境・インフラ（安全な水へのアクセス，衛生環境），社会・人間開発（初等教育修了，訓練された助産スタッフ，予防接種を完了したこども，喫煙率），経済（失業率），ガバナンス（健康関連支出）を挙げており，評価マニュアルも示されている（文献11；文献15）。

2-4　雇用と労働

健康の公平性を達成するためには，安全かつ安定的で公正な報酬が支払われる仕事，年間を通じた雇用機会，健康的なワーク・ライフバランスがすべての人々にとって必要である。これらは，人々に経済的安定，社会的地位，社会との結びつき，自尊心を与え，身体的・心理社会的なリスクからの保護となる。

2-5　ライフコースを通じた社会保障

ライフコースを通じて，つまりこどものときも，働いている時期も，老後も，健康的な生活を送るのに十分な社会保護を必要とする。病気や障がいがある場合，非正規労働の場合，仕事や収入を失った場合，家事や介護に従事している場合，不遇に見舞われた場合も保護を必要とする。

国民皆保険システムを持つ国では，社会保障の予算が多い傾向にあるが，貧困層だけに対象を絞った社会保障システムの国に比べ，貧困と所得格差がより少ない傾向にある（文献9；文献10）。

152

2-6　ヘルスケアシステム

　ヘルスケアシステム（保健医療システム）がなければ，健康改善をする機会が根本的に得られない。低所得国では，いまだにヘルスケアシステムは弱体であり，サービスの供給，アクセス，利用において，大きな格差が存在し，健康を保障する機会が失われている。**ユニバーサル・ヘルス・カバレッジ（universal health coverage: UHC）**は，すべての人々が，必要に応じて，良質のサービスを，所得や社会的地位，居住地域に関係なく受けられる状態を目指すものである（文献9；文献10）。

　低・中所得国における，保健医療費の過度の受益者負担は，ヘルスケアの利用の低下，健康状態の悪化，家庭の医療費負担のために，さらに貧困に追いやられている。プライマリ・ヘルスケア（primary health care: PHC）モデルに基づいて，予防および健康増進に重点を置き，SDHに関する取り組みをするとともに，必要な人に高次の保健医療を紹介する。保健医療従事者の育成に投資し，地域レベルで十分に医療従事者を確保することが，ヘルスケアシステムの強化を実現するために重要である。

2-7　ソーシャル・インクルージョン

　ソーシャル・インクルージョンとは，すべての人々を排除せず，包摂し，共に生きることができる社会を目指す考え方である。もともと1970年代に欧州において社会的・経済的格差の問題から生まれた言葉とされている。他国からの移民，難民，少数民族は，社会的排除（ソーシャル・イクスクルージョン）を受けやすく，仕事や教育の機会からも排除されることが多かった。障害者，精神疾患，HIV/AIDS（human immunodeficiency virus/acquired immunodeficiency symdrome: ヒト免疫不全ウイルス／後天性免疫不全症候群）などの病気もスティグマとなり，社会的排除を受ける可能性がある。その結果，貧困，失業，ホームレスは高所得国であっても多くの国で増加している。絶対的貧困が，物理的貧困によって健康リスク行動をもたらし，かつ，医療へのアクセスが不良で，罹患率や死亡率を高めるのに対し，相対的貧困（国民平均所得の半分以下と定義されている）は，社会心理的ストレスによって健康リスク行動をもたらし，結果，罹患率や死亡率を高めると考えられている（文献16）。社会的排除の健康への影響に取り組むためには，権利保護，差別を防ぐこと，医療・社会サービス・住居へのアクセスを含む公衆衛生介入，教育・雇用政策など様々なレベルでの取り組みが必要である。

2-8　健康の商業的決定要因

　健康の商業的決定要因（commercial determinants of health: CDoH）は，健康にプラスまたはマイナスの影響を与える産業界の活動をいう。例えば，シートベルト，チャイルドシート，ヘルメットなどの安全装置の開発・販売や，医薬品・ワクチンは，多くの人々の健康水準向上に貢献している。一方，タバコ，アルコール，ファストフード，砂糖入り飲料などの製品は，健康に悪影響を及ぼしている（文献17）。健康と健康の不公平を改善するための対処法として，これらの製品への課税，広告・宣伝・スポンサーシップの規制が挙げられる。各企業は，より健康的な製品を提供し，それを価格面・アクセス面ともに十分に入手可能なものとするとともに，適切な表示と販売に向けた取り組みを行っていくべきと示されている（access to nutrition index: ATNI）（文献18）。

153

第5章　健康および栄養・食生活の決定要因

3　栄養や食生活に影響を与える諸要因

　前節では健康に影響を及ぼす諸要因，特に健康の社会的決定要因や健康格差について学習した。本節では，栄養や食生活に影響を与える諸要因について解説する。

3-1　食物選択・食行動に影響する諸要因

　図3は，食物選択・食行動に影響する諸要因を示したものである。人は，1日に数回の食事をするにあたり，いつ・何を食べるかという食に関する決定をする。間食や飲みものを含めると，選択・決定に影響を与える要因は多岐にわたる。まずは，味などの食物に関する要因である。人は酸味や苦味より甘味を好むように，味の好みや生理的欲求，それに影響する食体験，認知態度・信念や知識・スキルがあり，さらに物理・食環境，社会環境，経済環境，情報環境が影響する。ただし，これらは独立した要因ではなく，オーバーラップすることを示している。栄養教育は，このような諸要因をアセスメントした上で行われている（文献19）。

3-2　食料システムと消費者行動

　図4は，フードサプライチェーン（生産システム，流通，加工，小売店），食環境（入手しやすさ，価格，製品の質，広告や情報），個人要因，消費者行動，食事までの関連を示しており，外部要因として気候変動，国際貿易，所得向上・分配，都市化，人口増加・移住，政治・リーダーシップ，社会的文化的要素を示している（文献20）。

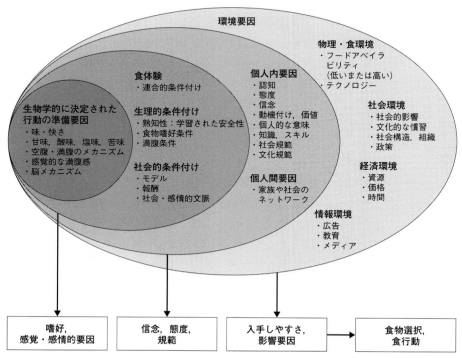

図3　食物選択・食行動に影響する諸要因（文献19，p.53）

3．栄養や食生活に影響を与える諸要因

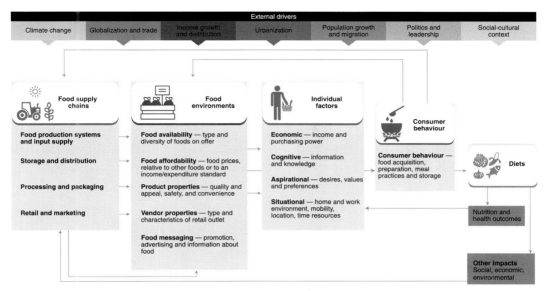

図4　消費者行動，個人要因，食環境，フードサプライチェーンの関係（文献21, p.243）

　農耕や家畜飼育によって，人類は，食料を安定的に供給されるようになった（**Availability**）。しかしながら，栄養不良は改善しておらず，その理由は，入手条件（**Access**）と利用条件（**Utilization**），安定性（**Stability**）の不全である。Access の不全とは，食料があっても，経済的要因（貧困や価格）や交通手段の理由によって食料を手にする機会が得られない状況をいう（文献22）。Utilization の不全とは，食料を入手できても，腐敗・劣化していたり，調理のための水や環境がない等で摂食できない状況をいう。Stability の不全は，Availability，Access，Utilization が常時保たれているとは限らない状況をいう。

3-3　栄養転換

　1980年代頃より食生活の「欧米化」，すなわち高脂肪（飽和脂肪酸），食物繊維不足の食事，さらに身体活動の低下が加わり，肥満や糖尿病の増加がもたらされた。この欧米化，栄養転換（nutrition transition）は，戦後の日本を含め，アジア，南米，アフリカ，中東の都市部など，世界中の多くの地域で起きている。都市化や産業化が，食生活を含むライフスタイルに影響し，コミュニティにおける疾病構造の変化までもたらした。

　栄養転換は，コミュニティの状態によって，5パターンに分類される（図5）。都市化，経済成長，仕事内容・休養および食品加工の変化，マスメディアによって，日本や欧米はパターン5（望ましい社会，行動変容）に到達しているものの，多くの低・中所得国は，パターン3（産業化，飢饉の減退）ないしパターン4（NCDs）にあり，その結果，死亡率の緩徐な低下とともに，NCDs による障害期間の延長がもたらされている（文献23；文献24；文献25；文献26；文献27）。

3-4　気候変動

　肥満は，40〜50年間にわたり増加し続け，世界中の国々において健康を損なう最大の要因の一つとなっている。有効な肥満予防政策はあまり進んでいない。肥満に関する Lancet 委員会は，

155

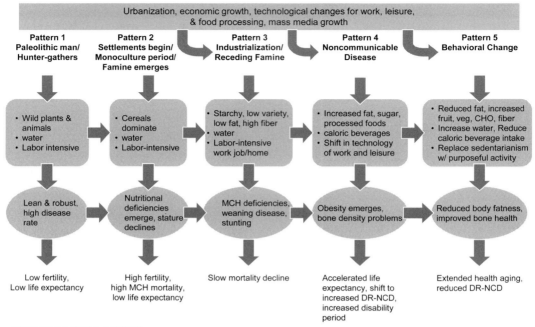

図5　栄養転換　生活特徴と栄養状態によるパターン（文献26, p.3；文献27, p.3をもとに作成）

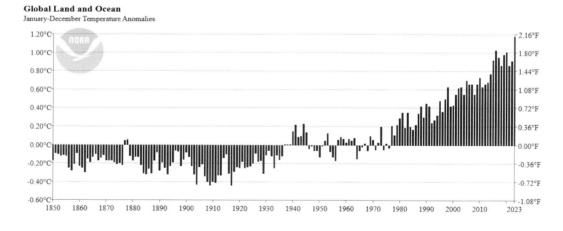

図6　地球の気温変化（20世紀の平均気温13.9℃との差）（文献30）

　肥満のパンデミックは，栄養不足と，さらに気候変動も含むグローバル・シンデミック[1]（the global syndemic）という概念を示した（文献28）。これまでの地球温暖化に加えて，今後数十年の間に＋1.5℃を超えると推定されており（文献29），熱波が増加し，温暖期が長くなり，寒冷期

---

[1] シンデミックとは，同じ場所で同時に起こり，共通の社会的要因があり，生物学的・心理学的・社会的レベルで相互作用する2つ以上の疾病をいう。二重負荷に気候変動を加えたシンデミックの状況に幅広いアプローチが必要だとしている。

3．栄養や食生活に影響を与える諸要因

表2　2023年陸地と海洋の温暖化（文献30）

January-December	Anomaly		Rank	
	℃	℉	(out of 174 years)	
Global				
Land	1.79	3.22	Warmest	1st
Ocean	0.91	1.64	Warmest	1st
Land and Ocean	1.18	2.12	Warmest	1st
Northern Hemisphere				
Land	2.11	3.8	Warmest	1st
Ocean	1.11	2	Warmest	1st
Land and Ocean	1.54	2.77	Warmest	1st
Southern Hemisphere				
Land	1.07	1.93	Warmest	2nd
Ocean	0.76	1.37	Warmest	1st
Land and Ocean	0.82	1.48	Warmest	1st
Antarctic				
Land and Ocean	0.15	0.27	Warmest	40th
Arctic				
Land and Ocean	2.55	4.59	Warmest	4th

が短くなる。地球温暖化が＋2℃になると，酷暑は農業そして人間の健康の耐容上限を超えると危惧される。2023年は，1850年記録開始以来，＋1.18℃で，最高温度を記録している（図6）。

3-4-1　農作物への影響

　陸地の温暖化は海洋よりも大きく，また，北極圏では地球全体よりも2倍以上大きい（表2）。気候変動は降雨量にも影響し，緯度の高い国々で降雨量は増加し，亜熱帯地域では減少すると予測されている。その結果，干ばつや洪水が，トウモロコシや麦，米など主食となる食物の不作，収穫量の減少をもたらし得る。

3-4-2　海産物への影響

　温暖化に伴い，海面上昇が続き，沿岸洪水と沿岸浸食の一因となる。永久凍土の融解，夏の北極海の海氷の喪失は，さらに海洋酸性化，酸素濃度の低下など，海洋生態系に影響を及ぼす。2023年9月の海面温度は，平年差＋1.44℃，観測史上最大であり，魚の分布や漁獲量に変化を見せている。収穫量が減少すれば，価格の高騰が起こり，低所得者層は益々食品アクセスが難しくなる。日本ではサンマやウナギの漁獲量が大幅に減少している一方で，世界全体で見ると漁獲量および養殖生産高は増加しており，漁獲高は中国，インドネシア，インド，ベトナム，ペルー，ロシアと低中所得国が上位を占めている。

3-4-3　気候変動の要因

　温室効果ガスや大気汚染物質も気候に影響を与えるが，二酸化炭素（CO_2）が気候変動の主な要因であることは明らかである。低中所得国では，急激な都市化と自動車による移動が進み，そ

157

の結果，身体活動の低下，肥満の有病率の上昇，さらに温室効果ガス排出量を増加させている。食生活においても，加工食品・飲料製品，牛肉，乳製品の生産は，温室効果ガス排出量と関連している。温室効果ガスの排出量を強力かつ迅速に，そして持続的に削減し，CO_2排出量をゼロにすることが，健康と気候の両方に影響をもたらす可能性がある。各国の食事摂取基準（ガイドライン）は，栄養不足と肥満を解消するためのものであり，さらに植物性食品の摂取を促すことで，環境的持続可能性の実現につながる。環境的な持続可能性を考慮した食事ガイドラインを策定した国は，スウェーデン，ドイツ，カタール，ブラジルなどごくわずかである。

3-5　ライフコースを通した栄養改善

第2回世界栄養宣言（2014年）において，ライフコースを通した栄養アクションの促進について合意された。ライフコース，すなわち，妊娠期，乳幼児期，学童期・思春期，成人期，高齢期に至るまで，健康と栄養課題の解決に戦略的に取り組もうとするものである。ある時点で栄養不良に陥ると，次のライフステージおよびライフサイクルに大きく影響する（図7）。例えば，母親の健康状態は，胎児の発育に影響し，母乳分泌量は乳幼児の栄養状態に影響する。胎児期の低栄養は，成人期の高血圧，糖尿病，脂質異常のリスクを増加させることが知られる（文献20；文献31；文献32）。

ライフコースを通した栄養改善の方法は，第1に，人生のタイムラインにおいて，そのライフステージに特徴的な栄養問題を抽出し，第2に，栄養に焦点を当てた介入に加えて，SDHの視点から根本的介入を行う戦略を示すことである。例えば，RuelらのNutrition sensitive

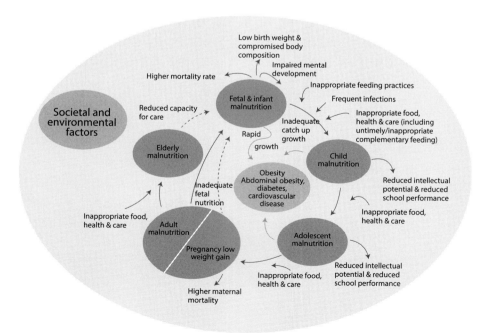

図7　ライフコースを通した栄養改善の必要性（文献31，p.3）

3．栄養や食生活に影響を与える諸要因

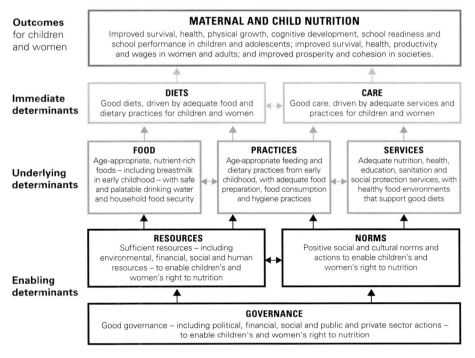

図8　母親とこどもの栄養状態を決定する要因の概念的枠組み（文献34）

programme（文献33）では，国レベルにおける農業，社会的セーフティネット，乳幼児の発育・発達，学校の4分野における介入プログラムによって，農業では食料生産の促進，低価格化，所得向上によって食物へのアクセスが強化されたことを明らかにし，乳幼児の発育についても介入の相乗効果が期待できるとしている。ライフコースを通した栄養改善の事業においては，効果的な栄養サービスの開発，長期的な栄養教育，社会保障（公平性の確保），モニタリング評価，専門職育成の必要性も示唆される。

3-6　母子栄養の決定要因の概念的フレームワーク

母親とこどもの栄養状態に関するユニセフ戦略2020-2030（UNICEF Nutrition Strategy 2020-2030）の中で，母子栄養の決定要因の概念的フレームワークが示された（図8）。まず，母子栄養のアウトカムとして，こどもについては生存率，健康，身体的成長，認知的機能の発達，就学準備，学力，成人の女性については，生存率，健康，生産性，賃金，さらに社会的・経済的繁栄が明示された。母子栄養の直接的決定要因に食事（diets）とケア（care）が位置付けられた。食品（母乳，おいしい水，家庭用食品のセキュリティ），実践（食品の調理，消費，衛生管理，年齢に応じた摂取方法），サービス（栄養，健康，教育，衛生，社会保護サービス，食環境）が相互に関係しながら土台となる決定要因となっている。さらに実現可能にする要因として資源，規範，ガバナンスを示している。

159

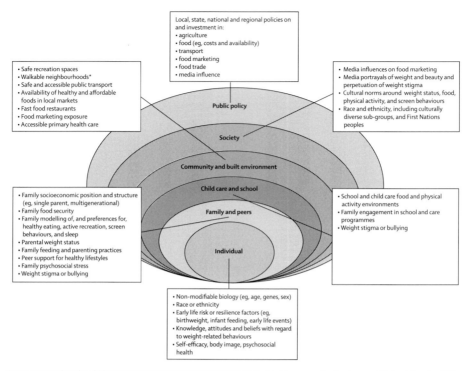

Figure 1: A socioecological model for understanding the dynamic interrelationships between various personal and environmental factors influencing child and adolescent obesity

図9　こどもの肥満・過体重に影響を及ぼす社会生物学的モデル（文献36，p.353）

3-7　こどもの肥満・過体重の関連要因

　こどもの肥満・過体重は，社会経済的格差が関連するとされ，低・中所得国では国内における社会経済的地位の高いこどもにおいてリスクが高く，高所得国では社会経済的地位の低いこどもにおいてリスクが高い。こどもは，生物学的な要因に加えて，家族の影響（身体活動，食習慣，睡眠，スクリーンタイム），コミュニティ（保育や学校，公園，緑地，公共交通機関，食料品店）の影響を受けやすい。食事関連の要因には，エネルギー密度が高く微量栄養素の少ない食品（菓子類）の過剰摂取，砂糖入り甘味飲料の摂取，これらの食品やファストフードの偏在的なマーケティングが挙げられる。特定の食事パターン（間食過多，朝食抜き，家族と一緒に食事をしない，朝食・昼食・夕食の時間，ポーションサイズ，食事のスピード）も関連するかもしれない。近年では，モバイル機器やゲーム機が普及し，これらのデバイスの使用は，身体活動量の減少に影響するのみでなく，睡眠時間の減少，食べながら見る，さらに食品マーケティングへの曝露をもたらすことが指摘されている。

　こどもの肥満・過体重は，短期・中期・長期的に身体的な影響を及ぼす可能性がある（図9）。また，肥満の人に対し，怠け者で，健康を改善する意思がないといったネガティブな固定観念，社会的評価を下げる**社会的スティグマ**がある。こどもにおいては，体重が"からかい"や"いじめ"の最も多い理由であると報告されている。体重のスティグマは，精神衛生の低下，社会活動や教育にも支障をもたらしうる（文献31；文献35；文献36）。

160

3-8　高齢化・高齢社会の関連要因

　世界人口は高齢化し，健康課題に影響を与える変化として注目されている。すでに高齢社会に到達している国々では，高齢化に対する認識は高く，国家的な対応や戦略がある程度進んでいる。一方，低・中所得国においても，今後，急速に人口の高齢化が進行すると予測されており，短期間で高齢化社会に対応しなければならない（文献37）。

　高齢者の特徴は，成人期に比べて身体的，社会的な個人差が大きく，栄養ニーズが多様になることである。一般に，各国の高齢者への行政対応は，保健，医療，福祉が担当している。日本では，福祉の大きな柱として介護という分野がある。高齢者の身体的健康，精神的健康に加えて，社会的健康について，社会参加（participation）や人との関わりが重要であることが多くの研究から明らかになってきている。高齢化を迎える社会では単に，寿命を延伸するだけではなく，健康寿命の延伸が目標となるが，その実現には社会・経済的要因にも取り組む必要性が指摘されるようになっている。その具体的な実施枠組みとして，WHOは2002年にアクティブ・エイジング（Active Aging），2015年にライフコースを通した健康的な老化（Healthy Aging）の枠組みを提案している（文献38；文献39）。

　特に，高齢者の死因として最も多いのは，国や地域に関係なく，心臓病，脳卒中，肺疾患であり，健康問題としては，腰痛，慢性閉塞性肺疾患（chronic obstructive pulmonary disease: COPD）（特に低・中所得国），抑うつ状態，転倒，糖尿病，認知症，変形性関節症である。重要なのは，不利な環境にある高齢者は，健康状態が悪くなりやすく，そして必要なサービスやケアにアクセスしにくいことである。高齢者のニーズに応じてヘルスケアシステムは再編成される必要がある。

　さらに，都市部における多部門が横断的に連携した枠組みとしてWHOは「高齢者にやさしい都市（Age-Friendly Cities: AFC）」を提唱しているが，この枠組みでは，①コミュニティとヘルスケア，②交通，③住居，④社会参加，⑤屋外環境，⑥尊厳とソーシャル・インクルージョン，⑦市民参加と雇用，⑧コミュニケーションと情報の8領域が，高齢者が健康に生活するために必要な要素として挙げられている。保健医療制度と同様に，物理的環境要因や社会環境要因へのアプローチも不可欠である（文献40）。

④　プラネタリー・ヘルス

　人類の文明は，地球の自然環境，生態系に依存し，発展してきた。ところが，20世紀に入り，人口増加とともに産業活動が活発化すると，経済発展と引き換えに地球環境は悪化し，気候変動を含む様々な地球規模の問題が発生した。現在の地球環境の危機的状況は，低栄養，NCDs，感染症，メンタルヘルス，移住といった人間の健康への悪影響を増強している。**プラネタリー・ヘルス**（図10）とは，**人間の健康**と**地球の健康**は独立したものではなく，相互依存的であり，地球環境の健康と人間の健康，両者の実現を目指すものである（文献41；文献42）。

　栄養状態，健康状態の改善（疾病治療を含む）をゴールとしたアプローチについてここまで見てきたが，ヘルスケアシステムは温室効果ガスの排出に寄与している。高齢化が進み，世界的に疾病負荷が高まることは目に見えている。すなわち，病気の発症率低下や重症化予防は，ヘルスケアの量と強度の抑止となり，環境負荷を抑えることにつながる（文献43；文献44）。

第5章　健康および栄養・食生活の決定要因

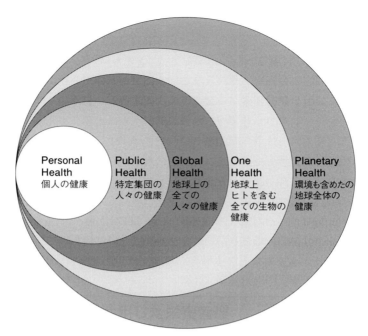

図10　プラネタリー・ヘルスの概念（文献48）

　プラネタリー・バウンダリーは，地球の限界を9要因（①気候変動，②新しい化学物質，③成層圏オゾンの破壊，④大気エアロゾル負荷，⑤海洋酸性化，⑥生物地球科学的循環（窒素，リン），⑦淡水利用，⑧土地利用変化，⑨生物圏の健全さ）から包括的に分析し，視覚化したものである（文献41）。これらの指標をもとに，農業，調理，流通，加工等を踏まえてEAT-Lancet委員会（the EAT-Lancet Commission on Food, Planet, Health）が提唱したのが「**地球にとって健康な食事（planetary health diet）**」である（文献45）。

　気候変動は，作物の収穫量，家畜生産，漁業に悪影響を，特に，低・中所得国で深刻な影響をもたらしている。農業は持続不可能と直面しており，食料の入手可能性（Availability）と食品アクセス（Access）に影響し，貧困層の格差を悪化させる可能性がある。食料と農業システムを持続可能に向けて動かすと，食料価格は上昇するが，国内および国間における収入の公平な分配によって，低・中所得国の農業収益の増加と農業雇用を生むことが期待できる。そして，1人当たりの食料の入手可能性（food availability）は大幅に拡大する（文献46；文献47）。

　地球環境の変化が健康状態に及ぼす影響については，Planetary Health Allianceで学習目標，教材資料，研究論文が紹介されている（文献42）。

練習問題

1　Home-Grown School Feeding（HGSF）モデル（文献45）は，学校のこどもたちに安全で多様な栄養価の高い食品を提供することを目的とし，材料の一部を地元の小規模農家から調達するものである。ケニアのブシア県では，貧困，食料不安，栄養不良，そして生物多様性の損失という課題に対処するためのBiodiversity for Food and Nutrition（BFN）プロジェクトの一環として，HGSFモデルを2012年に導入した。この戦略について社会的決定要因の視

点からより詳細に理解してみよう。

2　新型コロナウイルス感染症（COVID-19）は，社会的に不利な人たちに，より大きなダメージをもたらした。その社会的決定要因について考えてみよう。

3　AFC（「3-8　高齢化・高齢社会の関連要因」を参照）の要素となる8領域について，具体的に調べてみよう。

文　献

1．WHO（2010）. A Conceptual Framework for Action on the Social Determinants of Health.
https://www.who.int/publications/i/item/9789241500852（最終閲覧日：2023年3月23日）

2．WHO. Social determinants of health.
https://www.who.int/health-topics/social-determinants-of-health#tab=tab_1（最終閲覧日：2023年3月23日）

3．Office of Disease Prevention and Health Promotion. Social Determinants of Health.
https://health.gov/healthypeople/priority-areas/social-determinants-health（最終閲覧日：2023年3月23日）

4．Goinvo. Determinants of Health.
https://www.goinvo.com/vision/determinants-of-health/?utm_source=determinantsofhealth.org&utm_medium=redirect（最終閲覧日：2023年3月23日）

5．Wilderink L, Bakker I, Schuit A, *et al.*（2022）. A Theoretical Perspective on Why Socioeconomic Health Inequalities Are Persistent: Building the Case for an Effective Approach.
https://doi.org/10.3390/ijerph19148384（最終閲覧日：2023年3月23日）

6．Schroders J, Wall S, Kusnanto H, *et al.*（2015）. Millennium Development Goal Four and Child Health Inequities in Indonesia.
https://journals.plos.org/plosone/article?id=10.1371/journal.pone.0123629（最終閲覧日：2023年3月23日）

7．Wilkinson R, Marmot M.（1998）. Social Determinants of Health THE SOLIDFACTS.

8．厚生科学審議会地域保健健康増進栄養部会次期国民健康づくり運動プラン策定専門委員会（2012）.健康日本21（第2次）の推進に関する参考資料.
https://www.mhlw.go.jp/bunya/kenkou/dl/kenkounippon21_02.pdf（最終閲覧日：2024年7月10日）

9．WHO（2008）. Closing the gap in a generation: health equity through action on the social determinants of health: final report of the commission on social determinants of health 2008.
https://www.who.int/publications/i/item/WHO-IER-CSDH-08.1（最終閲覧日：2023年3月23日）

10．近藤克則，宮國康弘，尾島俊之（2013）. 健康の社会的決定要因の主要文献に関する研究. 厚生労働科学研究費補助金分担研究報告書.
http://sdh.umin.jp/houkoku/2013k.pdf（最終閲覧日：2023年3月23日）

11．狩野恵美（2014）. 健康の社会的決定要因と格差対策のための世界保健機関（WHO）による指標とヘルス・マネジメント・ツールの開発. 医療と社会，24（1）：21-34.

12．WHO（2014）. Health in all policies: Helsinki statement. Framework for country action.
https://www.who.int/publications/i/item/9789241506908（最終閲覧日：2023年3月23日）

13．WHO（2017）. Progressing the Sustainable Development Goals through Health in All Policies. Case studies from around the world.
https://www.who.int/publications/m/item/progressing-the-sustainable-development-goals-

第 5 章　健康および栄養・食生活の決定要因

through-health-in-all-policies（最終閲覧日：2023 年 3 月 23 日）

14. 藤野善久，松田晋哉（2007）．Health Impact Assessment の基本的概念および日本での今後の取り組みに関する考察．日本公衆衛生誌，54（2）:73-80.

15. WHO（2010）．Urban HEART：urban health equity assessment and response tool: user manual. https://www.who.int/publications/i/item/9789241500784（最終閲覧日：2023 年 3 月 23 日）

16. Kondo N.（2012）．Socioeconomic disparities and health: impacts and pathways. J Epidemiol, 22: 2-6.

17. WHO. Commercial determinants of health. https://www.who.int/news-room/fact-sheets/detail/commercial-determinants-of-health（最終閲覧日：2023 年 3 月 23 日）

18. Access To Nutrition Initiative. The Indexes. https://accesstonutrition.org/the-indexes/（最終閲覧日：2023 年 3 月 23 日）

19. Contento I.（2015）．これからの栄養教育論―研究・理論・実践の環，第一出版.

20. 石川みどり（2017）．ライフコースを見据えた栄養の課題と解決のための戦略とその枠組み．保健医療科学，66（6）:612-619.

21. Fanzo J, Haddad L, McLaren R, et al.（2020）．The Food System Dashboard is a new tool to inform better food policy. Nature food, 1: 243-246. https://www.nature.com/articles/s43016-020-0077-y（最終閲覧日：2023 年 3 月 23 日）

22. 中嶋康博（2022）．世界と日本の食料システム改善の意義．臨床栄養，140（6）:834-839.

23. 野村真利香，山口美輪，西信雄（2022）．栄養不良の二重負荷への介入としての栄養の二重責務行動に関する国際的動向．栄養学雑誌，80（1）:60-68.

24. International Food Policy Research Institute: IFPRI（2018）．2018 Global food policy report.

25. Hawkes C.（2007）．Globalization and the Nutrition Transition. WHO Commission on Social Determinants of Health. https://qmplus.qmul.ac.uk/pluginfile.php/153824/mod_book/chapter/3026/CSDH_Hawkes.pdf（最終閲覧日：2023 年 3 月 23 日）

26. Popkin B.（2009）．The World Is Fat: New dynamics shifts in patterns of the nutrition transition.（Slides）https://slideplayer.com/slide/6357390/（最終閲覧日：2023 年 3 月 23 日）

27. Popkin B.（2006）．Global nutrition dynamics: the world is shifting rapidly toward a diet linked with noncommunicable diseases. The American Journal of Clinical Nutrition, 84（2）: 289-298.

28. Swinburn B, Kiraak V, Allender S, et al.（2019）: The Global Syndemic of Obesity, undernutrition, and Climate Change: The Lancet Commission report. Lancet, 393（10703）: 791-846.

29. IPPC Newsroom. Climate change widespread, rapid, and intensifying-IPCC. https://www.ipcc.ch/2021/08/09/ar6-wg1-20210809-pr/（最終閲覧日：2024 年 3 月 30 日）

30. National Center for Environmental Information. National Ocean and Atmospheric Administration. Annual 2023 Global Climate Report. https://www.ncei.noaa.gov/access/monitoring/monthly-report/global/202313（最終閲覧日：2024 年 3 月 30 日）

31. WHO（2014）．Global nutrition targets 2025: childhood overweight policy brief. https://www.who.int/publications/i/item/WHO-NMH-NHD-14.6（最終閲覧日：2023 年 3 月 23 日）

32. Hill D, Nishida C, James WPT.（2004）．A life course approach to diet, nutrition and prevention of chronic diseases. Public Health Nutrition, 7（1A）: 101-121.

https://www.cambridge.org/core/services/aop-cambridge-core/content/view/DD6C22B7BF563B
EDB3ABD44AB755FC4F/S1368980004000163a.pdf/a-life-course-approach-to-diet-nutrition-and-the-
prevention-of-chronic-diseases.pdf（最終閲覧日：2023年3月23日）

33. Ruel M, Alderman H, the Maternal and Child Nutrition Study Group（2013）. Nutrition-sensitive interventions and programmes: how can they help to accelerate progress in improving maternal and child nutrition?. The Lancet, 382（9891）: 536–551.
https://doi.org/10.1016/S0140-6736(13)60843-0 （最終閲覧日：2023年3月23日）

34. UNICEF（2020）. UNICEF Conceptual Framework on Maternal and Child Nutrition.
https://www.unicef.org/documents/conceptual-framework-nutrition（最終閲覧日：2023年3月24日）

35. WHO（2014）. Childhood Overweight Policy Brief.
https://apps.who.int/iris/bitstream/handle/10665/149021/WHO_NMH_NHD_14.6_eng.pdf（最終閲覧日：2023年3月24日）

36. Jebeile H, Kelly A, O'Malley G, *et al.*（2022）. Obesity in children and adolescents: epidemiology, causes, assessment, and management. The Lancet Diabetes & Endocrinology, 10（5）: 351–365.
https://doi.org/10.1016/s2213-8587(22)00047-x（最終閲覧日：2023年3月24日）

37. WHO（2015）. Opportunities for taking public-health action to ensure Healthy Ageing. World report on aging and health, 33, 212.

38. WHO（2002）. Active Aging: A Policy framework.
https://apps.who.int/iris/handle/10665/67215（最終閲覧日：2023年3月24日）

39. WHO（2017）. Fact Sheets, 10 facts on ageing and health.
https://www.who.int/news-room/fact-sheets/detail/10-facts-on-ageing-and-health（最終閲覧日：2023年3月24日）

40. WHO（2007）. Age-friendly World.
https://extranet.who.int/agefriendlyworld/age-friendly-cities-framework/（最終閲覧日：2023年3月24日）

41. 伊藤昭彦（2022）. 地球環境の限界とSDGs. 臨床栄養, 140（6）: 767–771.

42. Planetary Health Alliance. Planetary Health.
https://www.planetaryhealthalliance.org/planetary-health（最終閲覧日：2023年3月24日）

43. Tennison I, Roschnik S, Ashby B, *et al.*（2021）. Health care's response to climate change: a carbon footprint assessment of the NHS in England. The Lancet Planetary Health, 5（2）: 84–92.
https://www.thelancet.com/journals/lanplh/article/PIIS2542-5196(20)30271-0/fulltext（最終閲覧日：2023年3月24日）

44. MacNeil A, McGain F, Sherman J.（2021）. Planetary health care: a framework for sustainable health systems. The Lancet Planetary Health, 5（2）: 66–68.
https://www.thelancet.com/journals/lanplh/article/PIIS2542-5196(21)00005-X/fulltext（最終閲覧日：2023年3月24日）

45. Willett W, Rockstrom J, Loken B, *et al.*（2019）. Food in the Anthropocene: the EAT–Lancet Commission on healthy diets from sustainable food systems. The Lancet, 393（10170）: 447–492.

46. UNFCCC. United Nations Global Climate Action Awards.
https://unfccc.int/climate-action/un-global-climate-action-awards（最終閲覧日：2023年3月24日）

47. FAO/IFAD/UNICEF/WFP/WHO（2021）. The State of Food Security and Nutrition in the World 2021. Transforming food systems for food security, improved nutrition and affordable healthy diets for all.

第 5 章　健康および栄養・食生活の決定要因

https://doi.org/10.4060/cb4474en（最終閲覧日：2023年 3 月24日）

48. 國井修（2023）．グローバルヘルスからプラネタリーヘルスへの転換～自分の頭で考え，地球の健康にアプローチする～．日本栄養士会雑誌，66（ 2 ）：14-17.

49. FAO/WFP（2018）. Home-Grown School Feeding. Resource Framework.
https://www.wfp.org/publications/home-grown-school-feeding-resource-framework（最終閲覧日：2023年 3 月24日）

【事例】
UNICEF の「母親と子どもの栄養状態を決定する要因の概念的枠組み」を活用して，グアテマラ共和国における妊産婦と 5 歳未満児の健康・栄養状態を決定する要因の概念的枠組みを考える

　グアテマラ共和国（以下「グアテマラ」）は，中米諸国の中でも特に母子保健指標の改善が遅れている。

妊産婦死亡率88（出生10万対），新生児死亡率13（出生千対），乳児死亡率24（出生千対）， 5 歳未満児死亡率29（出生千対）（UNICEF，2016年）。
先住民と非先住民間での 5 歳未満児の慢性栄養不良の割合が異なる（先住民：69.5％，非先住民：35.7％）（WHO，2008年）。

　人口1,436万人のグアテマラは中央アメリカ北部に位置し，かつてはマヤ文明が栄え，現在もマヤの文化が存続し，国民の約40％がマヤ系インディオである。1524年にスペインの植民地となり，315年を経て1839年に独立した。1960年に始まった内戦は36年間続き，25万人もの犠牲者を出した。1996年に終結したが，劣悪な治安，麻薬密輸，司法権の機能不全，社会的不平等，人権侵害，都市部と農村部の経済格差といった深刻な社会背景がある。また，中米の中でも，成人女性の識字率，平均身長の低さ等も問題となっている。

　「妊産婦と子どもの健康・栄養改善プロジェクト」は，内戦虐殺の最大被害地であり，先住民人口が75～100％の西部山間僻地のキチェ県で2016年から2022年まで国際協力機構（Japan International Cooperation Agency: JICA）の事業として実施された。

　一方，2020年に UNICEF では，複雑かつ広範な世界の栄養課題を理解し対処するため，「母親と子どもの栄養状態を決定する要因の概念的枠組み 2020」を構築した。これは，こどもの栄養不良の原因に関する UNICEF の1990年の枠組みを土台として，変化を続ける母親とこどもの栄養不良の様々な性質を明らかにし，栄養不良の要因に関する新たな知識を取り入れている。

　この枠組みを活用して，上記キチェ県における妊産婦と 5 歳未満児の健康と栄養状態を決定する要因の概念を考察する（図 1 ）。

166

【事例】UNICEFの「母親と子どもの栄養状態を決定する要因の概念的枠組み」を活用して，グアテマラ共和国における妊産婦と5歳未満児の健康・栄養状態を決定する要因の概念的枠組みを考える

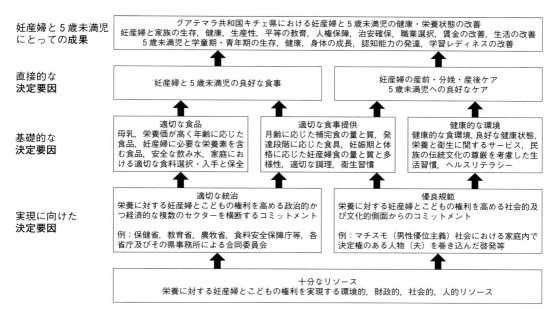

図1　グアテマラ共和国キチェ県における妊産婦と5歳未満児の健康・栄養状態を決定する要因の概念的枠組み

〈図の解説〉

　グアテマラにおける妊産婦死亡の主要原因は，産褥敗血症や胎盤遺残が多く，ほとんどが分娩中または分娩後に発生していることから，専門技能者による産前・分娩時・産後を通じた継続ケアが求められている。また，グアテマラでは47％の5歳未満児が慢性栄養不良の状態にあり（UNICEF，2016年），母子保健と併せて栄養改善への取り組みが急務となっている。グアテマラの栄養課題の要因は，妊娠期の低栄養に由来する胎児期の低栄養，母乳育児の不徹底とその後の不適切な乳児補完食の摂取にあるとみられている。加えて，貧困，伝統的な食習慣，知識不足，生活環境，保健医療サービスへの言語等によるアクセス阻害などが挙げられる。慢性栄養不良の母親が低体重児を出産し，そのこどもが適切な栄養を摂取することができない環境で育つと，母親と同様に慢性栄養不良となる傾向がある。このような負のサイクルを断ち切るためには，母とこどもそれぞれに対する対策が必要とされている。栄養不良の直接的な原因は，不適切な食事摂取と病気が挙げられ，その背後の原因の一つとして，こどもと女性に対するケアの不適切さが考えられる。栄養不良の改善のためには，包括的な母子保健・栄養サービスの強化が必要とされている。

文　献

1．国際協力機構（2021年11月）．グアテマラ国妊産婦と子どもの健康・栄養改善プロジェクト事業完了報告書1．

第**6**章

低・中所得国における栄養・食事調査の
手法とデータ解釈

目　　的	①国際栄養分野の実践者としての倫理観と使命感を高め，②国際栄養分野の政策立案・実践に求められる専門的知識に基づいて，③健康・栄養の多様な課題発見と解決の手法と，⑥グローバルな変化をとらえた栄養課題に対応できる力を培うため，低・中所得国における栄養・食事調査法およびデータ分析・解釈方法を学修する。
到達目標	・低・中所得国の実情に合わせて，適切な栄養・食事調査法を提案できる。 ・高所得国で一般的に採用される栄養・食事調査法について，低・中所得国で実施することが困難である原因について説明できる。 ・低・中所得国での栄養・食事調査の結果について，採用した調査手法の特性を理解した上で，分析・解釈ができる。 ・栄養・食事調査における倫理的な課題を理解し，適切な倫理的配慮を提案できる。

1　個人レベルの栄養・食事調査

1-1　食事摂取量を反映する身体測定値・生化学的指標

1-1-1　身体測定値

　身長，体重の測定は，身体的侵襲もなく，短時間で大人数を調査できる上，長期的な食事摂取量の結果を反映するため，栄養評価には欠かせない。食事調査を行う場合にも，身体測定値のデータは併せて提示する必要がある。フィールド調査に際しては，身長は seca などの医療計測機器メーカーの組み立て式の身長計もあるが，それでもかなりかさばるので，スチール製のメジャーでも測定は可能である。体重計は，デジタルでは地面がでこぼこしている場合に 0 点合わせに苦労するので，アナログの方が電池も不要で便利である。食事調査において大鍋ごと計量するときなどは，キッチンスケールでは小さすぎて最大計量を超えてしまうので，体重計を転用することもある。

　身長，体重の値を使って，こどもにおいては z スコアを，成人においては BMI（body mass index）を算出する。z スコアの評価には世界保健機関（World Health Organization: WHO）の the WHO Child Growth Standards を使用する（第 4 章 2-1 参照）。WHO Anthropometric calculator に対象者の性別，生年月日，身長，体重を入力すれば，自動的に z スコアが計算される（図 1）。

　体格指数に加え，低・中所得国の身体測定値として重要なのが上腕周囲長（mid-upper arm circumference: MUAC）である。上腕の周囲をテープで測るだけで栄養不良の診断ができる。あらかじめ表 1 の基準でテープに色がついており，基準値を参照しなくても，その場で結果がわかるものもある。

第6章　低・中所得国における栄養・食事調査の手法とデータ解釈

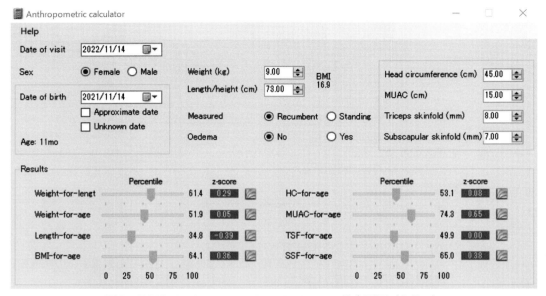

図1　WHO Anthropometric calculator の入力画面（文献1）

表1　MUAC の判定基準（文献2，p.160）

Table 15.1 Interpretation of mid-upper arm circumference (MUAC) values for children, adolescents, and adults

Group	Severe acute malnutrition (SAM)	Moderate acute malnutrition (MAM)	Moderate malnutrition	Normal nutritional status
Children 6–59 months	<115 mm	≥115 to <125 mm		≥125 mm
Children 5–9 years	<135 mm		≥135 to <145 mm	≥145 mm
Children 10–14 years	<160 mm		≥160 to <185 mm	≥185 mm
Adolescents 15–17 years and adults	<190 mm		≥190 to <220 mm	≥220 mm
Pregnant/≤6 months post-partum women	<190 mm		≥190 to <230 mm	≥230 mm

Note: *Cut-off levels are agreed internationally only for the 6–59 month age group.* At the moment (in 2014), there are no internationally agreed cut-offs for other groups, because there are few data on the links between MUAC, death, and other functional measures. For pregnant women, the risk of death or having a LBW baby increases with MUACs below 210 mm. Check your national guidelines for national cut-offs, and the World Health Organization website for updates on cut-offs.

Adapted with permission from FHI 360 from Food and Nutrition Technical Assistance III Project (FANTA), 2013, *Nutrition Assessment, Counselling, and Support (NACS): A User's Guide, Module 2, Version 1*, Nutrition Assessment and Classification available from <http://www.fantaproject.org/tools/NACS-users-guide-modules-nutrition-assessment-counseling-support>.

　近年は低・中所得国においても非感染性疾患（noncommunicable disease: NCDs）が問題となっているため，そのリスク要因につながるメタボリックシンドロームの診断基準であるウエスト周囲径の測定も重要である。日本の特定健康診査・特定保健指導では，日本人のデータに基づき，男性85cm以上，女性90cm以上が内臓脂肪面積100cm^{2}以上に相当する値として内臓脂肪蓄積の診断基準となっているが，国際的なカットオフ値は男性94cm，女性80cmである（文献2, p.232）。

1-1-2　生体指標

　生体指標としては，血液検査と尿検査がある。食事調査につきものの，誤差や調理損失がなく，個体の栄養状態を直接反映するため，正確な指標ではあるものの，冷蔵庫などの設備がないフィールド調査においては，試料の保管や実験室における化学分析を要するなど，費用と技術を必要とする。特に血液検査は，注射針を刺すという身体的侵襲を伴うため，研究倫理審査が厳しくなる。また，医師や看護師などの免許保有者でないと採血はできないため，有資格者を確保する必要がある。

　血液検査では，低栄養の評価には血清たんぱく質，貧血の診断には血色素量，糖尿病の指標にはヘモグロビン A1c（HbA1c）が用いられる（文献 3，p.116-117）。

　尿検査は身体的侵襲がないため，血液検査よりは実施しやすい。しかしながら，食塩摂取量の推定に必要な24時間蓄尿は，対象者の協力が不可欠なため，その意義や方法が理解されやすい高所得国であっても実施は難しい。栄養素摂取の不足が続くと脂肪が分解されて，代謝産物としてのケトン体が尿中に出るため，飢餓などで糖がエネルギー源として利用できない場合に検出される。尿中窒素排泄量は体内でのたんぱく質燃焼量を反映するため，たんぱく質摂取量を推定する指標として用いられる。

1-1-3　身体所見

　医師の診察によって，身体所見から低栄養が見出されることもある（表2）。

表2　低栄養の身体所見（文献 3，p.117-118より筆者作成）

貧血	眼瞼結膜が赤みを失う 毛髪の色素が薄くなり，黒髪が茶色くなる 毛髪が抜け落ちる 爪が薄くなり，スプーンのように反り返る（spoon nail）
たんぱく質不足	浮腫 腹水による太鼓腹
ビタミンB₁欠乏症	膝蓋腱反射の消失
低栄養全般	下痢，低血圧，徐脈，疲労感，倦怠感，体温低下など

1-2　食事調査
1-2-1　食事記録法

　自記式の食事記録法（food record）では，摂取した飲食物を対象者本人が食事記録用紙に記入する。秤を使用して重量を測定してグラム（g）で記入する方法（秤量法）と，食パン1枚，カップ1杯などの目安量を記入する方法（目安量法）があるが，後者の場合は，調査者が目安量をgに直す必要があり，ここで重量見積もりの誤差が発生する。日本の国民健康・栄養調査では，自記式食事記録法が用いられており，可能な限り秤量することを求め，デジタルスケールも対象者に配布されているが，外食等で秤量が困難な場合は目安量法の併用も可としている。

　しかし，自記式食事記録法は，識字率が低く，どのタイミングで何をどのように秤量すればよいのかを理解してもらうことが困難な低・中所得国では実施が難しい。日本においても自記式食

第6章　低・中所得国における栄養・食事調査の手法とデータ解釈

表3　低・中所得国における他記式秤量記録法のやり方（文献4より筆者作成）

1	調理の前にすべての食材を秤量する。
2	調理後，料理ごとに出来上がり重量を秤量する。このとき，鉄製の鍋ごと秤量することになるので，最大計量が数キロの秤が必要となる。あらかじめ量っておいた鍋の重さを引いて，料理の出来上がり重量を算出する。
3	料理の出来上がり重量に占める生の食材の割合を算出する（1 ÷ 2 = proportion coefficient）。
4	各人の皿への盛り付け量を秤量する。あらかじめ空の皿を秤量しておき，誰の皿か付箋に書いて貼っておく。盛り付け量を皿ごと秤量し，後で皿の重量を引く。
5	食べ残しがある場合はそれも秤量し，4の値から引く。
6	各人の摂取量に占める各食材の含有量を計算する（4 × 3）。

事記録法の実施においては，対象者の高いモチベーションが必要とされるが，食事調査の仕組みや意義が理解されにくい低・中所得国では正確な記録は期待できない。そこで，低・中所得国において食事記録法を行う場合は，調査者が記録する他記式を用いる。秤量記録法は目安量を重量に置き換える際の誤差が生じないため，最も精度が高いものの，キッチンスケールや計量カップなどのツールのほか，調査者の訓練も必要となる。一方で，外食機会が少なく，家庭で調理したものを家族全員が食し，料理の種類も少ない低・中所得国の食生活は他記式秤量記録法に向いているともいえる。

他記式秤量記録法では表3の内容を，間食を含めたすべての食事で実施する。調理の段階から秤量するため，朝食の準備が始まる早朝から夕食を食べ終わる夜まで，対象世帯に滞在し，調理担当者の横に座って，鍋に何か入れるたびに，秤量させてもらう。電気のない室内や，日の暮れた屋外で秤量を行うため，ランタンなどの照明も持参する。料理の作り方まで知ることができる一方で，見知らぬ調査者がそばにいることによる食べ控えなど，食事摂取量に影響がある可能性は否定できない。また，調査者は対象世帯のプライバシーに配慮し，常に感謝の気持ちを忘れずに，礼儀正しい態度で臨むよう心がけなければならない。早朝から夜までの調査は大変ではあるが，食事の評価には24時間分の飲食の記録が必要になる。

後述する24時間思い出し法や食物摂取頻度調査法がどちらも過去の食事の思い出しによるものであるのに対し，食事記録法は唯一，現在の食事をリアルタイムで記録する方法である。よって思い出しバイアスがかからないという長所があるものの，前述したように調査の実施自体が対象者の飲食行動に影響を及ぼす可能性があるという短所もある。一方で，24時間思い出し法や食物摂取頻度調査法はすでに終わっている食事についてたずねているため，食べ控えや見栄をはって豪華な食事をとるなどの食行動の変容は起こらない。しかし，過小申告や社会的に望ましい回答をするなどの報告バイアスが生じる可能性は残る。

1-2-2　24時間思い出し法

24時間思い出し法（24-hour dietary recall）は，前日の食事，または調査時点から遡って24時間分の飲食を調査者が，対象者から聞き取って記録する。聞き取り調査なので，対象者の読み書き能力を必要とせず，識字率の低い集団でも実施可能である。聞き取りを行う調査者は現地の食生活を熟知していないと，申告もれに気づいたり，深く掘り下げて質問したりすることができない

１．個人レベルの栄養・食事調査

ため，外国人の調査者が実施するには不向きである。現地の調査者に聞き取りをしてもらう場合
も，日本で日本人を対象に実施する場合と同様，調査者の訓練が必要となる。摂取量を聞き取る
際に必要な食品や食器の実物大のイラストもしくは写真集のようなツール（estimation aid）も
現地の食生活に合わせたものを開発する必要がある。

1-2-3　食物摂取頻度調査法

　前述の食事記録法も24時間思い出し法も１日の調査では，日間変動があるため，習慣的な食事
摂取量は評価できない。連続しない複数日の調査が必要となるが，かなりの労力を要する。健康
結果と関連するのは，その日たまたまの食事摂取量ではなく，長期間にわたる習慣的な食事摂取
量であるため，栄養疫学研究では食物摂取頻度調査法（food frequency questionnaire: FFQ）が
頻用される。FFQ は１回の質問紙調査で習慣的な食物摂取頻度を把握することができ，大人数
を対象にした調査が可能だからである。FFQ は過去の食事の思い出しによるが，その範囲は過
去１週間，過去１か月間，過去１年間など，様々である。ただ，コールドチェーンや流通が発達
していない低・中所得国では，温室栽培などで季節はずれのものも１年中入手できる高所得国と
は異なり，季節間変動が大きい。よって，通年ではなく，少なくとも雨季と乾季にそれぞれ１回
ずつ実施するのが望ましい。

　質問紙は，表側に食品リスト，表頭に摂取頻度が配置されている表形式のものが多い。質問紙
に掲載する食品リストの長さは，対象集団の食生活や興味のある栄養素の範囲による。また，
個々の食品の摂取頻度をたずねる場合と食品群ごとの摂取頻度をたずねる場合がある。食品のレ
パートリーが少なく，単調な食事が繰り返し食される低・中所得国の場合，多様な食品が手に入
り，バラエティに富んだ食生活を送っている高所得国に比べ，食品リストは短くて済む傾向があ
る。FFQ は質問紙調査であるため，食品リストに載っていない項目は調査できない。よって，
食品リストの作成にあたっては，栄養素等摂取量への貢献が大きい食品はもれなく掲載する必要
がある。そのため，FFQ の開発の前に食事記録法や24時間思い出し法を行い，食品の貢献度を
把握しておく。また，FFQ は栄養素等摂取量の絶対値の評価ではなく，集団の中での摂取量に
基づくランク付けに用いられるため，個人間で摂取量に差が出る食品もリストに入れる必要があ
る。例えば，高価なぜいたく品などは，摂取頻度自体は少なく，栄養素等摂取量への貢献は低い
ものの，世帯収入や男女間で差が出やすい食品といえる。

　摂取頻度をたずねる選択肢の設定にも注意が必要である。多くの人が選択しそうな頻度は細か
く分けて聞く必要がある。例えば，米が主食の地域では，「２～３回/日」などとせずに，「２回/
日」と「３回/日」に分けるべきである。米の摂取量自体が多いので，１回量当たりの栄養素等
含有量に２をかけるか３をかけるかによって，栄養素等摂取量は大きく変わってしまうからであ
る。

　FFQ の記入に要する時間は，聞き取りか自記式か，食品リストの長さ，１回量までたずねる
かによる。食品の摂取頻度だけでなく，栄養素等摂取量まで計算したいのであれば，摂取頻度と
ともに各食品の１回量までたずねる半定量的（semi-quantitative）FFQ にする必要がある。１
回量は選択肢から選ばせる場合もあれば，フードモデルや実物大の食品写真を見せながら聞き取
る場合もあるが，低・中所得国では食品の摂取量まで答えさせるのは難しい。よって，秤量記録
法から得られた性・年齢階級別の平均摂取量を一律で当てはめて計算する（data-based）FFQ

173

第6章　低・中所得国における栄養・食事調査の手法とデータ解釈

もある（文献5）。各食品の性・年齢階級別の平均摂取量に含まれる栄養素等含有量に，FFQから得られた摂取頻度を1日当たりに換算した係数をかけ（例えば，1日1回なら1をかけ，週に1回なら，1÷7＝0.1をかける），全食品分を合計すれば1日当たりの栄養素等摂取量が計算できる。

　日本人を対象に開発された妥当性が検討されているFFQは2017年の時点で50近く存在するが（文献6），低・中所得国の国民を対象にしたものは少ない。しかしながらFFQを自ら開発し，妥当性の検討まで行うには多大な労力を要するため，まずは既存のものがないか文献検索データベースで確認するのがよい。対象集団が目的と異なる場合も食品リストなどは参考になる。また，論文をみると，「妥当性が確認されたFFQを使用した」という記述が散見されるが，FFQの妥当性とはその集団に使用した場合の妥当性であり，「FFQ（調査票）そのものの妥当性ではない」ことに注意する。ある集団で妥当性が確認されたFFQであったとしても，別の集団において使用した場合の妥当性は未知である。

　FFQは少ない労力で習慣的な摂取量を把握できるという利点はあるものの，過去1週間や1か月間の平均的な食物摂取頻度をならして答えさせるものなので，そこからは具体的な食事の状況をうかがうことは難しい。一方で，秤量記録法からは，食べ方の問題やその解決のための提案につながる多くの情報を得ることができる。例えば，ビタミン B_{12} の摂取状況とその背景にある世帯内における動物性食品の配分状況（文献7），食塩摂取量とその供給源（文献8），地域の定番食である粥とごった煮にどのような工夫を施したら栄養改善が図れるか（文献9）などの情報は，レシピデータまで得られる秤量記録法でないと難しい。各食事調査法の特徴を理解し，目的に合った方法を選択する必要がある。

1-2-4　必要調査日数

　FFQは，過去1週間，過去1か月間，過去1年間など，長期間にわたる平均的な食事摂取量について質問紙でたずねるため，1回の調査で習慣的な食事摂取量を把握することができる。一方，食事記録法や24時間思い出し法は1日間の調査であるため，習慣的な食事摂取量を把握するためには複数日の調査が必要となる。何日間の調査を必要とするかは，興味のある栄養素とどれくらいの精度で把握したいかによる。日間変動の大きい栄養素ほど必要調査日数は多くなり，大きな誤差範囲を許容するほど，必要調査日数は短くて済む。

1-2-5　陰膳法

　摂取する飲食物と同じもの（これを「陰膳」という）を用意し，試料として化学分析を行い，栄養素等含有量を測定する方法である。測定する栄養素の種類や量にもよるが，1試料当たり数万円かかるため，習慣的な摂取量を知るための調査には不向きである。既存の食品成分表には載っていないが，現地でよく摂取される飲食物の栄養素等含有量を知りたい場合に化学分析を依頼することはあるが，あくまでも食品成分表を補うためのものであり，食事調査の代わりに用いられることはない。

1-2-6　食品成分表

　化学分析である陰膳法以外の方法を用いる場合，栄養素等摂取量を計算する際には食品成分

表[1]が必要となる。しかし，低・中所得国には自国の食品成分表をもたない国も多い。国ではなく，ヘレンケラー・インターナショナルのような非政府組織（non-governmental organizations: NGO）が作成している場合も多いので，その国の専門家に聞いてみる。それもない場合は，国連食糧農業機関（Food and Agriculture Organization of the United Nations: FAO）データベース（文献10）を参照して，食文化が類似している近隣国または地域の食品成分表を利用する。

1-2-7　栄養計算

　日本での食事調査の場合，市販の栄養計算ソフトを使用することが多いが，海外の食事調査の栄養計算に日本の栄養計算ソフトを使用するのは不適である。たとえ米のような共通する食品があったとしても，生産地によって成分値は異なるので，その国や地域の食品成分表の値を使用する。食文化が類似する近隣国の栄養計算ソフトウェアを参照することも検討するが，ない場合は，現地の食品成分表の値を参照しながらエクセル等の表計算ソフトで栄養計算する。

1-2-8　食事摂取基準

　栄養計算が終わったら，栄養素等摂取量から過不足を評価する。その評価基準となるのが食事摂取基準であるが，自国の食事摂取基準をもたない低・中所得国は多い。その場合は，国連のFAO/WHO/国際連合大学（United Nations University: UNU）のTechnical Report Seriesを参照する。これは，日本や米国・カナダの食事摂取基準の策定時にも参照されているものである。

1-2-9　その他質問紙による調査

　妊娠可能年齢女性の栄養は，最初の1,000日間（第4章1-1参照）の観点からも重要である。鉄をはじめとする微量栄養素が特に重要であるが，微量栄養素は個人内変動が大きいため，食事調査によって把握するには長期間の調査を要する。2016年にFAOが開発した**Minimum Dietary Diversity for Women（MDD-W）**は，母子の健康に重要なカルシウム，鉄，亜鉛，ビタミンC，チアミン，リボフラビン，ナイアシン，ビタミンB_6，葉酸，ビタミンB_{12}，ビタミンAといった11の微量栄養素の評価に用いられる（文献11）。過去24時間に10の食品群のうち，いくつから摂取したかを数えるもので，スコアは0〜10の値をとる。対象国の集団においても妥当性があるかどうかは，先行研究や報告書等で確認する（文献12）。6〜23か月児を対象にした**Minimum Dietary Diversity（MDD）**もある（第4章2-6参照）。

1-2-10　新たなデジタルテクノロジーを活用した食事調査

　食事調査においてもコンピュータの活用が進んでいる。1980年代にはFFQのスキャナーでの読み取りが行われ，入力の手間が省略できるようになった（文献13, p.46）。質問紙調査であるFFQならではの省力化であり，栄養疫学調査等で大人数を対象にするFFQにはありがたい技術であった。しかしこれは，調査者にとって手間や費用の削減にはなるものの，対象者の負担や回

---

[1]　食品100g中に含まれるエネルギーや栄養素の量を示したもの。日本では，文部科学省科学技術・学術政策局政策課が策定を行っており，現行のものは日本食品標準成分表（八訂）増補2023年である。

第6章　低・中所得国における栄養・食事調査の手法とデータ解釈

表4　コンピュータを介して回答する FFQ の例（文献13より筆者作成）

名称	国・地域	機関	年
Block FFQ	米国	NutritionQuest	1998
DHQ*Web（Dietary History Questionnaire）	米国・カナダ	U.S. National Cancer Institute	2009
Food 4 Me	欧州の7か国	University College Dublin	2014
DQES（Diertary Questionnaire for Epidemiological Studies）	豪州	Cancer Council Victoria	2016

答ミスを減らすものではなかった。そこでコンピュータを介して回答する FFQ が開発された。代表的なものを表4に示す（文献13, p.46）。

　コンピュータを利用した24時間思い出し法では，回答に合わせて次に聞くべき質問が次々に画面上に表示される（multiple-pass approach）。例えば，「コーヒーを飲んだ」を回答したら，次に聞くべき質問（コーヒーに何か入れたか）が表示される（文献14, p.109）。「クリーム」と答えたら，クリームについて聞くべき質問（種類や使用量）が表示されるといった具合で，必要な質問の聞き漏らしを防ぐことができる。口頭で摂取量を回答するのは難しいが，コンピュータを利用した24時間思い出し法では，システムに搭載されたポーションサイズに対応した三次元の食品モデルや，器や食品の形状が掲載された冊子が使用される（文献13, p.52）。

　カメラ機能付きの携帯電話やスマートフォンが普及する前から，使い捨てカメラ（レンズ付きフィルム）を使用した写真法は食事記録と併用されてきた（文献15）。しかし，食事写真は食事記録の情報を補う補助資料の位置付けで用いられており，写真から重量を見積もるのは人力による。具体的には，撮影された食品写真とその食品の標準的なポーションサイズの写真を見比べて重量を推測する。食事写真だけ撮影しても，標準的なポーションサイズの重量がわからなければ栄養計算はできないため，このデータベースがなければ意味がない。低・中所得国においては，こういったデータベースが構築されていないため，食事写真の活用は難しいが，2000年代に入って，デジタル写真から，食品の種類を同定し，ポーションサイズを見積もることのできるコンピュータプログラムを作り上げる実現可能性が検討されている。それでも多くの段階で人力による補正は必要になるので，半自動システム（semi-automated）という位置付けになっているのが現状である（文献13, p.96）。

② 世帯レベルの栄養・食事調査

　ここでは個々の世帯員ではなく，世帯全体を対象にした質問紙を紹介する。栄養素等摂取量の算出はできないものの，簡便な質問紙調査で世帯レベルの食料不安の実態を把握できる。

　Food Comsumption Score（FCS）は WFP が1996年に開発した指標であり（文献16；文献17），**Household Dietry Diversity Score（HDDS）**は Food and Nutrition Technical Assistance（FANTA）Ⅱプロジェクトの一部として2006年に公表されたものである（文献17；文献18；文献19）（表5）。いずれも10分以内で聞き取りが可能な簡便な調査であるが，世帯内における食料分

176

表5　FCS と HDDS の概要（文献18；文献20より筆者作成）

Food Consumption Score (FCS)	・食事の多様性，食物摂取頻度，食品群ごとの相対的な栄養学的重要性に基づいたスコア。 ・調査者は世帯の代表者から過去1週間における9つの食品群（①主食，②豆類，③野菜類，④果実類，⑤肉・魚・卵，⑥乳類，⑦砂糖類，⑧油脂類，⑨調味料・嗜好品）の摂取頻度をたずねる。 ・各食品群の摂取頻度（0～7日/週）に重みづけ係数（①2，②3，③④1，⑤⑥4，⑥⑦0.5，⑨0）を乗じて，合計する。 ・合計値がその世帯のFCSであり，21未満は "poor"，21～35は "borderline"，35超は "acceptable" food security と診断される。
Household Dietary Diversity Score (HDDS)	・①穀類，②根茎類，③野菜類，④果実類，⑤肉類，⑥卵類，⑦魚介類，⑧豆類・種実類，⑨乳類，⑩油脂類，⑪砂糖・蜂蜜，⑫その他の12の食品群を過去24時間に摂取した場合は1点，摂取しなかった場合は0点とし，合計した点数がHDDSであり，0～12点の範囲をとる。 ・判定のためのカットオフ値は示されていない。

配などの情報は得られないので個人レベルの栄養評価はできない。

3　地域レベルの栄養・食事調査

3-1　どのように情報を得るか

　地域を知るために，対象地域の調査報告書や地域開発計画などを読む。保健センター等で使用されている既存の栄養教育教材を収集することで，何が推進されており，何をアップデートすべきがかわかる。

　地元の人の話を聞いたり，彼らが何を買い，どのように過ごしているかを観察したりする。観察法には表6に示す種類と方法がある。家庭や施設を訪問するのも有効である。他記式秤量記録のために世帯に滞在していると，調理や食事の時間以外は待ち時間となる。その際に，近所の人や家主の家事の様子を観察すると，暮らしぶりがよくわかる。これは表6の参与観察に相当する。クリニックや学校，店など，関心のある人が集まる場所を訪れて観察するのもよい。その際，あらかじめ調査票を用意し，調査票の内容を観察して書き込んでいくのが統制観察である。

表6　観察法の種類と特徴（文献3，p.140）

調査方法		概　要	特　徴
統制観察		厳密に設計された調査票により観察する	データの数量化が可能である
非統制観察	非参与観察	調査者が第三者として調査対象を観察する	表面的な観察となり，内面までとらえることが難しい
	参与観察	調査者が対象集団の生活に入り込んで，内部から集団を観察する	外部からは見えない実態が把握できる

　インタビューによって，知りたい情報をたずねるのも有効である。その際は，誰に何を聞くのかをあらかじめ明確にし，人選や質問を考える。地域のリーダー，保健スタッフ，貧困家庭の人など，対象とともに，目的に合わせた方法（個別・グループインタビュー，構造化・半構造化な

第6章　低・中所得国における栄養・食事調査の手法とデータ解釈

ど）を考える。インタビューで得られた情報をもとに質問紙を作成することもできる。

3-2　どのような情報を集めるか

インタビューでは表7のうち，質問紙調査や既存の統計資料では把握しにくい定性的な情報を得るのがよい。

表7　地域を知るための情報（文献2，p.275-279より筆者作成）

社会人口学的データ	人口，人口の増減，世帯のサイズ，世帯員の構成，世帯主は誰か，政治的・宗教的リーダーは誰か，多くの人が雇用されている組織はどこか
重要な場所	保健や農業関連のサービスが受けられるところ，融資が受けられるところ，公共交通機関，最も近い店や保健センター
環境・経済・衛生・インフラ	環境（浸食，降水量，薪の不足），治安や土地をめぐる争い，失業や低賃金，密集，不衛生，給水・交通手段・通信手段・店舗の不足
教育・情報へのアクセス	こどもたちはどのレベルの学校まで行くか，女児の教育機会，親がこどもに望む職種，成人の識字率，ラジオ・新聞・携帯電話・インターネット等にアクセスできる世帯の割合
収入源	男性・女性・こどもはそれぞれどのような仕事でいくら稼いでいるか，各季節にどのような仕事があるか，何人出稼ぎにでているか，換金作物を育てているか，収入のある女性は何人いるか，女性の社会的地位
借り入れ	誰から借金や掛買いをしているか，預金やマイクロファイナンスはあるか，掛買いが必要になる時期はあるか，借金がある世帯は多いか
食料生産と貯蔵	地元産の食品，食料生産の担い手，作物の貯蔵法，農地の所有状況，主食の自給状況，換金作物と自己消費分の割合，主食が不足する時期はあるか（図2の seasonal food availability カレンダーに記入）
食品の購入・加工・調理	食品の購入場所，何を購入するかを決めるのは誰か，購入者，家庭や地域で加工されている食品，加工者，製粉所が地域にあるか，調理担当者，衛生的に調理されているか，日に何回調理と食事をするか，1日の食事回数は季節によって変わるか，どのような間食をとっているか，間食頻度，多くの世帯で使用されている燃料，食事や間食を行商人から購入するか，調理済み食品を利用するか
世帯内食料分配	女性やこどもにも平等に分配されるか，こどもの食事の意思決定者，母乳栄養児の人数，母乳以外の食物を与えているか，人工栄養児の人数，補完食の導入時期，何をどれくらいの頻度で与えているか，こどもが食べないときの対応，病気や回復期の食事
保健水準	どのような病気が多いか，特定の集団・地域・時期にみられる病気か，栄養不良児は多いか，貧血が多い年齢階級，やせた高齢者が多いか，低体重の乳児・妊婦・青少年は多いか，過体重・肥満・NCDs患者は多いか，どの年齢階級・世帯に多いか，病気や出産のときに利用するサービス（近代医療・伝統医療），家族計画の知識・利用，3年の間隔を空けて妊娠する女性は多いか
関心や悩み	心配していること，怒っていること，うれしいこと，望んでいること，地域に犯罪や紛争はあるか，犯罪や紛争は食料生産や雇用に影響しているか
セーフティネット	困窮世帯を支える仕組みがあるか，親戚・隣人・店主・宗教団体は助けてくれるか，栄養不良のこどもや HIV/AIDS[2] 患者に食べ物をくれる NGO はあるか

---

[2]　HIV（ヒト免疫不全ウイルス：human immunodeficiency virus）/AIDS（後天性免疫不全症候群：acquired immuno deficiency syndrome）

178

4．国レベルの栄養・食事調査

Table 9.1 Seasonal Food Availability calendar prepared for Malawi

Food group	Food type	Jan	Feb	Mar	Apr	May	June	July	Aug	Sept	Oct	Nov	Dec
Staple	Maize	X	X	I	A	A	A	A	A	A	I	I	X
	Potato	X	X	I	I	I	I	X	X	X	X	X	X
	Sweet potato	X	X	X	A	A	A	I	X	X	X	X	X
	Cassava	A	A	A	I	X	X	X	X	X	X	X	X
Legumes and nuts	Groundnuts	X	X	X	I	A	A	A	A	I	I	X	X
	Beans	X	X	I	A	A	A	A	A	I	X	X	X
	Soybeans	X	X	X	I	A	A	A	I	X	X	X	X
Foods from animals	Fish	Consumed 1–2 times a week											
	Meat	Rarely consumed. Mainly at Christmas											
	Egg	Rarely consumed											
	Milk	Rarely consumed											
Vegetables	Green leaves	A	A	A	A	A	A	A	A	A	I	X	X
	Pumpkin	X	I	A	A	A	A	I	X	X	X	X	X
Fruits	Banana	Consumed in limited quantities throughout the year.											
	Mango	I	X	X	X	X	X	X	X	X	X	A	A
	Papaya	X	X	X	X	X	A	A	A	I	I	X	X
	Guava	X	X	A	A	I	X	X	X	X	X	X	X
Fats	Cooking oil	Limited consumption. Households buy 1–2 small packets/week											

Code: A = adequate; I = inadequate; X = not available.

Source: Food and Agriculture Organization of the United Nations, 2012, Theresa Jeremias et al., *Promoting improved infant and young child feeding: facilitator's book*, <http://www.fao.org/ag/humannutrition/36039-0ea07ef6fa136d3db8b5052d0fca811f7.pdf>. Reproduced with permission.

図2　Seasonal food availability カレンダーの例（文献2，p.76）

❹ 国レベルの栄養・食事調査

4-1　統計資料から対象国の健康・栄養問題を把握する

　まず自分で調査を行う前に既存情報を確認するのが効率的であり，対象者・調査者双方の負担軽減となる。国際機関（表8）や対象国の保健省や栄養研究所等のウェブサイトから入手可能な統計資料を入手する。ただし，ここに掲載されているのは国レベルの平均値であり，低・中所得国は貧富の差や，都市・農村間の地域差が大きいことに留意する。

　公開されている情報では足りない場合は，対象国の担当部局に電子メールで情報提供を依頼したり，国際学会等で名刺交換をした対象国の研究者に問い合わせたりする。国際保健学の専門書には国別の情報がまとまっているものもあり，日本語で系統的に解説されているのでわかりやすいが，書籍なので情報が古いのが難点である（文献21）。国レベルの統計資料が入手できない場合は，対象国の健康・栄養問題を解説した総説論文や，個別の研究論文やそこで引用されている文献から情報を得る。

4-2　対象国の健康・栄養政策を把握する

　事前に把握すべき対象国の健康・栄養政策を表9に示す。低・中所得国においては，国民健康・栄養調査を実施していない国や，実施していても数年に一度の頻度の国や，調査項目が限定されている国もある。その場合は，支援に入っている援助団体が実施していないか，研究者レベ

179

第6章　低・中所得国における栄養・食事調査の手法とデータ解釈

表8　国際機関等のデータベース・報告書（筆者作成）

WHO（国連）	The Global Health Observatory（文献22）	インタラクティブに国別の死亡数，死亡率，死因，平均寿命，健康寿命などがみられる
	Noncommunicable Disease Data & Reporting（文献23）	国別に NCDs の調査結果がみられる
	World Health Statistics	毎年刊行される加盟国194か国の健康指標が載っているレポート
FAO（国連）	FAO STAT	245か国以上の食料生産，食料安全保障，食料自給率などの統計がみられる
国連児童基金（United Nations Children's Fund: UNICEF, 国連）	The State of the World Children	毎年テーマは異なるものの，冊子の最後に国別の統計表が載っている
	Multiple Indicator Cluster Surveys（MICS）（文献24）	母子に関する各国の Survey Report や Datasets にアクセスできる
GAFS（Global Alliance for Food Security, NGO）	Global Food and Nutrition Security Dashboard	各国の Integrated Food Security Phase Classification が地域別に示される
	Country Profiles	国別に Food Security と Nutrition の指標をみることができる
GNR（Global Nutrition Report, NGO）	Country Nutrition Profiles	地域ごとの栄養指標をみることができる
アメリカ合衆国国際開発庁（U.S. Agency for International Development: USAID, 米国）	The Demograpgic and Health Surveys（DHS）（文献25）	90か国以上の低・中所得国で行われている国の調査統計を調べることができる
国際協力機構（Japan International Cooperation Agency: JICA, 日本）	栄養プロファイル（文献26）	低・中所得国の栄養関連政策・制度・規制，栄養を取り巻く状況・課題，データソース，栄養改善実施体制，主なマルチセクター栄養改善事業が国別にまとめられている
国立健康・栄養研究所（日本）	諸外国の栄養政策	栄養調査，食事摂取基準，食生活指針とフードガイドの概要が載っているが，対象国は欧米中心で限られている

ルで実施されていないかをインターネットや文献検索で調べる。

　食生活指針やフードガイドは，対象国の保健省や農務省のウェブサイトで公開されていることが多い。現地語のページしかない場合は，FAO のウェブサイトに各国のフードガイドがまとめられたページがあるので参照する。ただし，日本のように料理ベースではなく，食品ベースの食

生活指針やフードガイドがほとんどなので，そこから現地の食生活の様子を把握するのは難しい。一般向けの数項目の食生活指針のほかに，解説書や報告書も公開されている場合は，食生活指針策定の背景となった当該国の健康・栄養問題やこれまでの政策が書かれていることが多いので，これも参考になる。

　自国民用の食事摂取基準を策定しているかどうかも重要である。食事摂取基準は保健省のほか，国の研究所や大学でまとめていることも多い。食事摂取基準の策定根拠となる国民健康・栄養調査を実施していない低・中所得国では，独自の食事摂取基準をもっていない場合が多い。その場合の栄養素等摂取量の評価には，国連の FAO/WHO/UNU の Technical Report Series を参照する。

　健康・栄養政策を理解するためには，当該国の保健行政システムの知識も必要となる。米国などの主要国については，保健行政システムについて説明している成書が存在するが（文献27），個別の低・中所得国について書かれているものは少ない。一方，インターネットでは，The Asia Pacific Observatory on Health Systems and Policies（the APO）の **Health system in transition reviews（HiTs）** にアジア諸国のヘルスシステムや健康政策の詳細がレビューされている（文献28）。アフリカは，African Health Observatory Platform on Health Systems and Policies（AHOP）の country profiles に各国のヘルスシステムや健康政策のほか，過去10年間における改革の詳細が書かれている（文献29）。

　書籍やネット情報ではわからない点は，対象国の専門家にインタビューして教えてもらうのも有効であるが，当該国の人間であれば誰でも保健行政システムについて解説できるわけではないので，人選が肝心である。

表9　確認しておくべき対象国の健康・栄養政策（筆者作成）

確認すべき項目	情報
保健行政システム	対象国の仕組みを知り，どのレベルの組織と協働すべきか考える
国民健康増進計画	対象国が重視している健康・栄養問題や国の方針がわかる
食生活指針・フードガイド	
食品表示	
国民健康・栄養調査	実施主体はどこか（国か援助団体か），実施頻度や調査項目も確認する
食事摂取基準	栄養素等摂取量の評価に必要
保健医療人材の養成制度	協働できる専門家がわかる
地域保健事業	身近な保健サービスを知る

第6章　低・中所得国における栄養・食事調査の手法とデータ解釈

5　多様な課題発見の手法

　国際栄養の現場では，研究のための研究ではなく，対象国の政策やガイドラインに活かせる研究を実施することが求められる。また，政策の評価には研究手法や解析手法の知識と技術が必要となる。**量的研究**と**質的研究**のほかに，新たな取り組みを導入するときに，どのようにすれば現場に根付くかに焦点を当てた**実装研究**（implementation research）も近年注目を集めている（文献30，p.206）。例えば，「A村で成功し，効果を上げたものをB村にも導入したい。そのための方法である実装戦略を評価する研究」である。また，**混合研究法**のように，一つの研究において，量的研究と質的研究を組み合わせ，その結果を統合する手法も進歩している。価値判断を極力排除して測定する数値化データ（**量的データ**）と，発言や記述の背景や意味を掘り下げる言語化データ（**質的データ**）を用いることによって，現場の理解を目指す。

　量的データは，身長や体重のような計測データのほか，質問紙調査によって集められる。しかし，質問紙調査では，設問にない情報は得られない。質問項目の設定や選択肢の準備には，その課題に関する知識が不可欠である。研究初心者の質問紙に自由記述欄が多くなるのは，知識不足により選択肢が思い浮かばないことによる。また，「後で使うかもしれないから，とりあえず聞いておこう」と質問項目を多くしすぎると，調査への協力率が下がるほか，回答者や通訳者が疲れてしまい，無回答が多くなったり，回答の精度が落ちたりするので，必要最小限の項目にとどめる。必須でない質問に答えさせるのは研究倫理上も望ましくない。可能であれば，類似の対象集団にプリテストを実施し，質問項目や選択肢が適切であるかを確認し，見直しを行う。

　新規の事象や課題のため，既知の知見が乏しい場合は，インタビューや観察法などの質的研究手法を用いた探索的研究により状況を把握する。インタビューを行う場合は通訳を介するので，倍の時間がかかることに注意する。また，識字率が低く，自記式質問紙調査ができない場合は，通訳が聞き取りながら記入していくことになる。

　対象者の主観的な視点や経験を取り扱う質的研究では，妥当性や信頼性が問題視されることがある。質的研究をデザインするときは，質的研究論文の国際査読基準の一つである「質的研究報

表10　質的研究の報告の際に記述すべきこと（文献31より筆者作成）

①　研究方法の位置付けや理論（エスノグラフィー，現象学，グラウンデッド・セオリーなど）をただ述べるだけでなく，自分の研究のリサーチ・クエスチョン（設問）や研究目的に適用するにあたり，その方法が他より優れている点について述べる。
②　サンプリング方式（合目的的・理論的，雪だるま式など）や，参加者がどのようにして選ばれたのかについて記述する。インタビューや話し合いなどにかけた時間のほか，どのような場所で行われたかについても言及する。
③　インタビューを行った人，フォーカス・グループ・ディスカッションの司会・進行役（ファシリテーター）を務めた人，データのコード化などを行った人を明記する。その人がもつ，当該研究方法に関する資格や実績およびトレーニング，また関連する属性情報について述べる。
④　データが飽和状態に達したのか否か，あるいはどの時点でデータ収集を中止したのかについて報告する。
⑤　何らかのトライアンギュレーション方式（複数の理論・手法・リソースを組み合わせる研究手法）が取り入れられたかを明記する。これにより，研究結果の内的妥当性が高まる。

182

告の総合基準（consolidated criteria for reporting qualitative research: COREQ）チェックリスト」を参考にするとよい。質的研究の報告において押さえておくべき点を表10に示す。

❻ 研究倫理

6-1 ヘルシンキ宣言

　高所得国の人間が，低・中所得国の人々を対象として研究を行う場合，そこにはパワーの不均衡が生じる（文献30, p.194）。世界医師会が1964年に制定したヘルシンキ宣言（2013年改訂）では，「脆弱な集団を対象とする医学研究が正当化されるのは，その研究が当該集団の健康上の必要性と優先事項に応えるものであり，かつ，その研究が脆弱ではない集団では行えない場合に限られる。さらに，その集団は，研究結果として得られる知識，技術，介入手段から利益を得ることができる立場に置かれるべきである」と述べている。

6-2 研究倫理審査

　ヒトを対象とした研究をする際には，所属機関に設置されている研究倫理審査委員会（Institutional Review Board: IRB）の審査と承認を受ける。承認が下りる前に研究を開始すると，審査打ち切りになる場合もあるので注意する。自国内に加え，対象国保健省への申請も必要となるかどうかは国によって異なるため，計画段階で現地カウンターパートを通じて確実に情報収集を行う必要がある。場合によっては承認が下りるまでに１年近くかかる場合もあるので，早めに準備する。

練習問題

1　栄養政策を立案する上で，栄養課題の特定と要因を把握するために必要な情報は何か考えてみよう。
2　対象となる村を設定して，実態把握のために食事調査を含めた調査計画を立ててみよう。

文　献

1．WHO. Child Growth Standards.
https://www.who.int/tools/child-growth-standards/software（最終閲覧日：2023年３月16日）

2．King FS, Burgess A, Quinn VJ, *et al*. eds.（2015）. Nutrition for Developing Countries 3rd edition, Oxford University Press.

3．加島浩子，森脇弘子編（2024）．ウェルネス公衆栄養学2024年版，医歯薬出版.

4．Sato H, Sudo N, Nagao-Sato S, *et al*.（2022）. Correlation between energy and vitamin A intakes among rural Rwandans. Journal of ARAHE, 29: 13–25.
https://www.arahe.info/web/viewer.html?file=/journal/list/Volume29%20Number3%202022.pdf
（最終閲覧日：2023年３月16日）

5．Yanagisawa A, Sudo N, Amitani Y, *et al*.（2016）. Development and validation of a data-based food frequency questionnaire for adults in eastern rural area of Rwanda. Nutrition and Metabolic Insights, 9：31–42.
https://www.hles.ocha.ac.jp/food/Sudo/theme/pdf/theme02-01.pdf（最終閲覧日：2023年３月16日）

6．亀田紗季，須藤紀子（2021）．日本人を対象に開発された妥当性が検討されている食物摂取頻度調査票の系統的レビュー．日本健康学会誌，87（1）：3–14.

7．Aoyama Y, Sudo N, Nagao-Sato S, *et al.*（2022）. Vitamin B12 intake and intrahousehold allocation of animal-source foods in rural Rwanda. Journal of ARAHE, 29: 1–12.
https://arahe.info/web/viewer.html?file=/journal/list/Volume29%20Number1%202022.pdf（最終閲覧日：2023年3月16日）

8．Nagao-Sato S, Sudo N, Yanagisawa A, *et al.*（2021）. Sodium intake and its source assessed using weighed food records. J Hum Hypertension, 35: 556–558.

9．Tanno Y, Sudo N, Kano M, *et al.*（2020）. Recommended modification of porridge and mixture to improve nutrient intake in the rural area of northern Rwanda. Afr J Food Agric Nutr Dev, 20: 15637–15659.

10．FAO. International food composition table/database directory.
https://www.fao.org/infoods/infoods/tables-and-databases/en/（最終閲覧日：2023年3月16日）

11．FAO. Minimum Dietary Diversity for Women（MDD-W）.
https://www.fao.org/nutrition/assessment/tools/minimum-dietary-diversity-women/en/（最終閲覧日：2023年3月16日）

12．Kano M, Sudo N, Yanagisawa A, *et al.*（2017）. Validity of The Minimum Dietary Diversity for Women of Reproductive Age（WDD-W）in Rural Rwanda. Jpn J Health Hum Ecol, 83（5）：150–162.

13．Schoeller DA, Westerterp M, eds.（2017）. Advances in the Assessment of Dietary Intake, CRC Press.

14．大塚譲，河原和夫，須藤紀子編（2015）．新スタンダード栄養・食物シリーズ14公衆栄養学，東京化学同人．

15．Sudo N, Ohtsuka R.（2001）. Nutrient intake among female shift workers in a computer factory in Japan. International Journal of Food Sciences and Nutrition, 52: 367–378.

16．WFP. Food Consumption Score（FCS）.
https://resources.vam.wfp.org/data-analysis/quantitative/food-security/food-consumption-score（最終閲覧日：2023年3月16日）

17．Elliot Vhurumuku（2014）. Food Security Indicators.
https://www.fao.org/fileadmin/user_upload/food-security-capacity-building/docs/Nutrition/NairobiWorkshop/5.WFP_IndicatorsFSandNutIntegration.pdf（最終閲覧日：2023年3月16日）

18．International Dietary Data Expansion Project. Household Dietary Diversity Score（HDDS）.
https://inddex.nutrition.tufts.edu/data4diets/indicator/household-dietary-diversity-score-hdds（最終閲覧日：2023年3月16日）

19．FAO（2010）. Guidelines for Measuring Household and Individual Dietary Diversity.
https://www.fao.org/3/i1983e/i1983e.pdf（最終閲覧日：2023年3月16日）

20．Sugiyama J, Sudo N, Mukuralinda A, *et al.*（2023）. Evaluation of Food Security Using the Food Consumption Score in Rural Rwanda. Journal of ARAHE, 30（1）：1–12.

21．日本国際保健医療学会編（2013）．国際保健医療学 第3版，杏林書院．

22．WHO. The Global Health Observatory.
https://www.who.int/data/gho/data/countries（最終閲覧日：2023年3月16日）

23．WHO. Noncommunicable Disease Surveillance, Monitoring and Reporting - Data & Reporting.
https://www.who.int/teams/noncommunicable-diseases/surveillance/data（最終閲覧日：2023年3月

16日）

24. UNICEF. Multiple Indicator Cluster Surveys.
https://mics.unicef.org/surveys（最終閲覧日：2023年3月16日）

25. USAID. The Demographic and Health Surveys Program.
https://www.usaid.gov/what-we-do/global-health/cross-cutting-areas/demographic-and-health-surveys-program（最終閲覧日：2023年3月16日）

26. JICA. 栄養プロファイル.
https://www.jica.go.jp/activities/issues/nutrition/more.html（最終閲覧日：2023年3月16日）

27. Erwin PC, Brownson RC, eds.（2017）. Scutchfield and Keck's Principles of Public Health Practice 4th edition, CENGAGE Learning.

28. APO. Health System in Transition Reviews.
https://apo.who.int/publications/health-system-in-transition-reviews-hit（最終閲覧日：2023年3月16日）

29. AHOP. AHOP Country Health Systems and Services Profile（CHSSP）: An Overview.
https://afahopstorageaccount.blob.core.windows.net/afahopfiles/CHSSP-Overview-4-pager_ENG.pdf（最終閲覧日：2023年3月16日）

30. 日本国際保健医療学会編（2022）. 実践グローバルヘルス―現場における実践力向上をめざして―. 杏林書院.

31. マリーシャ・フォンセサ（2015）. 質的医療研究を報告する際に覚えておきたい5つのこと. editage insights.
https://www.editage.jp/insights/5-things-to-remember-when-reporting-qualitative-health-research（最終閲覧日：2023年3月16日）

【事例1】
グアテマラ共和国キチェ県における妊産婦と5歳未満児の健康・栄養改善活動につなげるための現状把握調査，項目や手法の検討について

　活動計画立案のための現状把握調査（以下「ベースライン調査」）は，技術協力プロジェクト（以下「プロジェクト」）における詳細な計画の策定に向けて必要不可欠なものである。ベースライン調査は，アセスメントに相当し，事業サイクルPDCAにつながる源となる。したがって，調査対象，調査項目，調査手法は，プロジェクト対象地の背景を考慮して綿密に検討することが求められる。なお，本プロジェクトはJICAの事業として実施されたものである（表1参照）。

○調査対象者について

　プロジェクトでは5歳未満児の健康・栄養改善を目標としていたため，グアテマラ共和国（以下「グアテマラ」）政府が推進していた「慢性栄養不良予防のための国家戦略『最初の千日間』（胎内にいるときから2歳の誕生日までの人生最初の千日が子どもの一生に大きく影響を与えるという考え方）」と足並みを揃え，2歳未満児のいる家庭を対象にした。2歳未満児およびその母親（妊婦含む）を調査対象者とした。

第6章　低・中所得国における栄養・食事調査の手法とデータ解釈

表1　栄養調査項目と対象者

アセスメントの種類	妊婦	2歳未満児の母親	2歳未満児
身体測定	身長，体重，BMI	身長，体重，BMI	身長，体重，体格評価
臨床診査	既往歴，服薬，サプリメント	既往歴，服薬，サプリメント	
食事調査	24時間思い出し法（平日の非連続2日間）食物摂取頻度調査（FFQ）（調査日から遡って1か月の間）		食物摂取頻度調査（調査日から遡って1か月の間）（母親が応答）
KAP調査(Knowledge, Attitude, Practice)	栄養に関連したKAPの評価（FAO）を参考に妊娠期の栄養に関する項目を抜粋した。	栄養に関連したKAPの評価（FAO）を参考に母乳や補完食に関するKAPの項目を抜粋した。	
健康的な環境に関わる調査	飲水用の水源，家電製品，調理環境，識字，収入等	飲水用の水源，家電製品，調理環境，識字，収入等	

BMI：body mass index，体格指数

○調査項目の検討について

　栄養アセスメントの4項目（身体測定，臨床検査，臨床診査，食事調査）のうち，身体測定，臨床診査および食事調査を設定した。また，適切な食事提供に関してはKAP（Knowledge, Attitudes, Practice）調査を，加えて健康的な環境に関わる項目を設定した。倫理的な配慮から血液検査等を含む臨床検査については，実施しなかった。

○調査手法の検討について

　対象者を戸別に訪問し，調査を行った。山間僻地では訪問に時間がかかるところもあるため，2歳未満児の母親への聞き取りでは，乳幼児健診や診察のために保健施設に母親が来所した際に実施した。身体計測については，持ち運び可能な立位と仰臥位のそれぞれに対応できる測定機器を揃えた。グアテマラの成人の識字率は78％（UNICEF，2016年）であったため，臨床診査，KAP調査，健康的な環境に関わる調査等については聞き取りにて行うことにした。調査員は，当該地区の現地語と公用語のバイリンガルで，保健医療従事者または教育関係者が雇用され，2～3日間の調査手法に関する研修および実習訓練を受けた。当該地区以外の出身者である調査員が戸別訪問を行う際には，地区担当の保健医療従事者が付き添うよう，文化的な側面に配慮した。グアテマラにおける既存の食事調査の報告はほとんどないため，食事調査については2種類の方法を用い，結果について解釈できるようにした。平日の非連続2日間の24時間思い出し法，調査日から遡って1か月の間のFFQを行った。24時間思い出し法については，重量を同定するための食器類を活用し，調査地に出回っている食品より食材の標準目安量をリスト化して用いた。FFQについては，グアテマラの食事ガイド「Olla familiar」（オジャ・ファミリアル，直訳すれば「家族鍋」。鍋の中に7群に分類された食品の絵図が示されている）をもとに同国の別の調査で開発されたFFQを改良した。

186

【事例２】森林保全と地域住民の栄養摂取状況把握，栄養改善の可能性：カンボジアの事例

この他，24時間思い出し法やKAP調査から得られた結果が妥当であるかを検討するために，また，調査地特有の栄養問題があれば教えてもらうために，２歳未満児の母親を対象にフォーカスグループ・ディスカッションを行った。

グアテマラではこれまでに複数の機関や団体が母子保健等に関する支援を行っており，様々なパンフレット等の媒体がある。これらを有効に活用するために，また，新たに作成する必要がある媒体を検討するために，妊婦やこどもの栄養に関する既存のパンフレット等についても調査し，整理した。

この他プロジェクトでは，保健医療施設および保健管区事務所等からの妊産婦やこどもに関する情報，指標，データを収集した。また，母子保健分野として母親から産科歴，産前産後健診等についても情報を収集した。

文　献

1．アイ・シー・ネット，コーエイ総合研究所（2016年）．グアテマラ国「妊産婦と子どもの健康・栄養改善プロジェクト」ベースライン調査報告書．

【事例２】
森林保全と地域住民の栄養摂取状況把握，栄養改善の可能性：カンボジアの事例

森林は，山菜やキノコ，野生の肉など，様々な食材を周辺住民に提供している。特に途上国においては，都市部から離れた地域の住民にとって，これらの食料は日常的に採取できることが多く，森林由来の食料は，住民の摂取栄養素の多様性維持と栄養状態改善，健康維持に貢献できると考えられる。しかし，多くの場所で，森林が他の土地利用への転換により減少しており，結果として森林からの食料供給が低下していると考えられる。

カンボジアでは，森林保全対策として保護区があり，その周辺に居住する住民への生活支援介入が行われている地域もある。これまでの研究では，森林面積の変化，森林減少や森林劣化による温室効果ガスの排出削減，生物多様性，周辺地域への社会経済的影響といった観点からその効果が検証されていたが，森林保全が地域の食料供給を改善し，結果として森林に依存するコミュニティの栄養状態を改善するかどうかについての情報は限られていた。そこで，森林保全は住民の食生活や栄養の多様性の維持，こどもの栄養状態の改善に寄与しているかを検証するために，森林分野と栄養分野の日本人研究者やカンボジア・米国のNGO職員等による調査が開始された。

調査では，対象地域での森林保全プロジェクト介入の有無，川や森林までの距離の違いなどを考慮した４つの村でデータ収集を行っている。データは栄養チームと森林チームでそれぞれが質問紙を使って村の対象世帯に聞き取りをして収集される。栄養チームでは，対象世帯の食事摂取状況調査（24時間思い出し法とカンボジアのこども用に開発されたFFQ）に加え，こどもの身体計測も実施している。

カンボジアなど途上国では一般的に，栄養分野の学問を基礎から応用まで一貫して学んだ経験のある人材は限られている。この事例の調査チームには，海外で栄養を学んだ人，栄養に関連のあるプロジェクトで働いた経験のある人などがメンバーとして参加しているが，それでも栄養の基礎的な知識や食事調査方法についての知識・技術が不足していることがある。

187

調査研究方法を習得し，かつ，管理栄養士としての現場経験，海外のNGOや青年海外協力隊栄養士隊員等での活動経験があると，現地の人たちへの関わり方，ワークショップの開催などにその経験の視点がより生かせるであろう。

一見，管理栄養士・栄養士の仕事とはかけ離れていると思われる途上国の森林環境保全だが，地域の住民は，様々な非木材林産物や食料を森林とその周辺から得て生活しているため，森や自然の多様性を守り維持することは，環境にとってもそこに住む人々の健康や生計維持にとっても必要なことである。

栄養を学び実践している管理栄養士・栄養士，専門家，研究者の知見は，持続可能な開発目標（SDGs）の観点だけでなく，近年注目されている，生態系の多様性の中で人の健康にも焦点を当てたプラネタリー・ヘルスの観点からも，求められているのではないだろうか。

管理栄養士・栄養士として異分野，多・他分野の専門家と協働すること：

日本の管理栄養士・栄養士は多くの場合，一人職場で給食経営管理や栄養管理，栄養教育・指導などに専念しており，なかなか異なる分野，異なる国の研究者などと一緒に働く機会がないかもしれない。協働することで，分野の異なる専門家の食の視点を知る大変よい機会となり，多くのことを学ぶチャンスとなる。一方で，食品を栄養素，献立，料理として調理し，食べるまでを考えて住民の抱える健康課題を抽出し指導することで，人々のより望ましい食生活をサポートすることができる管理栄養士・栄養士だからこその視点もある。

栄養の専門家や，その国の管理栄養士・栄養士は，食文化は違っても，人々の食事から健康の課題をとらえ，その改善や維持向上のために活動するという，課題解決のアプローチは同じである。異なる分野の専門家，異なる国の管理栄養士・栄養士や栄養の専門家たちと一緒に，食事・食品・栄養の専門家として，もっている知識や経験を共有することにより，人々のよりよい食習慣，健康づくりに貢献できるだろう。

※本研究はJSPS科研費JP19H04343の助成を受けたものである。

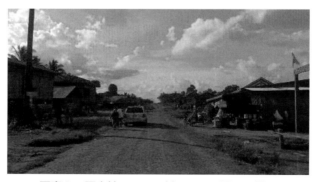

写真1　調査地の一つ，村のメイン通りの様子

5．多様な課題発見の手法

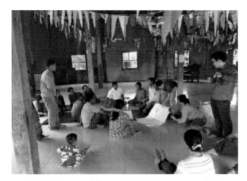

写真2　調査地でのインタビューの様子

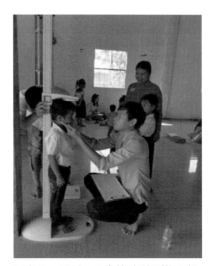

写真3　こどもの身体計測の様子（トレーニングを受けたカンボジア人調査員が実施）

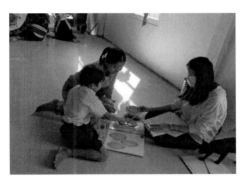

写真4　写真や実際の皿などを用いて食事摂取状況を聞き取り（トレーニングを受けたカンボジア人調査員が実施）

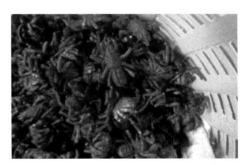

写真5　調査地域の森林でとれたクモ（よい収入源になるという）

189

第7章 ①
栄養政策・プログラムの立案・展開・モニタリング評価

目　的	②国際栄養分野の政策立案・実践に求められる専門的知識に基づいて③健康・栄養の多様な課題を発見・解決する力と，⑥グローバルな変化をとらえた栄養課題に対応できる力を培うため，グローバルな政策と健康課題との関連を踏まえた既存の栄養政策の評価，実施可能な栄養政策・プログラムの立案，モニタリング，評価の手法を学修する。
到達目標	・各国の栄養課題が，保健・栄養政策だけでなく，外交政策，貿易・経済政策，環境政策，安全保障政策等の他セクターからどのように影響を受け，また，どのような影響を与えうるかについて理解する。 ・WHO等の国際機関によってグローバルレベルで策定された栄養戦略について情報収集し，評価することができる。 ・各国の政治体制，行政構造，財政，ヘルスシステム等について情報収集することができる。また，それらの情報を踏まえて，適切な栄養政策・プログラムを提案できる。 ・各国の状況を踏まえた栄養政策・プログラムの予算作成，執行，監視の方法を提案できる。 ・栄養政策・プログラムの効果について評価することができる。

1　グローバル社会における栄養政策の位置付け

　今日，栄養に関する課題はマルチセクトラルな視点から取り組むべきとの認識が広がり，深まってきている。国際連合（国連）本部に事務所を置く17の専門機関のうち，世界保健機関（World Health Organization: WHO）や国連食糧農業機関（Food and Agriculture Organization of the United Nations: FAO），国連世界食糧計画（UN World Food Programme: WFP），国連児童基金（United Nations Children's Fund: UNICEF）といった機関だけでない多くの機関が世界の栄養課題に対応している。例えば，世界銀行グループにおいても栄養チームがあり，投資効果の高い開発課題として理解されるようになった栄養課題に対する投資需要が高まり，急増している低・中所得国向けの貸付事業などに関与するなど，国連機関にとどまらず国際機関で栄養分野の専門家の数は飛躍的に増えている（文献1）。

　国際機関で政策レベルでの栄養課題に関わる際，栄養は開発政策課題であるという意識が重要である。政策分析をする際は，その政策が歴史的にどのように積み上げられてきたのか，その政策に介入するために有効なエビデンスは何かを見出す力が求められ（文献1），栄養に関する専門知識を土台とした分析を行うためには外交や経済，環境，農業といった多元的な政策に関する知識と，それらの知識を結び付けて考察する力が必要となる。本節では，国際機関における適切な栄養政策・プログラムの立案，展開，モニタリング評価のために，本章までの学びをレビューし，学習内容を有機的にリンク付けしていくための情報提供を行う。

191

第7章①　栄養政策・プログラムの立案・展開・モニタリング評価

マルチセクトラルな視点から取り組む

　保健分野における異なるセクター間の協力の必要性は，1978年のアルマ・アタ宣言，1986年のオタワ憲章にも明文化されている。具体的なプログラムには，オタワ憲章で謳われたHealth for All を実現する一つの戦略としてWHO が着手した**Healthy Cities**（ヘルスプロモーション，都市計画改善，公共施設整備，健環境保全など総合的に盛り込んだプログラム）（文献2）や，ヒト，動物，環境それぞれの健康が密接に関連していることを認識し，それらの健康問題を総合的にアプローチする考え方として2008年に公表された**One Health**（文献3）などがある。また，2010年，オーストラリアのアデレードで開催された第9回グローバルヘルスプロモーション会議において採択された「すべての政策において健康を考慮すること（**Health in All Policies**）に関する**アデレード声明**」（文献4）は，国，地域，市町村レベルといった行政のあらゆる階層および国際機関のリーダーや政策立案者に対して，すべての部門が「健康と幸福」を政策展開の主要要素として取り込むことが行政の目的達成に大きく貢献することを強調している。栄養問題もまたマルチセクターでのアプローチが重要視されるようになり，2013年には世界銀行が栄養改善のためのマルチセクトラルアプローチ報告書（Report: Improving Nutrition Through Multisectoral Approaches）を発表している（文献5）。そこには，栄養不良の決定要因は多岐・多分野にわたるため，最大限の成果を導くためのマルチセクトラルアプローチの有用性が強調されている。後述する Scaling Up Nutrition（SUN）Movement は栄養分野における代表的なマルチセクトラルアプローチで取り組まれているプログラムである。

1-1　国際社会における栄養政策

　国際社会の中で，栄養政策はそれ単独で成り立つのではなく，政治的課題や貿易・経済的課題とも密接に関係し，相互に影響しあっている。栄養政策は，健康や保健医療領域を中心に考えられるが，国民や世界の人々の生活に関わることから外交政策にも含まれている。また，食物に関する農林水産業とその政策，貿易に関連する経済政策との関連性，一次産品や生態系を取り巻く環境政策，栄養を理解する教育の重要性，食料の安定した供給や災害・紛争などの安全保障に関わる位置付けなど，グローバル社会において栄養が関わる政策は多岐にわたる。

　栄養政策立案に際しては，こうした栄養政策を取り巻く多様な状況を，**システム思考**で俯瞰的に見据えることが重要である。ここでいう「システム思考」とは，望ましい目的を達成できるように，要素間の相互のつながりを理解する能力を意味し，「システム」とは，何かの目標に対して一貫した秩序をもって働く様々な要素や機能の集合体を指す（文献6，p.16-17）。システム思考では全体像のつながりを概観することが重要であり，栄養分野でのある課題の目的達成のために講じる対策が数年後に他分野での新たな問題を生じさせることがないよう，循環作用を考慮した長期的な効果や影響を十分に検討する必要がある（図1）。

1-2　外交政策

　栄養は，昨今の**主要国首脳会議（G7）**や**G20**において，主要課題として取り上げられている

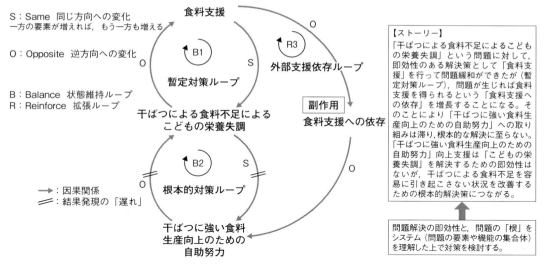

図1　栄養問題におけるシステム思考の例（文献7, p.185-200を参考に筆者作成）

（文献8；文献9）。第1章では，G7の首脳宣言やG20による宣言の変遷を取り上げ，栄養が政治的取り組みとして議論されてきたかを示した。第2章では，フードセキュリティ，食料システム（フードシステム）に関するG7，G20での主な議論を示した。人々の日常の糧である食料が国家の課題であるとともに，国際協力には不可欠な人道的議題でもある。

　国際社会全体としては，国連の**持続可能な開発目標**（Sustainable Development Goals: **SDGs**）を目指すという大局的な動向に加えて，**国連フードシステムサミット**（文献10），**栄養サミット**などにおける国際的合意があり，個別の栄養政策はもとより，世界全体で歩調を合わせた俯瞰的な対応についても，外交上の栄養を理解する上で重要である。

主要国首脳会議や国際会議から発足した政策—みどりの食料システム法—

　2022（令和4）年4月22日に「環境と調和のとれた食料システムの確立のための環境負荷低減事業活動の促進等に関する法律（みどりの食料システム法）」が成立，5月2日に公布され，7月1日に施行された。この法律は，2030年までのSDGs達成に向けた食料システムの改革のための取り組みの一環である。この法律施行の基本方針となる「**みどりの食料システム戦略**」の具体的な取り組みは，1）資材・エネルギー調達における脱輸入・脱炭素化・環境負荷軽減の推進，2）イノベーション等による持続的生産体制の構築，3）環境にやさしい持続可能な消費の拡大や食育の推進，4）ムリ・ムダのない持続可能な加工・流通システムの確立するための行動，の4本の柱をもつ。1）の取り組みに係る温室効果ガス削減目標や再生可能エネルギーの導入拡大の指標は，1992年の国連気候変動枠組条約（United Nations Framework Convention on Climate Change: UNFCCC）締結国により毎年開催される気候変動枠組条約締約国会議（Conference of the Parties: COP）で採択された**京都議定書**

（1997年）や**パリ協定**（2015年）での指標が基盤となっている。またこの法律の制定および関係する取り組みの実施には，農林水産省のほか，内閣府，環境省，経済産業省，文部科学省，外務省，厚生労働省など多数の省庁によるマルチセクトラルアプローチで行われている（文献11；文献12）。

1-3　貿易・経済政策

　貿易とその政策についてはフードセキュリティに深く関与しており，第2章で取り上げた項目である。国際社会で栄養が課題になるのは，人々の生命や健康に関わるだけではなく，広く国々の経済にも関係するためである。食料の輸出入に関する政策や地域間協定は，国内外の食品供給と栄養に影響する。例えば，**世界貿易機関**（World Trade Organization: **WTO**）**の農業交渉**，**自由貿易協定**（Free Trade Agreement: **FTA**）や**経済連携協定**（Economic Partnership Agreement: **EPA**），**環太平洋パートナーシップ**（Trans-Pacific Partnership Agreement: **TPP**）などの各種地域間協定によって食品の輸出入が円滑になると，食品の安定した供給やアクセスが高まる。その一方，農業と**食料自給率**への影響があるため，国内の農業との調整も要する。農作物などの価格や為替の変動は，食品の供給と食行動にも影響を及ぼしうる。このような，貿易政策や食物や農作物などに関わる国際的交渉には，国の経済政策や農業政策が反映されており，一見すると栄養に関係がないと考えられる貿易や経済政策も，食生活と結び付いている（文献13；文献14，p.87-114）。

　栄養向上のための政策において，食環境整備やマーケティングは重要な要素である。食料の需給だけではなく，栄養政策の実践において，食環境整備の一環として一部の食品に税金をかける（かけない）ことが経済的**インセンティブ**として有効である場合がある。また，流通を防止したり促進したりして食品選択に影響を与えることもありえる。栄養政策を社会の中でとらえ，経済政策も巻き込んだ介入についても言及できる能力が専門家に求められる。

　経済政策の関連では，国際協力の場において，国際機関や，**ドナー（各国からの政府開発援助）**，民間財団等による栄養に関連する資金の動きや予算についても理解することが必要である。開発途上国も含めた世界での栄養政策を考える場合，支援を受ける国と支援する国，そして，国際機関等の資金については基本的情報になりえる。栄養に関する資金は，農業，教育，地域開発，医療など，別の名目でありながら栄養に関係していることに注意を要する。

　各国から国際機関等に対する栄養の拠出金，各国の政府開発援助における支出とその動向を時系列で理解することは，国際協力の背景を知る上で役立つため，第1章を参照されたい。

1-4　環境政策

　国際社会における環境問題を広い視点でとらえ，その中での栄養政策を地球環境というシステム内に位置付けて考慮することは，今後益々重要になってくる。

　現在，地球の健康にも関わる課題がすべて相互に関連し，分野横断的アプローチが必要なことから，**プラネタリー・ヘルス**という概念がうまれて主流化しつつある（文献15）。プラネタリー・ヘルスについては第1章で，第2章ではプラネタリー・ヘルス・ダイエットについてそれぞれ取り上げており，この概念に関する今日までの議論の変遷を今一度確認して欲しい。このように，

194

環境と栄養を結び付ける俯瞰的な国際社会の潮流を敏感にとらえることが，栄養政策の専門家に必要である。

環境と栄養の結び付きの具体例を挙げると，まず，**気候変動**で気温や天候が変わることで，農作物（野菜，果物，穀物など）の生産や流通の低下・増加に及ぼす影響がある。気温の上昇などによる植物病害虫や土壌の変化などの新たなリスクなども発生しうる。また，地球環境の変化と環境汚染は，大気や土壌，水質とも関連し，生物多様性にも影響を与えうる。環境という観点では，農作物だけではなく，農作物を飼料とする家畜飼育，家畜飼育による水資源やエネルギー等の過剰利用，水産資源としての漁業と乱獲など，多様な生物の多様性と生態系の持続性は栄養に関係している。

社会的な側面として，環境負荷となる**食品廃棄物**は注目すべきである。生産された食品の持続可能な食品消費と食品ロス防止や廃棄削減，食品消費に伴う紙やプラスチック類消費なども食にまつわる課題である。これらは，栄養政策と環境政策の橋渡しでもある。環境負荷が高い畜産物を摂取しない菜食主義など，人や社会，環境に配慮して作られた食品が選好されるエシカル消費など，食に関する文化にも環境問題が影響する現状を理解したい。

今後，環境に配慮した技術革新は歓迎される可能性がある。農業生産のデジタル化やオートメーション化による省資源・省エネルギーでの農作物生産，品種や種苗の改良などによる環境変化に強い食物など，技術による第一次産品の生産向上と環境への配慮は，栄養とも関連して発展が期待できる分野である。

1-5　安全保障政策

安全保障政策には，**紛争**などの軍事的側面と経済，資源，環境や**災害**，感染症の**パンデミック**などの非軍事的側面がある。紛争下や難民などの不安定な状況下での食料提供や供給，経済や資源の枯渇による不況時，干ばつによる飢饉や水害による食料難，自然災害や感染症の流行などのパンデミックのような災害時での食料供給なども栄養と強い関係がある分野である。特に，紛争や災害時の長期にわたる避難生活での栄養バランスのよい食生活や，そのための食物の供給体制と物流など，食物だけではないシステム整備が必要である。

なお，紛争によってもたらされる食料難は，時としてそれ自体が紛争の要因となる場合もある。水を巡る紛争は世界の至る場所で勃発しており，例えば，世界最大の人道危機といわれるスーダン・ダルフール紛争は，一般的にはアラブ系遊牧民とアフリカ系農民との民族紛争と認識されているが，争いの発端は干ばつによる水不足であった（文献16）。WFPは，飢餓と紛争の結び付きは悪循環であり，平和なくして世界の飢餓がなくなることはなく，飢餓がある限り平和な世界の実現もないと強調している（文献17）。1995年，当時の世界銀行副総裁 Ismail Serageldin は「今世紀（20世紀）の戦争が石油をめぐって戦われたものであったとするなら，新世紀の戦争は水をめぐって戦われることになるだろう」と述べている（文献18）。

第2章で述べられた**フードセキュリティ**は，安全保障政策に直結する。すべての人がいかなるときにも，活動的で健康的な生活に必要な食生活上のニーズと嗜好を満たすために，供給，アクセス，利用，安定した共有が必要である（文献19；文献20）。**世界食料安全保障委員会**（Committee on World Food Security: **CFS**）は，国連の下に設置された政府間プラットフォームであり，世界の食料問題に関する政策のレビューとフォローアップを行っている。世界のフードセキュリ

195

ティをより包括的に協議するため，非政府組織（non-governmental organization: NGO）や市民社会組織も議論に参加できる場である。

2 グローバルな栄養戦略に関する情報収集と評価

2-1　国際的栄養戦略の決定プロセス

多様な分野と相互に関連する栄養政策を各国で講じる場合，そして，国際社会における栄養戦略を策定する場合において，栄養戦略をいかにして決定し，実行するのか。その**意思決定プロセス**と関係者を明確にして理解することは，国際的な栄養戦略やガイドライン等の策定と実施のために不可欠な素養である。

基本的に，国際的な栄養戦略は，各国の代表が集う場での合意形成を経て決定する。それに至るまでには，各種準備委員会や専門委員会による現状分析と議論を経る。

WHO を例にとると，**総会（World Health Assembly: WHA）**は WHO の意思決定機関として全加盟国の代表によって構成されており，毎年5月に開催される合議の場になっている。**執行理事会（Executive Board）**は，総会が3年ごとに選出する34の加盟国が任命した34人の専門家で構成され，通常年2回，1月と5月に開催される。一般的な流れとしては，その年の1月に開催される執行理事会で，同年5月の WHA で議論予定の議題に関して，執行理事の間で一定程度の議論・合意形成を行い，その結果をもって WHA に望むことが多い。現実的に，WHO に加盟する200近くの加盟国が一堂に会する場で，WHA ですべての議題の詳細について議論することは現実的ではないためである（当然，重要議題等についてはこの限りではない）。WHO には地域的機関として6つの**地域事務局**があり，地域ごとに，毎年夏から秋にかけて地域委員会を開催して審議している。地域委員会は，各地域における最終的な意思決定の場である。専門的な内容については，委員会（Committee）や諮問委員会（Technical Advisory Group: TAG）やコンサルテーションチームが編成されて専門的な情報収集や意見交換に基づき報告が上げられる。こうした専門的な情報収集プロセスも，政策決定における準備である。

2-2　グローバルレベルで策定された栄養戦略の情報収集と評価

グローバルレベルでの栄養に関する宣言や戦略，フレームワーク等については各章でも触れているが，本節では，特に重要と思われる国際的な栄養戦略として定められた，現在の国際的な栄養戦略とその評価を紹介する。具体的には，**栄養のための行動の10年（Decades of Action on Nutrition）**」と「**栄養説明責任フレームワーク（Nutrition Accountability Framework: NAF）**」である。

国連は，2016年の国連総会において，2016年から2025年までを「Decades of Action on Nutrition（栄養のための行動の10年）」と宣言することを決定した（文献21）。全世界での飢餓撲滅と栄養失調や非感染性疾患（non-communicable diseases: NCDs）の負荷となる肥満などを防止し，**栄養不良の二重負荷**に取り組むためであり，現在の国際的な目標である **SDGs** や**栄養に関するローマ宣言**（2014年）の実現を目指すためである。「栄養のための行動の10年」は，主に FAO と WHO が主導しつつ，WFP，国際農業開発基金（International Fund for Agricultural Development: IFAD），UNICEF との協働，国連栄養常任委員会（the United Nations System

2. グローバルな栄養戦略に関する情報収集と評価

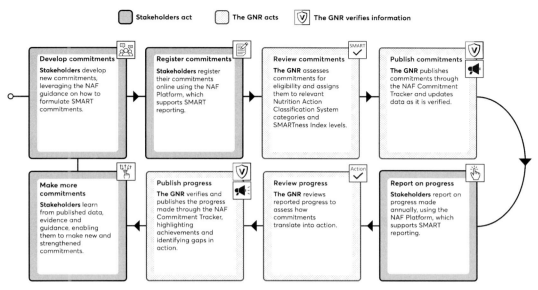

図2　栄養説明責任フレームワーク（NAF）（文献22）

Standing Committee on Nutrition: UNSCN）や様々な関係者を包括的に含むプラットフォームであるCFSと連携している。栄養に関連する課題にマルチセクターで取り組む包括的枠組みであり，各国政府や，国際機関・地域機関，市民社会組織，民間セクターや学術機関を含む関係者の参加も期待されている。

「**栄養説明責任フレームワーク（NAF）**」（文献22）（図2）は，**世界栄養報告（Global Nutrition Report）**により立ち上げられた活動である（文献23）。世界栄養報告は，2013年の第1回「成長のための栄養（Nutrition for Growth: N4G）イニシアティブ」サミットの後，政府，援助機関，市民社会，国連，企業にわたる約100のステークホルダーによるコミットメントを，データに基づいて独立して評価・追跡する仕組みとして始動した。世界栄養報告は，2014年以降継続して年次報告書を発行しており，2021年9月には，新しいNAFを設定した。NAFとは，**SMART栄養コミットメント**を登録し（文献24），栄養アクションをモニタリングするための世界初の独立した包括的なプラットフォームである。SMART栄養コミットメントとは，Specific（S：具体的），Measurable（M：測定可能），Achievable（A：達成可能），Relevant（R：関連性），Time bound（T：期限を定めた）指標からなる，進捗状況をデータで示す仕組みであり，データの長期的維持を予定している。

東京栄養サミット2021の成果である**東京栄養宣言**（2021年12月）では，国連の栄養のための行動の10年や，世界栄養報告によるNAFが支持され，今後も国際社会で取り組むという合意に至った（文献25）。

2-3　国際的な栄養戦略に関する分野や組織を越えた取り組み

現在は，栄養について単一の国際機関と各国政府だけではなく，NGOや民間セクターとも協力した集団での取り組みがみられる。例えば，**UN Network for the Scaling Up Nutrition（SUN）Movement**（文献26），非営利団体の**Global Alliance for Improved Nutrition（GAIN）**である。日

第7章① 栄養政策・プログラムの立案・展開・モニタリング評価

本に特化すれば，栄養改善事業推進プラットフォームが該当する。このような組織横断的，分野横断的，あるいは官民などのイニシアチブを取る団体が存在して，栄養に関連する各部門や組織が関わって，国際的な栄養戦略を推進している。

3 栄養戦略策定に必要な政治体制，行政構造，財政，ヘルスシステムの理解

　栄養戦略策定には，各国の政治や財政なども広く関わるため，国際的な栄養戦略を決定する段階，そして実施する段階では，政府や国家の構造，社会を構成する政治体制や行政構造，財政，ヘルスシステムに関する理解が必要である。こうした国家に対する理解は，戦略策定の計画のみならず，実践でのアドボカシー活動においても有効である。

3-1　政治体制

　栄養政策のみならず，政策立案には，各国の政治体制についても広く知る必要がある。政治体制は国の数と同じように多様性に富むが，ある一定の体制や主義などに基づき分類して傾向を把握できる。

　政治体制としては，共和制，君主制，軍事政権や臨時政府による統治などがあり，国家の構造としては，単一国家で中央政府によって統治される場合と，連邦制で複数の国や自治共同体を束ねた連邦制などがある。**政治的主義**については，主に民主主義，権威主義，全体主義に分類され，その国の方針に反映される。政府のあり方としては，例えば，政府が国民生活に強く介入する大きな政府か，政府は最低限の介入をするのみの小さな政府かという分類が可能である。さらに，国家の**経済的主義**には，自由主義（資本主義を含む）と集産主義（社会主義や共産主義）に二分されるように，経済に対する考えや仕組みが違う。こうした国家の政治体制などは，国の歴史や地理的位置付けなどとも深く関連しているため，幅広い知識で国家をとらえないと国の方針や政策を理解できない場合がある。

　政治の役割や機能を担う構成としては，通常，どの国にも一般的に，憲法や議会，行政機構などに相当する存在がある。国家元首とともに大臣などにより各専門的な中央省庁などが構成されている。特に政策立案においては，こうした政治の役割について理解した上で，栄養政策を立案，評価する必要がある。

3-2　財　政

　財政については，収入と支出の側面から，栄養に関する国の位置付けを説明する。まず，収入の側面では，国の財源が社会保障制度に基づくものか，または税金に基づくものかという分類ができる。主に社会保障制度に基づく方法を**ビスマルク型**，税金に基づく方法を**ベバリッジ型**と称する。さらには民間や個人の支払い費用が多く政府からの介入が少ないかなどが分類に用いられる。多くの国は，すべてを**税金**，すべてを**社会保障**で賄うのではなく，多様な財源を場合によって使い分けたり，割合を変えたりして安定した財源の確保に努めている。これに加え，開発途上国では，**ドナー**による支援が国の収入源になっているかなどが国家の収入を知るべき項目である。

　他方，支出については，栄養が公衆衛生の予防として予算に計上されているのか，あるいは栄

198

養指導として医学上の支出としてみなされているのかなど，支出の側面からもその国の栄養の位置付けを知ることができる。栄養政策においては，資金の中でも，保健医療だけでなく，教育，農業，地域開発など，多様な分野への出資が栄養につながっている可能性がある（文献27）。特に，栄養に関連するNCDsやユニバーサル・ヘルス・カバレッジ（Universal Health Coverage: UHC）に関連した（文献28；文献29），**Catastrophic payment（家計破壊的な医療支出）**と称される高額な医療費については，理解すべき用語である（文献30）。

3-3　行政構造

行政構造は，一般的に，**国家—地方の行政単位**（州，都道府県，場合によっては行政区画（canton），大都市など）**—最小の行政単位**（市町村など）に分かれる。それぞれに，保健医療を扱う部門があり，中央省庁にはじまり，州政府や都道府県の地方行政単位，そして最小の行政単位である市町村での担当などでも保健医療を扱う部門に分かれている。特に栄養政策は，保健医療だけでは管轄できない。日本の省庁を例にとれば，栄養に関連した農作物に関わる農林水産省，貿易や経済に関わる経済産業省，教育に関連する文部科学省など，関連部門が複数に**分野横断的**になる特徴に留意したい。これは，国際的な栄養戦略に関しても同様で，分野や組織を越えた取り組みがみられる。

市町村では行政上の管理的業務を行う役所と，対人的サービスを行うような保健センターなどに分かれることがある。なお，市町村より細分化された行政単位をとる国もある（例：フィリピン共和国のバランガイ）など，国の行政構造について熟知することは，政策を理解するのに不可欠である。

地方分権化が進んでいる国では，国家からの戦略や方針が最小単位の末端の行政単位にまで伝達されにくく，途中の市町村や，地方行政単位の州や行政区画といった地域の統治者の意向が各種政策に強く反映されることがある（文献31）。

3-4　ヘルスシステム

ヘルスシステムは，健康増進を主目的とするすべての組織，制度，資源，人々から構成される。ヘルスケアシステムが個人の医療保健を対象にするのに対し，ヘルスシステムは，幅広い多くの決定要因を含んでいる。

WHOの**ヘルスシステムフレームワーク**では，システムには，サービス提供，保健医療従事者，保健情報システム，必須医療品へのアクセス，資金，リーダーシップとガバナンスが必要であり，そのアクセスを増やし，質と安全性を高めることにより，健康度が高まり，社会的財政的リスクの予防になり，効率が向上するというアウトカムに到達すると説明している（文献32）。

ヘルスシステムの中で，栄養に関する人的・物理的・経済的資源（ヒト・モノ・カネ）において，物理的・経済的資源は多様であることは既に述べた。**人的資源**についても，**管理栄養士・栄養士**とともに，栄養に関わるその他の保健医療従事者や，学校等の教育者，地域でコミュニティへの栄養改善を担うボランティアなど，補助的に多様な人材がいることにも各国で注目すべきである。

昨今では**UHC**が国際的な目標になっている。UHCは，すべての人が，必要なときに，必要な場所で，経済的な困難なく医療サービスを受けられることである。この達成には，優れたヘル

スシステムが必要である。UHC にはモニタリング指標が定められており，医療サービスのカバー率と医療費支払いに関する指標でモニタリングしている（文献22；文献23）。これもヘルスシステムの評価の一環である。

文 献

1．厚生労働省（2022）．国際栄養に関する資料：岡村恭子氏（世界銀行本部 保健・栄養・人口局 栄養専門官）インタビュー．
   https://www.mhlw.go.jp/content/interview_okamura.pdf（最終閲覧日：2024年3月22日）

2．WHO（n.d.）．Creating healthy cities.
   https://www.who.int/activities/creating-healthy-cities（最終閲覧日：2024年3月22日）

3．WHO, FAO, the World Bank, *et al.*（2008）．Contributing to One World, One Health: A Strategic Framework for Reducing Risks of Infectious Diseases at the Animal−Human−Ecosystems Interface.
   https://www.fao.org/3/aj137e/aj137e00.pdf（最終閲覧日：2024年3月22日）

4．WHO（2010）．Adelaide Statement on Health in All Policies.
   https://iris.who.int/bitstream/handle/10665/44365/9789241599726_eng.pdf?sequence=1&isAllowed=y（最終閲覧日：2024年3月22日）

5．The World Bank, Department for International Development: DFID, Government of Japan, *et al.*（2013）．Report: Improving Nutrition Through Multisectoral Approaches.
   https://documents1.worldbank.org/curated/en/625661468329649726/pdf/75102-REVISED-PUBLIC-MultisectoralApproachestoNutrition.pdf

6．Stroh DP.（2015）．Systems Thinking for Social Change: A Practical Guide to Solving Complex Problems, Avoiding Unintended Consequences, and Achieving Lasting Results,. Chelsea Green Publishing.

7．Homer J, Milstein B, Hirsch GB（2020）．System Dynamics Modeling to Rethink Health System Reform. In: Complex Systems and Population Health. Edited by: Apostolopoulos Y, Lich KH, Lemke MK, Oxford University Press.

8．G7 UK 2021. Carbis Bay G7 Summit Communique.
   https://assets.publishing.service.gov.uk/media/60ec1a17d3bf7f568ffe86df/Carbis_Bay_G7_Summit_Communique__PDF__430KB__25_pages_.pdf（最終閲覧日：2024年4月5日）

9．G20 Italia 2021. G20 ROME LEADERS' DECLARATION.
   https://www.mofa.go.jp/mofaj/files/100253891.pdf（最終閲覧日：2024年3月22日）

10．United Nations（2021）．Food Systems Summit 2021.
   https://www.un.org/en/food-systems-summit/news/making-food-systems-work-people-planet-and-prosperity（最終閲覧日：2024年3月23日）

11．農林水産省（2021）．みどりの食料システム法について．
   https://www.maff.go.jp/j/kanbo/kankyo/seisaku/midori/houritsu.html#h_69877885961662471448330（最終閲覧日：2024年4月4日）

12．農林水産省（2021）．みどりの食料システム戦略に関する関係府省庁連絡会議．
   https://www.maff.go.jp/j/kanbo/kankyo/seisaku/midori/liaison.html（最終閲覧日：2024年4月4日）

13．OECD-FAO（2021）．Agricultural Outlook 2021−2030.
   https://www.oecd-ilibrary.org/sites/19428846-en/index.html?itemId=/content/publication/19428846-en（最終閲覧日：2023年3月23日）

14. Gillson I, Fouad A. (2015). Trade Policy and Food Security: Improving Access to Food in Developing Countries in the Wake of High World Prices. Directions in Development-Trade, Washington, DC, World Bank Group.
https://documents 1 .worldbank.org/curated/en/203531468330023474/pdf/92647-REPLACEMENT-Trade-Policy-and-Food-Security.pdf（最終閲覧日：2024年4月5日）

15. Whitmee S, Haines A, Beyrer C, *et al.* (2015). Safeguarding human health in the Anthropocene epoch: report of The Rockefeller Foundation―Lancet Commission on planetary health. The Lancet, 386（10007）: 1973-2028.

16. WFP（n.d.).「食料」のある場所に，「平和」への希望がある.
https://www.jawfp2.org/lp/peace/（最終閲覧日：2024年4月1日）

17. 日本ユニセフ協会（2010). 水を巡る争い 水危機が世界におよぼす影響.
https://www.unicef.or.jp/kodomo/teacher/pdf/sp/sp_46.pdf（最終閲覧日：2024年4月1日）

18. Serageldin I.(2009). Water Wars? A Talk with Ismail Serageldin. World Policy Journal, 26(4): 25-31.
https://www.jstor.org/stable/40468735（最終閲覧日：2024年4月3日）

19. FAO（2006). Policy Brief. Food Security.
https://www.fao.org/fileadmin/templates/faoitaly/documents/pdf/pdf_Food_Security_Cocept_Note.pdf（最終閲覧日：2024年4月1日）

20. FAO（2021). Transforming food systems for food security, improved nutrition and affordable healthy diets for all.

21. United Nations（2016). General Assembly A/RES/70/259 Resolution adopted by the General Assembly on 1 April 2016. United Nations Decade of Action on Nutrition（2016-2025).
https://digitallibrary.un.org/record/827411?v=pdf（最終閲覧日：2024年4月3日）

22. The Nutrition Accountability Framework.
https://globalnutritionreport.org/resources/naf/（最終閲覧日：2024年4月1日）

23. 2021 Global Nutrition Report.
https://globalnutritionreport.org/reports/2021-global-nutrition-report/（最終閲覧日：2024年4月1日）

24. SMART nutrition commitment.
https://globalnutritionreport.org/resources/naf/smart-commitments/（最終閲覧日：2024年4月1日）

25. 東京栄養サミット2021. 東京栄養宣言.
https://www.mofa.go.jp/mofaj/ic/ghp/page6_000636_00001.html（最終閲覧日：2024年3月26日）

26. Scaling up Nutrition（SUN). The History of SUN Movement.
https://scalingupnutrition.org/about/what-we-do/history（最終閲覧日：2024年3月26日）

27. Hughes R, Margetts BM. (2011). Chapter 3. A framework for public health nutrition practice. Practical Public Health Nutrition, Wiley-Blackwell.

28. United Nations（2016). Nutrition Capacity Assessment Guidance Package - Part Ⅰ, Guidance Note.
https://www.nipn-nutrition-platforms.org/IMG/pdf/sun-ca-guidance-i.pdf（最終閲覧日：2024年4月1日）

29. Glanz K, Rimer BK, Viswanath K. (2015). Health Behavior: Theory, Research, and Practice, fifth edition, Jossey-Bass.

30. Horton D, Alexaki A, Bennett-Lartey S, *et al*. (2003). Evaluating capacity development: experiences from research and development organizations around the world, in The Netherlands; International Service for National Agriculture Research, International Development Research Center.

31. Nuffield Council Bioethics (2007). Public health: ethical issues.

第 7 章①　栄養政策・プログラムの立案・展開・モニタリング評価

32. Institute for Health Metrics and Evaluation（IHME）（2020）. Financing Global Health 2019: Tracking Health Spending in a Time of Crisis. Seattle, WA: IHME.

【事例】
Scaling Up Nutrition（SUN）ムーブメントの歴史

　国際的な枠組みで策定されるプログラムは，その開始に至るまで必ず歴史的な積み上げがあり，様々な出来事が有機的につながって世界レベルでのプログラムが成立していく。

　SUN ムーブメントが開始される前に，低栄養の問題に対する世界的な認識が高まり，国際システムがそれに効果的に対処できていないという懸念があった。2008年から2009年にかけての世界的な食料価格の高騰と金融危機により，世界の貧困層における飢餓と栄養失調の代償が浮き彫りになった際，国連本部では食料と栄養の安全保障に関するハイレベル・タスクフォースが設立され，同年，医学誌 Lancet への母子栄養に関するシリーズの掲載も始まった。そこで，栄養課題に対する新しいエビデンスが提供され，発育阻害による個人的および社会的な経済的コストの高さの強調と，それに対処するための国際社会の対応の脆弱さなども指摘された。2008年のコペンハーゲン・コンセンサスと相まって，栄養介入が開発において費用対効果の高いものであることの国際社会での認識の広がりが SUN ムーブメント台頭への原動力となった。

　2009年，ローマで開催された世界食料安全保障に関する世界サミットでは，可能な限り早い時期に飢餓を撲滅するようすべての国に訴えた宣言が採択され，同じ頃，SUN の行動フレームワーク「Scaling Up Nutrition: A Framework for Action」策定に係る共同プロセスが開始され，その内容は学術雑誌「Food and Nutrition Bulletin」の2010年 3 月号に Policy Brief として掲載された（文献 1 ）。この Policy Brief は，WHO をはじめとする80を超える機関によって支持され，SUN 行動フレームワークは各国政府の指導者や開発パートナーの栄養に対する政治的関心を刺激し強化するものとなった。国際社会のコンセンサスは，発育阻害に取り組み，特に「最初の千日間」に焦点を当てて栄養不良の根本的な原因に取り組むための栄養に配慮したアプローチと，栄養不良の直接的な症状に対処することに特化した介入を採用することであった。国連機関，開発ドナー，民間セクター，市民社会すべてが協力して，低栄養と闘うための国主導のマルチセクトラルアプローチを支援すべきとの提案がされ，SUN の成立につながったのである。

　2010年 9 月には SUN のロードマップ初版が発表され，2010年12月には UNSCN 栄養パートナーのキックオフミーティングがローマで開催された（文献 2 ）。

【文　献】
1 ．Scaling Up Nutrition: A Framework for Action.
　　https://journals.sagepub.com/doi/pdf/10.1177/156482651003100118（最終閲覧日：2024年 4 月 1 日）
2 ．Scaling Up Nutrition. The history of the SUN Movement.
　　https://scalingupnutrition.org/about/what-we-do/history（最終閲覧日：2024年 4 月 1 日）

202

第7章②

栄養政策・プログラムの立案・展開・モニタリング評価

1 栄養政策のフレームワーク

　前節までに，栄養に関する国際的な戦略や政策を立てるための素養として，国際的な意思決定プロセスや，国家体制などについて基礎的知識を得る必要があることを学んだ。ここからは，実際に栄養政策を企画して実践する場合，立案から実行，そして評価までの一連の流れの基本を学ぶ。

本章における「栄養政策」とは？

　ここでの「栄養」の範囲は，食物の生産，加工，流通，販売といった食料システムの環境，食や健康の情報環境，人間の行動に関わる要因と行動，食事内容，消化吸収，栄養状態，健康状態まで，幅広い内容が含まれる。「政策」には，国際機関，国，自治体，施設や団体レベルにおける政策が含まれる。

　栄養政策をはじめとする公衆衛生上の分析フレームワークは複数開発されている。ここでは，実践的な政策評価フレームワークとして，The public health nutrition practice bi-cycle（公衆栄養実践のための2輪型フレームワーク：2輪型フレームワーク）（文献1，p.27）を紹介する。

　2輪型フレームワークは，図1にその全体像を示すように，活動前の **Intelligence（情報収集）** と活動後の **Evaluation（評価）** を2輪とし，その間の **Action（実行）** を行う3つの大項目からなるフレームワークである。それぞれ Intelligence（情報収集）は8ステップ，Action（実行）は4ステップ，Evaluation（評価）は5ステップから構成される（文献1，p.27-28）。

2輪型フレームワークの特徴

　一般的な PDCA の枠組みでは，アセスメント，計画，実施，評価，改善の1輪型である。本書で用いた2輪型フレームワークでは，一般的な PDCA よりも最初のアセスメントが重視されている。2輪の最初の1つの輪は，アセスメントに該当し，対象がもつ栄養課題だけでなく，計画や実施にあたって必要な資源や推進要因，阻害要因など様々な側面をアセスメントすることが含まれている。それは，実践的な政策立案をする場合には，有効性とともに実現可能性が重要であり，この両者とも，政策が計画，実施される環境や条件に大きく依存しているからである。したがって，その環境や条件を分析し，環境や条件に適合した政策であるとともに，必要に応じて環境や条件を改善，創造することも必要となる。

203

第7章② 栄養政策・プログラムの立案・展開・モニタリング評価

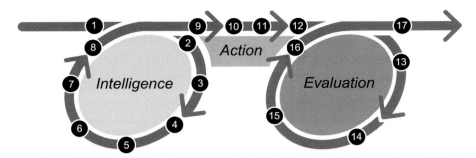

図1 栄養政策立案・評価のフレームワーク例（The public health nutrition practice bi-cycle）

（文献1，p.27）

2 事前評価のための情報収集

前述の2輪型フレームワークを用いて，Intelligence（情報収集）についてステップ1からステップ8を示す。

Intelligence（情報収集）は，栄養政策の根幹として，活動実施前にできる限りの情報を集め，

活動の計画と実施，評価という一連の作業の流れに活用する，いわば知的基盤である。2輪型フレームワークによれば，Intelligence（情報収集）は次の8つのステップから構成される。

2-1　コミュニティエンゲージメント分析（ステップ1）

コミュニティエンゲージメント分析は，コミュニティについて知ることに始まる。コミュニティとは，地理的，文化的，社会的に類似した集団である。コミュニティ開発を構成するのは，**人々の参加，エンパワメント，公平性，コミュニティの組織と集団行動**である。

コミュニティには**コミュニティ資本（community capital）**が存在し，社会資本（social capital），人的資本（human capital），自然資本（ecological capital），経済資本（economic capital）に分類可能である。こうした情報を知ることで，地域のボトムアップでのアプローチを採用して，コミュニティエンゲージメントに導くよう準備する。

コミュニティ資本とは？

地域における学校給食の実施を例にして，コミュニティ資本について説明する。

学校給食の実施において社会資本とは，学校給食の実施に関わる関係者のネットワークであり，「関係」そのものをいう。これがうまく作用しないと学校給食は実施できないため，最も大きな役割をもつといえる。

人的資本とは，学校栄養教諭，学校栄養士等の関係者の人的な配置や知識，スキル等が含まれる。自然資本とは，学校給食の実施に必要な自然環境であり，給食に必要な食材料の栽培ができる環境，調理場を設置できるスペース等が含まれる。経済資本とは，学校給食を実施するための経費であり，食材料費，輸送費，人件費，建物，機材，光熱費等が含まれる。

2-2　問題分析（ステップ2）

問題分析は，人々のニーズと問題を詳しく評価することである。それには，ニーズや問題を把握するための**質的研究，量的研究**の手法を用いる。

質的研究と量的研究

質的研究とは，観察やインタビュー等の手法を用いて，数字では表すことができない文化的，社会的な事柄を把握する研究である。量的研究をする前の仮説を作る，あるいは量的研究で出た結果の理由や背景の解釈をする際に用いるなど，数字では理解が難しい事柄を把握するのに有用である。量的研究とは，検査や調査票を用いた調査等の手法を用いて，数字で表すことができる事柄を把握する研究である。仮説を検証するのに有用である。

問題分析では，人々のQOL（quality of life，生活の質）（人々にとって重要な課題）を把握する際には質的研究を用いることが多い。また，疾病や健康状態，栄養状態等，指標が確立している場合には量的研究でどの程度の影響があるかを把握することが多い。

第7章② 栄養政策・プログラムの立案・展開・モニタリング評価

　問題分析では，各分析手法をもとに問題を見出し，問題の程度を示し，どのくらいの人々が影響を受けているのかを明確にする。問題による影響，何も対策を講じないことによる結果等のインパクトを事前に予測する。コミュニティの人々にとって重要な課題か，コミュニティのサポートはあるかを把握する（表1）。

　戦略策定にあたっては，**SWOT分析**のような分析手法を用いることも有用である（表2）。SWOT分析は，以下の手順で行う（文献1，p.53）。

　1）内部環境の能力や強み，弱みを分析する。

　2）外部環境の機会と脅威を分析する。

　健康や栄養以外の要因も含めて考えることが重要である。

SWOT分析とは？

　SWOT分析とは，計画を立案するために，自分の組織の内部環境と自分の組織以外の外部環境のプラス面，マイナス面を洗い出し，現状分析する手法である。まず，分析をする目的を明確にする。例えば，ある開発途上国で母乳育児の推進を目的とした場合を考えてみる。

　内部環境の強み（Strength）とは，母乳推進にあたって自国内にある強みとなる要素であり，地域に普及のための保健人材がいること，調整粉乳の国内市場価格が高いこと等が含まれる。弱み（Weaknesses）とは，母乳の利点が普及していないこと，調製粉乳のコマーシャルが多いことなどが含まれる。これらを考えるにあたって，何かの価値や物を売る（普及させる）ことが目的の場合は，マーケティングで用いられる4Psを用いて自分たちが売ろうとしているものを評価することも有用である。4Psは，製品（Product），価格（Price），流通（Place），販売促進（Promotion）からなる。

　外部環境の機会（Opportunities）とは，外部からみたときに母乳推進のチャンスとなる要素である。国際機関による母乳推進のキャンペーン，母乳の利点のエビデンスの普及等が含まれる。脅威（Threats）とは，海外の企業からの調製粉乳の売り込み等が含まれる。

2-3　ステークホルダー分析とエンゲージメント（ステップ3）

　ステークホルダー分析とエンゲージメントでは，まず，**ステークホルダー**と称される，対象となる課題の関係者を見出し，それぞれがどの程度影響力をもつのか，反対派か賛成派か，という情報を整理する。これは関係者を明確にし，意思決定の際にどこを動かせばよいのかを理解するためである。**ステークホルダー分析**は，図式化の方法を用いて行うのが有効である（図2）。

▶ Players →　　関心が高く，力をもつ人：最も変化を起こせる人
▶ Actors →　　　関心は低いが，力をもつ人：無誘導のミサイルのような人で，意図せずに相当なダメージの要因になる人
▶ Subjects →　　関心は高いが，力をもたない人：プレイヤーからのサポートや影響次第で力になる人
▶ Bystanders → 関心は低く，力をもたない人：関与しない人

2. 事前評価のための情報収集

表1　問題分析で把握するべき内容（文献1，p.54）

Table 5.3 Questions to be answered in the problem analysis process

	Question	Example
PROBLEM DATA	What is the problem?	This should isolate the health outcome you want or need to improve or protect, e.g. *A high rate of obesity related to premature mortality and morbidity*
	Who does it affect and how many are affected?	This should focus on who is most affected by this problem and how far the problem is distributed in a population, e.g. *Obesity is most prevalent among middle-aged males with low education levels*
IMPACT	What are the attributable effects, costs, etc. of the problem (premature morbidity, burden of disease, etc.)?	This should explain the opportunity for prevention and the significant impact prevention can have, e.g. *The health and social burden of obesity is ~95% attributable to dietary and physical activity behaviours and therefore is almost entirely preventable.*
	What are the consequences of doing nothing?	This should describe an argument for action rather than maintaining the status quo. This is the 'hook' or shock statement in the introduction to an intervention management submission/plan and should clearly articulate the consequences of inaction, e.g. *A failure to implement strategies that increase physical activity and fruit and vegetable intake and reduce intake of energy-dense foods will result in an increased burden of disease, increased health care costs and reduced workforce productivity, etc.*
SUPPORT	Are the issues important to community members? Is there community support? Are resources available to support addressing the issue?	This should outline the community engagement that has occurred and the support from the community in taking action to address the problem. Any resources that have already been committed to action on this problem should also be included, e.g. *Community interviews and surveys showed that 72% of community residents were concerned about and want action to change the increasing rates of obesity, particularly among middle-aged men who are role models for their children, etc.*

表2　SWOT分析のフレームワーク（文献1，p.53より筆者作成）

	プラス要因	マイナス要因
内部環境	強み（<u>S</u>trength）	弱み（<u>W</u>eaknesses）
外部環境	機会（<u>O</u>pportunities）	脅威（<u>T</u>hreats）

207

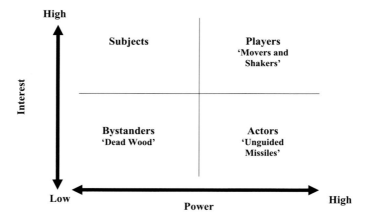

Figure 6.2 Stakeholder analysis grid
Source: Adapted from GTZ, *Capacity Building Needs Assessment (CBNA) in the Regions (version 2.0).*[43]

図2　ステークホルダー分析の枠組み（文献1, p.64）

エンゲージメントとは？

　エンゲージメントとは，ステークホルダーが見出された後に，計画の策定や実施に関与してもらうことである。主要な人，関係する人，サポーターや周辺の人等に分類される。主要なステークホルダーには，計画立案の意思決定にも参画してもらう。

2-4　決定要因分析（ステップ4）

　決定要因分析では，問題には複数の原因があり，その**因果関係**を明らかにすることで，要因の優先順位付けを行う。栄養を取り巻く決定要因は，第5章で述べたような社会的決定要因まで様々である。こうした多様な決定要因の整理のために，**Precede-Proceed Model**（プリシード・プロシードモデル）が長く使われている（文献2）。同モデルは，要因分析として，準備（前提）要因，強化要因，実現要因に分けて分析する。要因分析は，個別の相互作用や因果関係についても吟味して，課題の全体像を説明するが，この際，因果関係図を用いてその関係性を示すことが推奨されている。

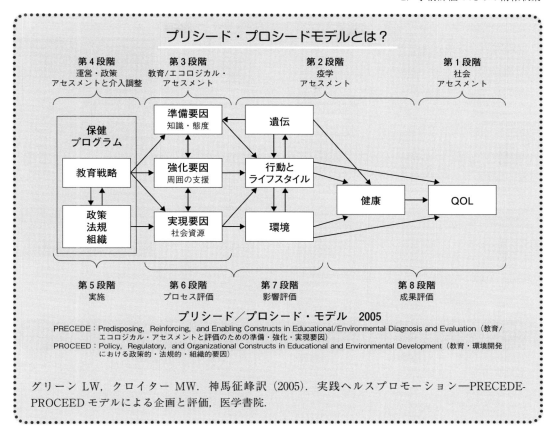

2-5 キャパシティ分析（ステップ5）

　キャパシティ分析では，キャパシティという目標を遂行する能力について着目する。**キャパシティ・ビルディング**とは，個人，グループ，組織，社会が，持続可能な方法で目標を達成するために，問題を解決し，目標を定義し，開発ニーズを理解して対処する能力を高めるプロセスである（文献3）。キャパシティ・ビルディングを理解し，必要な概念フレームワークを分析に応用することで，栄養政策の実践の際に必要な複合的な目標達成能力の育成に役立つ。

　キャパシティ・アセスメントのフレームワーク例として，**国連ネットワークの栄養に関するキャパシティ・アセスメント（UN Network's Nutrition Capacity Assessment: NCA）**（文献4）を紹介する。この評価フレームワークは，国連ネットワークで栄養に関わる主要組織（FAO, IFAD, UNICEF, WFP, WHO）によって開発された。NCAは，評価すべき能力を4つに分類している。1）Policies, Programmes and Framework（政策，プログラムと枠組み），2）Resources and Infrastructure（資源とインフラ），3）Coordination and Partnerships（調整とパートナーシップ），4）Evidence-Based Decision-Making（根拠に基づく意思決定）である。NCAによるキャパシティ・アセスメントのプロセスは，図3に示す通り，第1段階：アセスメントの準備，第2段階：アセスメントの実施，第3段階：能力開発の実施，からなる。目的の明確化，方法やツール設定，コストに関わる項目など，前述した2輪型フレームワークと共通する点も多い。NCAはすでに7か国で実施されている。

209

第7章②　栄養政策・プログラムの立案・展開・モニタリング評価

Phase 1 Preparation	Phase 2 Execution	Phase 3 Formulation of Capacity Development Response
• **Initiate dialogue** • **Make the case** for the assessment • Define the **purpose** of the assessment • Confirm opportunities of leveraging on other assessments • **Advocate** for sustainable investment for capacity development • Define the **scope** of the assessment • Design the **methodology and tools** • Define participating stakeholders, **roles and responsibilities**	• Officially launch the assessment • **Train** the assessment team • **Conduct the assessment**, according to the chosen methodology • Perform data **analysis** and **reporting** • **Reach consensus** on the findings and conclusions	• **Prioritize CD actions**, with clearly defined roles and responsibilities • **Define CD indicators** • **Cost** the actions • **Integrate** CD actions and indicators into national plans and M&E framework • Mobilize **resources** for implementation

Build-in country-led momentum and high level support

図3　キャパシティ・アセスメントのフレームワーク例（UN Network's Nutrition Capacity Assessment）
（文献4，p.21）

2-6　既存の政策の分析（ステップ6）

　公衆栄養政策を立案する場合，既存の公衆栄養政策や他の政策を把握し，これから立案しようとする計画が既存の政策と乖離がないか，どのように寄与できるか検討することが必要である。既存の政策に合致している場合は，より予算が得られやすいなど実現可能性が高くなるからである。

　公衆栄養政策は，義務である場合，人々の行動に強力な影響力をもつ。政策は一人の専門家にとっては遠く離れたことに感じるものだが，ひとたび定められればその影響力は大きい。国家栄養政策や戦略などを策定する際には基本的道筋がある。それは，**ガイドラインや政策，基準作成**も同じであり，問題を見出して認知し，政策を形成して実行し，評価するという道筋である。国家栄養政策は戦略の方向を示し，地域での公衆栄養の活動の指針を提供するが，資金の可能性や潜在的なパートナーや，競合者についても併せて検討する必要がある。

2-7　介入研究と戦略の選択（ステップ7）

　介入研究と戦略の選択としてまず知るべきは，公衆衛生の介入には，その強弱によって様々な種類があり，**介入のはしご**（図4）と呼ばれる段階で整理されることである（文献5，p.42）。どれが最もふさわしいかは，課題ごと，その場に応じて使い方を考える。介入は，この支点（レバレッジ・ポイント）のように，わずかな力で全体を大きく変化させられるポイントが存在するといわれている。レバレッジ・ポイントの決定要因は多様であり，生物的，心理的，行動的要因から，社会コミュニティ（教育や収入，近隣の社会経済的地位，職場の環境，マスメディア等），物理的要因として，食物のアクセスのよさ，価格などが関連する。

　科学的根拠（エビデンス） に基づく介入を知るには，まず**コクランレビューのようなシステマティックレビュー**を探すことから始めるのがよいだろう。その際には，対象集団，介入方法，介入の結果，評価の指標などを整理して情報を得ることが肝要である。

> **Box 3.2: The intervention ladder**
>
> The range of options available to government and policy makers can be thought of as a ladder of interventions, with progressive steps from individual freedom and responsibility towards state intervention as one moves up the ladder. In considering which 'rung' is appropriate for a particular public health goal, the benefits to individuals and society should be weighed against the erosion of individual freedom. Economic costs and benefits would need be taken into account alongside health and societal benefits. The ladder of possible policy action is as follows:
>
> *Eliminate choice.* Regulate in such a way as to entirely eliminate choice, for example through compulsory isolation of patients with infectious diseases.
>
> *Restrict choice.* Regulate in such a way as to restrict the options available to people with the aim of protecting them, for example removing unhealthy ingredients from foods, or unhealthy foods from shops or restaurants.
>
> *Guide choice through disincentives.* Fiscal and other disincentives can be put in place to influence people not to pursue certain activities, for example through taxes on cigarettes, or by discouraging the use of cars in inner cities through charging schemes or limitations of parking spaces.
>
> *Guide choices through incentives.* Regulations can be offered that guide choices by fiscal and other incentives, for example offering tax-breaks for the purchase of bicycles that are used as a means of travelling to work.
>
> *Guide choices through changing the default policy.* For example, in a restaurant, instead of providing chips as a standard side dish (with healthier options available), menus could be changed to provide a more healthy option as standard (with chips as an option available).
>
> *Enable choice.* Enable individuals to change their behaviours, for example by offering participation in an NHS 'stop smoking' programme, building cycle lanes, or providing free fruit in schools.
>
> *Provide information.* Inform and educate the public, for example as part of campaigns to encourage people to walk more or eat five portions of fruit and vegetables per day.
>
> *Do nothing or simply monitor the current situation.*

図4　介入のはしご（文献5，p.42）

システマティックレビューとは

　系統的レビューともいう。システマティックレビューでは，あらかじめ設定された疑問（クエスチョン）に対し，系統的で明示的な方法を用いて，既存の適切な研究の同定，選択，評価を行う。クエスチョンの設定様式，文献検索の方法，研究のバイアスリスクの評価，研究の情報と結果の要約様式，論文での記載事項がガイドライン（2020年「PRISMA-S」）に定められている。

　コクランレビューとは，医学論文のシステマティックレビューを行う国際的団体のコクランが作成している，質の高いシステマティックレビューとされる（年4回発行）。

2-8　リスク分析と戦略の優先順位付け（ステップ8）

　リスク分析と戦略の優先順位付けには，リスクとベネフィットの理解が不可欠である。**リスク**とは，あるハザード（危険）が有害な健康事象を引き起こす確率のことである。**ベネフィット**とは，保護的または促進的な要因が肯定的な健康事象をもたらす確率を指す。プログラムの効果を，**費用対効果**の観点からも検討して，優先順位付けすることも重要である。優先順位の基準と

第7章② 栄養政策・プログラムの立案・展開・モニタリング評価

Table 11.4 Decision-making criteria

Criteria	Considerations
Strength of evidence	Three levels: 1. Sufficient evidence of effectiveness (effect is unlikely to be due to chance or bias) 2. Limited evidence of effectiveness (effect is probably not owing to chance) 3. Inconclusive evidence of effectiveness (no position could be reached – only few and poor quality studies available)
Equity	Is the strategy selective? Does it reach high priority groups? Is the impact evenly distributed or does it have high impact on a few people or a low impact on many?
Acceptability	Is the intervention strategy politically acceptable? Is the intervention strategy socially acceptable? Who supports/opposes the intervention?
Feasibility	Is there adequate capacity to implement the strategy? Is the strategy feasible in the current context? Are there contextual factors that will interfere with strategy implementation?
Sustainability	What is the sustainability of the action? Is ongoing capacity and infrastructure required for the strategy to continue?
Side-effects	What are the positive side-effects of the action? What are the negative side-effects of the action? How do these side-effects weigh against each other?

Source: Adapted from NPHP,[68] DHS[71] and Haby et al.[75]

図5　政策決定の根拠の視点（文献1，p.134）

なるのは，科学的根拠の強さ，公平性，アクセスしやすさ，実現可能性，持続可能性，副作用などであり，一定の基準に基づき，**優先順位の意思決定**を行う必要がある。

なお，政策決定の根拠としては，図5の視点から整理するとよい。すなわち，エビデンスの強さ，公正さ，受け入れ可能性，実施可能性，持続可能性，副次的作用（良い・悪い）の可能性などを考慮する。

2輪型フレームワークでは，以上の8つのステップを事前に行い，Action（実行）に移し，その後の Evaluation（評価）までの流れを定めている。

③ 栄養政策と栄養プログラム

本節では，前節で紹介した2輪型フレームワークのうち，Action（実行）の4ステップ，すなわちステップ9：政策やプログラムに関する計画（ゴールと目標設定を含む），ステップ10：理論モデルへの当てはめ，ステップ11：実施のための計画策定，ステップ12：実施の管理（マネジメント）について概要を記載する。

3-1　国レベルの政策と個別栄養プログラムとの関係性

各国においては，法律，政治体制，行政構造，財政，ヘルスシステム等の枠組みの中で，国レベルでの栄養政策が形づくられる。そして，実行段階においては，国—地方行政システム等の中

3. 栄養政策と栄養プログラム

Figure 3-2: Making Distinction between Legal/Regulatory, Policy, Strategy & Planning Frameworks

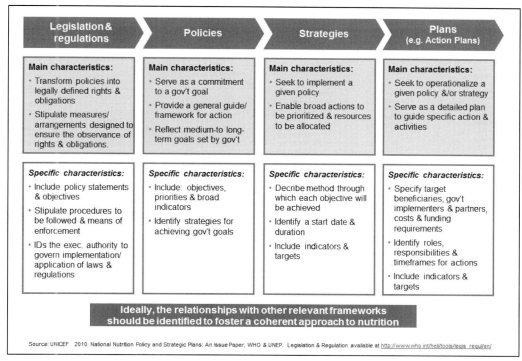

図6　栄養プログラムの展開（文献4 p.17）

で，個別的な栄養プログラムが展開される（図6）。ただし，これは国家としての行政機能や財政基盤が既に整い，国民へのヘルスサービス等の提供が網羅的・水平的に行うことができる場合のことである。

しかし，多くの開発途上国においては，そのような社会基盤がない中で，ドナーからの援助等による「モデル事業」が行われることが多い。また，より系統的かつ国家的な仕組みを形成する準備段階として，そのような「モデル事業」が限定された地域で行われる。

すなわち，国際協力等の実践の場においては，「国→地域」という系統的な施策展開と「モデル地域→より広範な地域→国」といった両方の展開を念頭に，栄養政策および栄養プログラムを企画・実施・評価する必要がある。

3-2　栄養政策・プログラムの類型

栄養政策やプログラムを提案する際には，国の他の政策や，先に述べたような国—地方との相互関係を整理していくことが必要であり，政策やプログラムの内容から表3のように整理できる。

213

第7章② 栄養政策・プログラムの立案・展開・モニタリング評価

表3 栄養政策・プログラムの類型（筆者作成）

栄養政策・プログラムの類型	内容例
政策フレームワークの策定	・国レベルの全体の栄養計画の策定 ・ヘルスシステム等における栄養の位置付け ・ハイレベルでのアドボカシー ・財源の確保 ・連携・協働の仕組みづくり（マルチステークホルダー） ・国―地方の機能の整備
技術的基盤の構築	・ガイドラインの策定（食事摂取基準，食品成分表等を含む） ・モニタリングや調査手法の開発（国民の栄養調査を含む） ・個別プログラムの開発 ・関連研究の実施
ヘルスシステム等での展開	・医療におけるサービスの提供 ・保健・予防におけるサービスの提供 ・福祉におけるサービスの提供 ・学校におけるサービスの提供 ・職場におけるサービス提供
食料システムでの展開	・食品安全の確保（規制・監視を含む） ・安定した食料供給 ・健康な食品の提供（fortification，課税，価格コントロールを含む） ・適切な情報（表示，マーケティング規制等を含む）
教育・普及啓発	・指針やガイドの開発と普及（食生活指針，食事ガイドを含む） ・普及啓発のための方略と組織化 ・ICT（情報通信技術）の活用
キャパシティー・ビルディング	・指導者の育成 ・栄養専門職の育成 ・政策担当者の育成 ・地域活動実践者の育成

4 栄養政策・栄養プログラムの提案

4-1 政策やプログラムの計画（ステップ9）

　ゴールや目標を明示した実行のための文書を作成することは，2輪型フレームワークにおけるAction（実行）のフェーズにおいて，最初に行うべきことである。その際，Intelligence（情報収集）とその分析結果などを踏まえて，前述のように優先順位付けを行い，介入内容の選択を行う。計画の策定とその文書化により，栄養課題の同定，それを解消するための介入の計画，動員可能な資源を整理し，どの程度の効果が期待できるのかを示し，関係者と共有する。

4. 栄養政策・栄養プログラムの提案

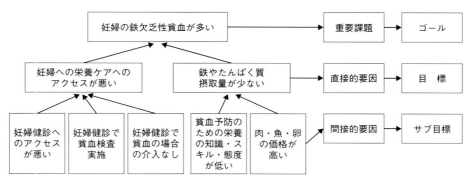

図7　重要課題・ゴール・目標の関係の例（筆者作成）

4-1-1　ゴールの設定と記述

ゴールは，その介入を行うことで達成できる望ましい変化を示したものであり，現在生じている重要課題の裏返しである。ゴールは，数値的に測定可能なものが望ましく，ステークホルダーやプログラム関係者の合意のもとで形成される必要がある。ステークホルダーや関係者は，ステップ3で行われた分析結果を用い，合意形成は個別の調整や協議会等の会議体で行われる。

4-1-2　目標の設定と記述

目標（objective）は，ゴールが達成されるために必要な変化を具体的に示したものであり，ゴールよりも個別的であり，測定され，結果が記述される。その設定や記述の際には，SMARTを参照するとよい。

- ▶ S- specific（describe the place, target group）
- ▶ M- measurable（define an amount that can be measured in evaluation）
- ▶ A- achievable（consider the circumstances and context）
- ▶ R- realistic change（rather than ideal）
- ▶ T- time-specific（time-frame provided for achievement of objectives）

目標には，比較的短期間で達成できるものと，長期間を要するものがある。両者に明確な区分はないが，前者はおおよそ数か月から2年程度，後者は2年から5年程度のことが多い。

重要課題・ゴール・目標の関係の例を図7に示す。例えば，「妊婦の鉄欠乏性貧血が多い」が重要課題とすると，ゴールは「鉄欠乏性貧血の妊婦の割合が減少する」である。その改善のための要因である「妊婦への栄養ケア」「鉄やたんぱく質の摂取量」を確保することであり，そのためには図7のような間接的要因があるとき，これらが介入の目標，サブ目標となる。

目標の記述に際しては，図8を参考にするとよい（文献1）。目標は，特定の結果を示すものであり，すべての関係者が理解できるものであり，達成可能なものである。目標を設定する際には，1）栄養課題の名称や指標を示す，2）ターゲット層，3）実施のタイムフレーム（時間軸），4）到達する基準または目指す変化量の4つの要素がある。

介入目標に記述する際は，誰のどのような行動（状態）を，いつまでにどのくらい改善させる

215

第7章②　栄養政策・プログラムの立案・展開・モニタリング評価

Guidelines for writing objectives

The general guidelines for formulating an objective are to state it in terms of specific results, not in general terms. Objectives must be tangible and recognisable so they can be communicated to and understood by all those involved in planning, implementation and evaluation. Objectives must also be achievable within the available resources and context.
　Objectives have four common elements:

1. the name or indicator of the nutrition problem being addressed;
2. the target audience (the primary or secondary target group);
3. a time-frame for completion;
4. the standard to be reached or the amount of change expected in either the indicator or the target audience.

　There are two formulas to assist with writing good intervention objectives:

1. To [action verb] (desired result in the problem or indicator) [target audience] by [time-frame] (resources required), e.g.
　'To increase the proportion of parents of children at Stordalsbu Primary School who intentionally purchase fruit for school lunchboxes from 10% to 20% within six months'.
2. By [date] the following results [numerical[on [target[will have been accomplished, e.g.
　'By the end of Semester 1, 35% (up from 28% in 1995) of Stordalsbu Primary School children will consume fruit at morning break.'

図8　目標（objective）の設定と記述（文献1，p.149）

のか，について記述する。

4-2　理論モデルへの当てはめ（ステップ10）

　解決しようとする課題，主な介入戦略，対象集団，ゴール，目標，社会資源などとの関連を，理論モデルに当てはめる。明瞭に図示することは，次のようなことに役立つ。

- ・ある介入戦略が，ゴールや目標の達成にどのように寄与するかを示す。
- ・介入の中で生じうるギャップや課題を見出すことができる。
- ・介入の前提，意図や実施内容について，幅広い共通理解を図ることができる。

　理論モデルには，様々なタイプや形式があり，標準的といえるものは存在しない。一例として，戦略（strategies）を目標やゴールと結び付けたモデルを図9に示す。また，理論モデルの事例を図10に示す。

4-3　介入計画の作成

　文書の記述には，主要目的，介入の方法，達成までの時間軸，具体的な財源，実施者，評価の方法，成果の公表などを含む。文書ではこれらを，明瞭かつ簡潔に，読みやすく記述する。

5　栄養政策・栄養プログラムの実施

5-1　実施のための計画策定（ステップ11）

　十分な情報収集とそれに基づく計画策定の後に，実施のステージに移行する。実施に際しては，より具体的に，いつ，誰が，どのように，何を使って実施するか等の「実施計画」（implementation plan）を立てる必要がある。

　実施計画作成にあたっては，介入ごとに，具体的な活動，そのためのタスクにブレイクダウンしておく必要がある（表4）。

216

5. 栄養政策・栄養プログラムの実施

Figure 13.1 Example logic model layout

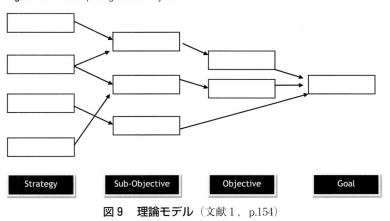

図9　理論モデル（文献1，p.154）

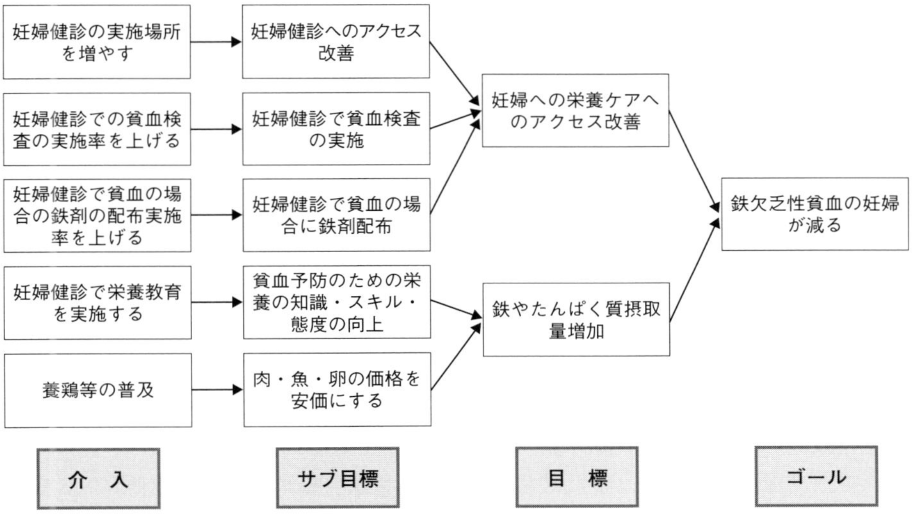

図10　理論モデルの例（筆者作成）

表4　実施計画を立てる際の介入，活動，タスクの記載例（筆者作成）

介入	活動	タスク
健診時の妊婦への栄養教育	1．栄養教育実施者の確保	1.1 地域での人材の選定
		1.2 実施者のトレーニング
	2．カリキュラム作成	2.1 予算確保
		2.2 妊婦の栄養知識等のアセスメント
		2.3 教材作成
		2.4 印刷と配布数の決定

第7章②　栄養政策・プログラムの立案・展開・モニタリング評価

　実施のスケジュールについては，ガントチャート（Gantt chart）を用いると，主な活動とタスクリスト，マイルストーン等が，相互の関連性を含めて時系列的に可視化できる。それによって，資源投入のタイミング，個人やチームの責任の所在などの共有に役立つ。ガントチャートの様式例を表5に示す。

表5　ガントチャートの例（文献1，p.170より筆者作成）

活動	担当者	期間	1月	2月	3月	・・・	11月	12月

　また，介入のための経費・予算の獲得と，資金管理に関わる具体的な計画も重要である。
　予算は，介入ごとに，以下の項目等について作成し，全体を合計する。
・人件費
・会場費／ケータリング費
・旅費
・物品費
・デザイン，印刷費
・通信運搬費
・その他

　実施のための計画とともに，次節で解説する「評価計画」も策定し，実施と評価・改善の道筋を具体的に記述することが必要である。

5-2　実施の管理（マネジメント）（ステップ12）

　具体的な実施計画に基づき，政策に沿った介入プログラムを実施していく。その際に，先に述べたガントチャート等を活用して，進捗管理や監視を行う。また，ガバナンス体制として，ステークホルダーや第三者を含めた運営管理委員会を設け，モニタリングと評価・改善の仕組みを構築する。その際，進捗・達成状況に加えて，予算執行の管理等を含めて，限られた資源を効果的・効率的に利用するための体制を構築する。進捗の状況や成果については，適宜，公表することが望まれる。

　また，リスク管理のための体制づくりと，必要時に機動的な対応ができるようにしておくことも重要である。ここでのリスクとは，予想した通りうまくいかない可能性，失敗する可能性，それらの影響，さらに可能性と影響との組み合わせをいう。

　リスク分析は，プロジェクトの管理者，運営管理委員会が，表6に示す5つのステップで実施する。

5. 栄養政策・栄養プログラムの実施

表6 リスク分析の5ステップ（文献1，p.185より筆者作成）

ステップ	活動	内容
1	リスクの把握	起こりうるリスクをリストアップする（スタッフや予算の変更等）
2	リスクの分析	リスクが起こる可能性と影響の重大性を分析する
3	対応策の策定	可能性を少なくし，影響を少なくする対応策を考える
4	実施	リスク対応の実施上の責任体制を決めておく
5	文書の作成	リスク対応をした場合は，リスク分析，対応と実施結果を記載する

文 献

1．Hughes R, Margetts BM. (2011). Practical Public Health Nutrition, Willey-Blackwell.
2．グリーン LW，クロイター MW．神馬征峰訳（2005）．実践ヘルスプロモーション――PRECEDE-PROCEED モデルによる企画と評価，医学書院．
3．Horton D, Alexaki A, Bennett-Lartey S, *et al.* (2003). Evaluating Capacity Development: Experiences from Research and Development Organizations around the World, in The Netherlands; International Service for National Agriculture Research, International Development Research Center.
4．UN Network (2016). Nutrition Capacity Assessment Guidance Package -Part I.
https://www.nipn-nutrition-platforms.org/IMG/pdf/sun-ca-guidance-i.pdf （最終閲覧日：2023年3月23日）
5．Nuffield Council Bioethics (2007). Public health: ethical issues.

アクションリサーチ

　現場の問題の解決やより望ましい状態への改善を目指して実践と研究を行う手法として，アクションリサーチがある。以下に日本健康教育学会の「アクションリサーチに関する論文の書き方ガイドライン」から引用して紹介する。

　アクションリサーチには明確な定義はなく，Community-Based Participatory Research (CBPR), Action Research, Participatory (Action) Research などと呼ばれるいくつかの研究方法を包含する。原則として，以下の4つの条件を満たすものをアクションリサーチと呼ぶこととする。

　（1）現場の課題解決を目指す「研究活動」
　（2）研究者も現場に入り，現場の人たちも参加する「参加型の研究」
　（3）現場の人たちとともに進める「民主的な活動」
　（4）学問的な成果だけでなく「組織や社会そのものに影響を与えて変化をもたらす活動」
　このガイドラインでは，アクションリサーチの意義として以下が挙げられている。

　コミュニティに介入するこれまでの研究では，研究者主導による活動が多かった。そのため，研究期間が終了すると活動自体も継続困難になるなど，取組みの持続可能性に限界のあるものが多かった。アクションリサーチでは，現場の人たちの視点やニーズ，知恵を重視するこ

第7章②　栄養政策・プログラムの立案・展開・モニタリング評価

とにより，コミュニティのエンパワメントを促し，社会そのものに影響を与えて変化をもたらす活動の持続可能性を高めることができる。さらに，アクションリサーチに基づく取り組みを論文化することで，その成果を他の学術機関やコミュニティへ普及させることが可能となる。

引用：日本健康教育学会のアクションリサーチに関する論文の書き方ガイドライン
　　　https://nkkg.eiyo.ac.jp/_src/18612/action_reserch_guideline_final.pdf?v=1691124562435
（最終閲覧日：2024年3月23日）

【事例１】
南アフリカにおける砂糖入り飲料（SSBs）への10%課税とその効果

　2018年，南アフリカでは「健康増進賦課金（Health Promotion Levy: HPL）」として，砂糖入り飲料（sugar-sweetened beverages: SSBs）への10%課税政策が導入された。

　実施１年後の都市部における世帯の課税飲料の購入量は29％減少し，そのうちの砂糖は51％減少した。社会経済的地位の低い世帯は，社会経済的地位の高い世帯よりも，税制導入前は課税対象飲料をより多く購入していたが，税制導入後は逆に大きな減少を示していた（文献１）。また，西ケープ州のタウンシップで課税導入前2,459名，導入後2,459名の成人（18～39歳）を対象とした調査では，課税飲料の摂取量は１人１日当たり糖質9.0g（31％），エネルギー39kcal（33％），容量117mL（37％）減少し，非課税飲料の摂取量は１人１日当たり，糖質5.3g（36％），エネルギー30kcal（29％），容量339mL（58％）それぞれ増加していた。この調査研究は，飲料からの糖質削減のうち，約30％が課税による直接的効果であり，70％は消費者の行動変容によるものであることを推定している（文献２）。

　南アフリカのSSBs課税は飲料の糖分量に対して課せられており（100mL当たり４ｇの糖分の閾値を超えた１ｇごとへの課税），飲料メーカーの商品改良もまた消費者の糖質削減につながっている。課税導入後の２会計年度で58億ZAR（日本円で約430億円）の税収入があり，これは同期間の政府総収入の約0.2％を占めていた（文献３）。

文　献

1．Stacey N, Mudara C, Ng SW, *et al*. (2019). Sugar-based beverage taxes and beverage prices: Evidence from South Africa's Health Promotion Levy. Soc Sci Med, 238: 1-8, 112465.
　https://www.sciencedirect.com/science/article/abs/pii/S0277953619304599?via%3Dihub （最終閲覧日：2023年3月23日）

2．Essman M, Taillie LS, Frank T, *et al*. (2021). Taxed and untaxed beverage intake by South African young adults after a national sugar-sweetened beverage tax: A before-and-after study. PLOS Med, 18（5）: e1003574.
　https://doi.org/10.1371/journal.pmed.1003574 （最終閲覧日：2023年3月23日）

3．Hofman KJ, Stacey N, Swart EC, *et al*. (2021). South Africa's Health Promotion Levy: Excise tax findings and equity potential. Obesity Reviews, 22（9）.
　https://onlinelibrary.wiley.com/doi/epdf/10.1111/obr.13301 （最終閲覧日：2023年3月23日）

【事例2】
栄養政策のパッケージ化：チリの肥満予防プログラム

　栄養政策は，いくつかの政策を組み合わせ，相互に補強するように設計することが効率的，効果的であると考えられる。その例として，チリの肥満予防プログラムを紹介する（図1）。チリでは，エネルギー，脂質，食塩，砂糖が食品・飲料に高濃度で含まれることを示す，栄養プロファイルの基準を作成した。その基準に基づいて，加工食品のパッケージに警告表示を記載する政策，警告表示が付いた食品のマーケティングを規制する政策として，特にこどもへのコマーシャルの規制，幼稚園や学校での販売規制を実施している。今後は，警告表示が付いた食品への課税を検討している（文献1）。このように，栄養プロファイル作成という政策から，いくつかの政策が展開されている。

　これらの政策は2016年に導入され，2017年時点の評価では，以下が報告されている（文献1）。
・食品の宣伝に曝露されたこどもが44％減少。
・砂糖添加飲料の購入量24％減少。
・食品中のエネルギー，飽和脂肪酸，砂糖，食塩が多い食品が，41.9％から14.8％に減少。
・政策の導入による経済（雇用や賃金）への影響はみられなかった。

図1　チリの肥満予防プログラム（文献1）

第 7 章② 栄養政策・プログラムの立案・展開・モニタリング評価

文　献

1. Popkin BM, Barquera S, Corvalan C, *et al*. (2021).Toward unified and impactful policies for reducing ultraprocessed food consumption and promoting healthier eating globally. Lancet Diabetes Endocrinol, 9 (7): 462-470.

第7章 ③
栄養政策・プログラムの立案・展開・モニタリング評価

1 栄養政策・プログラムのモニタリング・評価とは

1-1 政策・プログラムの評価とは何か（定義）

　本章では2輪型フレームワークのうち，Evaluation（評価）の4ステップ，すなわち，ステップ13：プロセス評価，ステップ14：インパクト評価・アウトカム評価，ステップ15：能力向上（持続性）評価，ステップ16：コスト・パフォーマンス評価（図1）について記載する。

　「**政策**（policy）」とは「ある社会状況を改善するために，ひとつのあるいはいくつかの目的に向けて組織された諸資源および行動」と定義される。目的，目標，方向性等を示す政策に基づいて，具体的な**施策**（program）が形成され，施策は個別**事業**（project）により成り立っている（文献2，p.8）。ここでは，「**政策**」「**施策**」「**事業**」の評価を含めて「**政策・プログラムの評価**」とする。

　「**評価**」とは，政策・プログラムに関して，どのように介入が実施され，目標が達成されたか，情報収集し判定することである（文献2，p.8）。

　第7章②のステップ1～12で示してきた，課題，課題の要因，対策と，評価との関連を図2に示す。「課題—ゴール」について評価するのはアウトカム評価，「課題の要因—個別の目標」について評価するのはインパクト評価，対策について評価するのはプロセス評価である。

1-2 政策・プログラムの評価の目的

　政策・プログラムの評価の目的は，介入を改善し効果的にすることである。

　具体的には，①有効性，効果，効率，経済的影響，環境的影響を確認し，政策の意思決定の改善をすること，②資源配分の最適化・効率化をすること，③説明責任をはたすこと，である。国レベルでも自治体レベルでも，より低コスト（少ない資源）で，より効果が高い公共政策が求められているため，評価に基づいて政策・プログラムを選択・改善することが重要である。

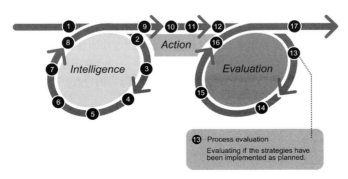

図1　2輪型フレームワークの中での評価の位置付け（文献1，p.194）

223

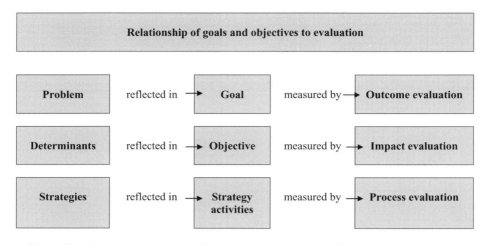

Figure 16.1 Relationship between action statements and evaluation
図2　アクションと評価との関係（文献1, p.196）

2　評価の種類と方法

2-1　評価の対象と評価手法の対応

理論（理論モデル）に対しては**セオリー評価**，実施過程（プロセス）に対しては**プロセス評価**，改善効果（インパクト，アウトカム）に対しては**インパクト評価・アウトカム評価**，効率性に対しては**コスト・パフォーマンス評価**がある。この他，関係者の能力向上については，**能力向上（持続性）評価**がある（表1）。「モニタリング」は主にプロセス評価で実施される。

図3に，各評価で何を評価するのかについて示す。

2-2　セオリー評価

2-2-1　定義，目的

セオリー評価とは，資源の投入，活動，結果，成果という一連の流れの道筋を明らかにする評価である（図3）。投入から成果までの関係を示す**理論モデル**が，**セオリー評価**の成果品である。

セオリー評価の目的は，資源の投入から成果までの関係を示すことで，関係者での共有，説明責任のほか，どこが原因で予定された結果や成果が得られないのか，どこにコストがかかりすぎているのか，どこを改善すべきかを明らかにすることである。

2-2-2　評価の種類

セオリー評価は，**プロセスセオリーの評価とインパクトセオリーの評価**からなる。プロセスセオリーとは，投入，活動，結果（サービスの生産結果，利用結果）の3段階の因果関係を説明する理論である。**インパクトセオリー**とは，サービスの利用結果が成果に至るまでの因果関係を説明する理論である。成果には短期と長期があり，短期的な成果は介入の個別目標（objectives），長期的な成果は介入の目的（goals）となる。

2. 評価の種類と方法

表1　評価の対象と評価手法の対応（文献2，p.11より筆者作成）

評価の対象	評価手法
理論（理論モデル）	セオリー評価
実施過程（プロセス）	プロセス評価（モニタリングを含む）
改善効果（インパクト，アウトカム）	インパクト評価，アウトカム評価
関係者の能力向上	能力向上（持続性）評価
効率性	コスト・パフォーマンス評価

①理論（セオリー）
・プログラムの目的（Goals）と個別目標（Objectives）はなにか。
・提供されるべきサービスの概要・種類と提供される量，質，期間。
・因果関係①：プログラムの実施がどのような経路をたどって予期されたサービスを生産する か。そして生産されたサービスはどのような経路をたどって受益者に届けられるか。
・因果関係②：届けられたサービスがどのような経路をたどって予期された社会的変化（改善効果）を引き起こすか。
・そのサービス提供にはどのような資源（資金的，人的，時間的，物的，情報的他）が必要か／そのサービス提供のためにそれらの資源をどのように組織化すべきか。

②実施過程（プロセス）
・質的，量的，期間的に計画されたサービスが提供されているか。
・人的，時間的，資金的，物的等の資源は，計画されたとおりに利用されているか。
・組織は，計画されたとおりに機能しているか。
・サービスは，意図された対象人口に届いているか。
・サービスが引き起こす改善効果に関する指標値が継続的に記録されているか。

③改善効果（インパクト）
・プログラム実施によって改善効果があったのかなかったのか。
・プログラム実施が対象人口に与えた量的な改善効果はどれくらいだったか。
・プログラム実施が対象人口に与えた質的な改善効果はどのようなものだったか。
・サービスは対象人口の全般に届いたか。一部の対象人口にとくに届いていないか。
・特定されていた目的（Goals）と個別目標（Objectives）はどの程度達成されたか。
・結局，対処すべき社会問題の状況は改善されたか。

④効率性（コスト・パフォーマンス）
・実現された改善効果を貨幣価値で見積もるとどれくらいか。
・利用された資源を貨幣価値で見積もるとどれくらいか。
・資源は最適かつ効率的に投入されたか
・コストに対して改善効果は最大限だったか。あるいは改善効果に対してコストは最小限だったか。
・結局，払った税金に見合うだけの価値あるサービスが提供されたか。

図3　政策評価の対象と具体的な内容（文献2，p.9）

2-2-3　評価方法（手順）

　セオリー評価は，以下の手順で実施する。①既存資料の収集・分析，②ステークホルダーへのヒアリング，③観察，④理論モデルの原案作成，⑤ステークホルダーによる小規模ミーティング，⑥修正と完成，⑦定期的な見直しとステークホルダーによる共有化。

　（以上，文献2，p.26-36）

第7章③　栄養政策・プログラムの立案・展開・モニタリング評価

2-3　プロセス評価（ステップ13）

2-3-1　定義，目的

プロセス評価とは，介入が計画通りに実施されたかを評価するものである（図3）。①介入がどの程度当初の計画通り実施されているか，②計画された質と量のサービスがどの程度提供されているか，を明らかにする。また，③プログラムの実施による効果や成果の指標をモニタリングすることも含まれる。

プロセス評価の目的は，①介入活動の質と量を評価すること，介入がターゲット集団に届いているか，合っているかを評価すること，②介入の効果が得られた場合，得られなかった場合に，なぜそうなったのかを説明すること，③介入の質を改善するために関係者と促進要因，阻害要因を共有すること，である。

2-3-2　評価の種類

① **投入モニタリング・評価**：理論モデルの投入部分に記載した，質と量の投入が行われているかをモニタリング，評価する。

② **活動モニタリング・評価**：理論モデルの活動部分に記載した，質と量の活動が行われているかをモニタリング，評価する。

③ **結果モニタリング・評価**：理論モデルの生産結果と利用結果に分けてモニタリングする。生産結果では，当初計画した質と量のサービスが生み出されたか（例：母子健康手帳を普及する人材育成，保健センターでの普及サービスの質と量）をモニタリング，評価する。利用結果では，生産されたサービスが当初計画した程度に対象集団に利用されているか，**カバー率等**（例：母子健康手帳利用者のカバー率）をモニタリング，評価する。

④ **効果・成果モニタリング・評価**：サービス利用（例：母子健康手帳の利用）によって，対象者に引き起こされる利用効果（例：こどもの成長がよいかを認識する）についてモニタリングする。またその結果としての成果（例：こどもの成長改善）についてモニタリングする。この評価は，インパクト評価，アウトカム評価で行う。

⑤ **外部要因モニタリング・評価**：効果・成果に影響する外部要因（環境要因）についてモニタリングする。

2-3-3　評価方法（手順）

以下のようなデータ収集方法がある。

① 投入モニタリング・評価，活動モニタリング・評価：日常の行政記録（業務実施記録等），観察による。

② 結果モニタリング・評価：対象者からのデータ収集（インタビュー，質問紙），観察による。サービスのカバー率や満足度の把握。

③ 効果・成果モニタリング・評価：対象者からのデータ収集（インタビュー，質問紙），観察による。

④ 評価結果は，投入に関する評価（計画と実績の一致度），活動に関する評価（計画と実績の一致度），結果に関する分析（カバー率，満足度等），比較分析（目標値との比較，地域比較等）をし，改善提言としてまとめる。

表2　インパクト評価とアウトカム評価の対象例（筆者作成）

	ゴール・個別目標	インパクト評価	アウトカム評価
例1	【最終的なゴール】 ・5歳未満児の低体重の割合の減少 【ゴール達成の手段としての個別目標】 ・適切な離乳食を摂取するこどもの増加 ・養育者の知識や態度の改善 ・母子健康手帳の成長曲線の活用増加	適切な離乳食を摂取するこどもの割合 養育者の知識や態度 母子健康手帳の成長曲線の活用状況	こどもの低体重の割合
例2	【最終的なゴール】 ・肥満のこどもの割合の減少 【ゴール達成の手段としての個別目標】 ・菓子・甘味飲料の摂取量の減少 ・菓子・甘味飲料の知識や態度の改善 ・食環境として学校で販売されている菓子・甘味飲料の削減	こどもの菓子・甘味飲料の摂取量 知識や態度 学校の食環境の評価	こどもの肥満者の割合

（以上，文献1，p.193-206；文献2，p.37-48）

モニタリングのためのデータ収集方法として，インターネットを活用した方法も使用されている。

2-4　インパクト評価・アウトカム評価（ステップ14）

2-4-1　定義，目的

インパクト評価は，最終的なゴールを達成するために設定した個別の目標に対して達成したかを評価するもので，**アウトカム評価**は最終的なゴールに対して達成したかを評価するものである（表2）。

＊用語の使い方：アウトカム評価を個別目標の評価，インパクト評価を最終的なゴールに対する評価とする場合もあるので注意する。図3では，インパクト評価とアウトカム評価を合わせてインパクト評価としている。

2-4-2　評価の種類（デザインと指標）

効果検証のデザインとして，**①無作為割付実験デザイン**，**②非無作為割付実験デザイン**，**③前後比較デザイン**，**④ケーススタディデザイン**等がある。

① **無作為割付実験デザイン**とは，介入群と対照群を無作為に割り付けて，介入前後または経時的に指標を測定し比較する。無作為な割付であるため，比較する2つ以上の群の対象者は同じ特性をもつことになるので，純粋に介入の効果が検証できるとされる。

② **非無作為割付実験デザイン**とは，介入群と非介入群を無作為ではない方法で割り付けて，介入前後または経時的に指標を測定し比較する。非無作為な割付であるため，比較する2つ以上の群の特性が異なる可能性がある。例えば，プログラム参加希望者を介入群，非希望者を非介入群とした場合，「栄養改善する意欲」に差がある可能性がある。したがって，介入群で非介入群より変化したとしても，それが介入の効果か，意欲の効果かが判別できないことに留意する必要がある。

第7章③　栄養政策・プログラムの立案・展開・モニタリング評価

③　**前後比較デザイン**は，介入群のみで介入前後または経時的に指標を測定して変化を検証する。非介入群との比較を行わないため，変化が介入によるものか，その時期に起こった他の要因によるものか判別がつかない等の問題がある。また，成長期のこどもへの介入の場合，介入しなくても身長や体重が増加するため，非介入群との比較をしないと介入の効果は明らかにならない。

④　**ケーススタディデザイン**は，介入群のみで事後のみに指標を測定する。前後の比較をしないため介入前後の変化は不明である。

①→④の順で介入効果を正確に検証できる。一方で，国全体の政策の場合には，全員が介入群になるため，①②のデザインは成立しない。地域や施設単位での介入の場合，対照群を設定したとしても地域や施設の背景や条件が異なることから，比較が難しいことも多い。また，倫理的な観点から，非介入群にも同時あるいは介入群の効果検証後に何らかの介入をすることが求められることが多い。

評価指標は，理論モデルで作成した指標を用いる。**インパクト評価**の指標として，知識，態度，行動，食事内容，周囲の支援，環境要因等がある。**アウトカム評価**の指標として，健康状態，生活の質（quality of life: QOL）等がある。

2-4-3　評価方法（手順）

評価は以下の手順で行う。
①　評価デザイン，指標を決める。
②　情報源（対象者のサンプリング等），情報収集方法（調査方法等）を決める。
③　情報収集（調査等）を実施する。
④　データのチェック，分析，解釈をする。
（以上，文献１，p.207-219；文献２，p.49-104）
評価のためのデータ収集方法として，インターネットを活用した方法も使用されている。

2-5　能力向上（持続性）の評価（ステップ15）
2-5-1　定義，目的

能力向上の評価は，**関係者の能力への介入**（capacity building）による**関係者の能力の向上**（capacity gains）を多面的に評価する。介入の持続性や発展のために必要である。

2-5-2　評価の種類（デザインと指標）

評価のデザインは，介入前後で比較し，変化を評価する。
評価指標としては，以下がある。
①　コミュニティの参加の程度
②　リーダーシップの発揮
③　組織の構造や機能の強化
④　コミュニティ自身による問題の発見と分析
⑤　問題解決のために資源を投入，あるいは要求する力
⑥　不平等が生じている社会的，政治的，経済的要因を批判的に評価する力

⑦　コミュニティと他の個人や組織との連携

⑧　コミュニティと外部の資源とのリンクをする外部組織の役割（特にプログラムの初期）

⑨　プログラムのマネジメント（PDCA）をする力

2-5-3　評価方法

　質的な評価と量的な評価の方法がある。質的な評価の例として，上記の①〜⑨の側面から評価者の話し合い，あるいは記述により前後で状態（状況）がどう変化したか評価する方法がある。量的な方法としては，①〜⑨の側面からスケールを作成し，質問紙等で回答を得て得点化する方法がある。なお，必ずしも①〜⑨すべてを網羅する必要はなく，必要により選択する。

　また，関係者自身による内部からの評価と，関係者以外の外部者（地域住民等）による評価がある。多面的な評価指標について，前後のスコア等をクモの巣グラフなどで視覚的に評価する方法が用いられる（図4）。

（以上，文献1，p.221-230）

2-6　コスト・パフォーマンス評価（ステップ16）

2-6-1　定義，目的

コスト・パフォーマンス評価は，かかったコストに対する効果を評価する（図3）。

　目的は，インパクト評価，アウトカム評価を行った後に，その改善効果とかかったコストを比較し，より少ないコストで最大の効果を得る介入を選択する根拠を得ることである。

2-6-2　評価のデザイン，指標

①　**費用最小化分析**（cost-minimisation analysis）：介入にかかった費用（金銭）を算出する。アウトカム（効果）は把握しない。類似の結果をもたらす中で最も低いコストの介入を評価する。

②　**費用効果分析**（cost-effectiveness analysis）：介入にかかった費用（金銭）に対するアウトカム（効果：金銭以外）を算出する。アウトカムの例として，野菜摂取量（g），体重減少量（kg），血圧（mmHg），罹患率（人／人口千対）等がある。

③　**費用便益分析**（cost-benefit analysis）：介入にかかった費用（金銭）に対するアウトカム（効果：金銭）を算出する。アウトカムの例として，肥満者の減少による医療費の削減金額，労働生産性の向上金額等がある。

2-6-3　評価方法（手順）

①　評価する介入の範囲を決める。

②　デザインを決める。

③　コストを特定し，指標と測定方法を決める。

④　効果を特定し，指標と測定方法を決める。

⑤　コストと効果を測定する。

⑥　結果を分析する。

（以上，文献1，p.231-241；文献2，p.105-128）

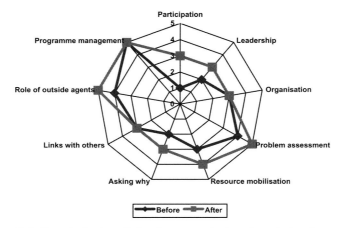

Figure 18.3 Example visual a spider's web representation to assist evaluation of community building
Source: Adapted from Bjaras et al.[100]

図4　クモの巣グラフを用いた評価方法の例（文献1，p.228）

3 その他の評価

3-1　エンパワメント評価

エンパワメント評価とは，コミュニティの住民が評価の主体となり，自らのプログラムを自ら評価することで，住民のエンパワメントにつなげるものである。手法としては，参加型のワークショップ等が用いられる。これまでも開発援助の領域では用いられてきたが，WHOにより1986年のオタワ憲章でヘルスプロモーションが提唱され，その中でエンパワメントが重視されたことで，さらに普及した（文献3）。

3-2　経済協力開発機構（OECD）／開発援助委員会（DAC）評価6基準

経済協力開発機構（Organization for Economic Cooperation and Development: OECD）の開発援助委員会（Development Assistance Committee: DAC）は，1991年に5項目の評価項目を決定した。その後，国際連合（国連）が2015年に採択した持続可能な開発目標（Sustainable Development Goals: SDGs）の内容を反映し，2019年に，つながり，システム思考，パートナーシップの動き，複雑性をよりよくとらえる「整合性」を追加して6項目とした。公平性，ジェンダー平等，「誰一人取り残さない」などの優先事項により適切に対応するため，妥当性と有効性は「公平性」の観点からも分析することを奨励している（文献4）。

- 妥当性（relevance）：支援実施の妥当性（当該国の開発計画，開発ニーズ／社会のニーズ／対象地域の受益者層）
- 整合性（coherence）：国内外の目標や他の政策等との一貫性
- 有効性（effectiveness）：期待された効果の達成度
- 効率性（efficiency）：資源の有効活用
- インパクト（impact）：介入の効果
- 持続性（sustainability）：便益の持続性

5. 国際協力の計画・評価手法

<h2>④ 評価結果のフィードバック（ステップ17）</h2>

4-1　政策過程へのフィードバック

セオリー評価，プロセス評価，アウトカム評価までを関連付けて，プロジェクトの介入効果を検証する。何をしたら，誰に，どのような効果があるのか／ないのか，効果が得られる条件を整理する。

政策・プログラム評価は，政策過程の最初から最後まであらゆる段階で用いられる道具である。

事前評価としてニーズのアセスメント，目的と目標設定，これまでの介入の効果比較も含めて，**理論モデル**の作成が行われる。介入実施中には，**モニタリングを含むプロセス評価**を実施し，その結果をもとに介入方法，内容，量の改善を行う。介入後は，介入効果の評価を行い，その結果は次の目的や目標設定，介入効果の比較，**理論モデル**作成の資料として活用される。

4-2　報告書の作成

1つの政策やプログラムの評価の結果は，次の政策やプログラムの策定に活用できるよう，社会に拡散することが必要である。そのため，政策やプログラムの評価報告書には次の内容を記載する。

① 概要：課題，ターゲット層，介入目的，介入方法，主な成果，提言を，1ページ以内に記載する。

② 緒言：課題の背景と重要性，ターゲット層と介入の妥当性，介入から成果までの理論モデルを記載する。

③ 方法：介入方法や内容，評価方法を記載する。

④ 結果：量的，質的結果について図表を用いて記載する。

⑤ 結論：目的（goals）と個別の目標（objectives）に対して，どのような効果があったか記載する。介入は誰にどのような条件下で有益だったか。介入のどのような点が最も効果的であったか，あるいは最も効果的でなかったか。結果は，類似の介入と比較してどうだったか。この介入からの主要な学びは何か。これまでの知見と何が違ったか。介入や評価の限界は何か，その限界が結論に与える影響は何か。以上のことについて記載する。

⑥ 提言：今後さらに必要となる介入について，介入を改善するために必要なこと，対象層，効果を高めるために加える目的等について記載する。

<h2>⑤ 国際協力の計画・評価手法</h2>

5-1　JICA の協力戦略

国際協力機構（Japan International Cooperation Agency: JICA）の協力戦略とは，表3に示すように途上国の開発政策・戦略，また日本政府の政策に沿って定める「重要かつ中長期的な協力目標とそれを達成するための適切な協力シナリオ」である（文献5，p.12）。「あるべき姿を目標として設定し，その目標と現状との差を埋めるための変化のシナリオ（仮説）」を「戦略」ととらえる（文献5，p.13）。

231

第7章③　栄養政策・プログラムの立案・展開・モニタリング評価

表3　JICA の協力戦略（文献5，p.13）

	途上国の開発政策・戦略	日本政府の援助政策	JICA の協力戦略・事業
政策レベル	国家開発計画など ⟶	国別援助計画 分野別イニシアティブ	
戦略レベル	セクター開発計画など ⟶		協力戦略
事業レベル			プロジェクト

協力戦略の立案の基本的な考え方（文献5，p.14）は次のとおりである。

①　あるべき姿の把握（途上国の開発政策・戦略等）

②　現状の把握（途上国の開発政策・戦略の活用，他援助機関の協力戦略の活用等）

③　あるべき姿と現状とのギャップを埋める変化の目標・シナリオの立案

④　最善策の検討

⑤　事業計画の検討

⑥　リスクの分析と対処

国別の協力戦略に基づいて，協力プログラム（個別プロジェクトを統合的に運用）が位置付けられる。協力プログラムのマネジメントについては，文献5，p.38-51参照。

以下では，協力プログラムの下の個別プロジェクトのマネジメント手法の1つとして，PCM（project cycle management）手法について概要を記載する。

5-2　PCM 手法の利点と限界

PCM 手法とは，開発援助プロジェクトの計画・実施・評価という一連のサイクルを，「プロジェクト・デザイン・マトリックス（project design matrix: PDM）」を用いて管理運営する方法である。日本では，JICA で1994年にプロジェクト技術協力（現：技術協力プロジェクト）事業に正式導入された。

PCM 手法は，①プロジェクトの形成・実施・モニタリング・評価のプロジェクト・サイクルの一貫性確保，②問題点の原因・結果関係，解決策の手段・目的関係の論理性強化，③幅広い関係者による参加型アプローチ促進，④用語の明確化や計画プロセス・概要の視覚化による関係者間の相互理解促進，といった点でメリットがある。

一方，PCM 手法の限界もいくつか指摘されている。例えば，現存する特定の問題の解決策から検討する計画策定方法は，「現存する問題が関係者に認識されていない場合に適用しにくい」「目指す将来的なビジョンを前提とした大胆な発想が生まれにくい」といった欠点が挙げられる（文献5，p.2）。

5-3　PCM 手法を用いたマネジメント

5-3-1　プロジェクトの計画

PCM 手法による計画策定は，以下の7つのステップからなる（図5）。

①　ステップ1：関係者分析（対象地域の課題に関わっている機関，グループ，人を明らかにする）

②　ステップ2：問題分析（対象地域，分野の問題と問題の相互関係を明らかにする）

232

③　ステップ3：目的分析（問題を解決する方法，手段を検討する）
④　ステップ4：プロジェクトの選択（どのようなアプローチをするか決定する）
⑤　ステップ5：PDMの作成（プロジェクトの計画の骨子を作成する）
⑥　ステップ6：審査
⑦　ステップ7：活動計画表（plan of operation: PO）の作成（プロジェクト実施の詳細を決める）

手順の詳細は文献6，文献7を参照されたい。

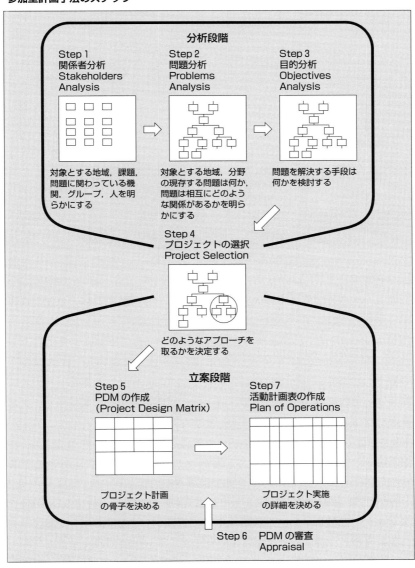

図5　PCMを用いた計画策定のステップ

第7章③　栄養政策・プログラムの立案・展開・モニタリング評価

5-3-2　PDM の様式

PCM 手法のツールとして，PDM がある。PCM 手法のステップ 1 ～ 4 でプロジェクトの選択が行われたら，図 6 の PDM を用いて主要な計画内容を詰める。この PDM は諸外国の援助機関でも使用されている。

PDM

| プロジェクト名： | 期間： | | Ver.No.： |
| 対象地域： | ターゲット・グループ： | | 作成日： |

プロジェクトの要約	指標	入手手段	外部条件
上位目標 プロジェクト目標達成後，何を目指すのか？	プロジェクトの達成度を測る基準	指標を得るためのデータソース	プロジェクトに重要だが，コントロールできず，満たされるか否か不確かな条件
プロジェクト目標 プロジェクトは期間内に何を達成すべきか？			
アウトプット プロジェクト目標をどのように達成するのか？			
活動 アウトプットを実現するために具体的に何をするのか？	**投入** プロジェクトに必要な人材，資機材・施設，資金		
			前提条件 プロジェクト開始前に満たされるべき条件

図 6　PDM の様式（文献 6 ）

5-3-3　プロジェクトの実施

プロジェクトの実施にあたり，より詳細な計画を作成するため，作業分解構成図（Work Brakedown Structure: WBS）を用いる。WBS は，プロジェクト・マネジメントの核として作成され，プロジェクト目標を達成するために必要なすべての成果と活動を詳細にブレイクダウンしたものである。表 4 に一覧表型，図 7 に系図型の例を示す。この作成により，もれや重複のない成果，活動の洗い出しができ，プロジェクト・スコープ（上位目標，プロジェクト目標，アウトプット，活動）が明確化され，関係者と共有できる（文献 5 ，p.76）。

WBS を作成したら，それをもとに PO を作成する（図 8 ）。PO には，以下が含まれる。

① 人員の見積もり（個々の活動に関して必要な人員と資機材）

234

② スケジュールの見積もり（作業の所要時間と作業の順序）

③ コストの見積もり（個々の活動ごとに必要な経費）

④ 上記をもとに PO の作成

PO の例を表 5 に示す。

5-3-4　モニタリングと評価

モニタリングには主に，進捗モニタリング，達成度モニタリング，リスク・モニタリングの 3 種類が行われる。モニタリングのタイプと担当者について表 6 に示す。

評価は，中間評価と終了時評価がある。

中間評価では，「妥当性」と「効率性」を中心に，「有効性」，「インパクト」についてもアウトプットの実績や活動状況に基づいて，実現可能性を検証し，「自立発展性」についてもその見込みを検討する。必要に応じて適切な計画見直しを行う（文献 5，p.97）。

終了時評価では，プロジェクトの現状，実績に基づいて，「妥当性」，「有効性」，「効率性」，「インパクト」，「自立発展性」を検証する。プロジェクトの現状，実績は，「実績」，「実施プロセス」，「因果関係」の 3 つから検証する。プロジェクトは計画通りの「実績」をあげているかを把握し，うまくいっていない場合等に問題が「因果関係」（計画の組み立て方）にあるのか，「実施プロセス」（運営体制や予期しなかった環境変化）にあるのかの要因を分析する（文献 5，p.100）。

PCM 手法の活用事例は，文献 8 を参照されたい。

第 7 章③　栄養政策・プログラムの立案・展開・モニタリング評価

表 4　一覧表型 WBS（文献 5，p.76）

成　果	活　動		
0．プロジェクト実施体制が整っている		0.1	プロジェクトオフィスを兼ねる宿を確保する
		0.2	村長と村役場に挨拶と趣旨説明を行なう
		0.3	村の集会で村人に趣旨説明する
		0.4	村人の食事内容調査と血圧検査を行なう
1．村人が副食の重要性を知っている	1.1 人形芝居が開催される	1.1.1	人形芝居の場所をさがす
		1.1.2	人形芝居の内容を再検討する
		1.1.3	リハーサルをする
		1.1.4	住民に開催を知らせる
		1.1.5	人形芝居を開催する
2．食材が増える	2.1 デモ菜園ができる	2.1.1	デモ菜園の場所をさがす
		2.1.2	デモ菜園の作物をさがす
		2.1.3	デモ菜園で栽培を始める
	2.2 家庭菜園教室が開催される	2.2.1	家庭菜園教室の教材を作成する
		2.2.2	住民に開催を知らせる
		2.2.3	デモ菜園で家庭菜園教室を開催する

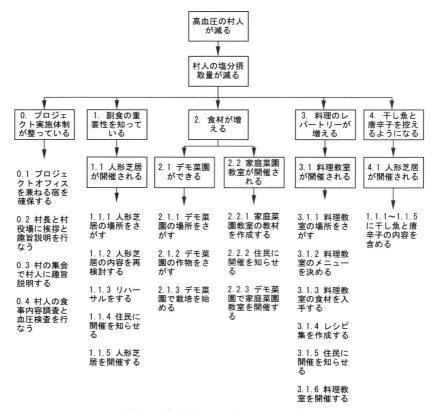

図 7　系図型 WBS（文献 5，p.77）

5. 国際協力の計画・評価手法

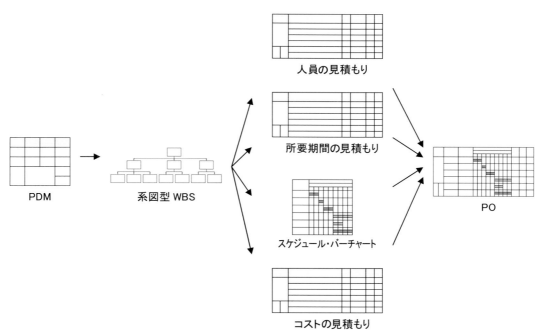

図8　WBS をもとにした PO の作成 （文献5, p.82）

表5　活動計画表（PO）（文献5, p.81）

成果		活動	期待される結果	Time Schedule 7月 1-14	責任者	活動実施者	資機材	経費(千円)	備考
0.プロジェクト実施体制が整っている		0.1 プロジェクトオフィスを兼ねる宿を確保する	プロジェクトオフィス、宿		山本	山本 伊藤 渡辺	—	800	
		0.2 村長と村役場に挨拶と趣旨説明を行なう	村長と村役場のプロジェクトに対する理解		〃	全員	趣意書(現地語)	10	
		0.3 村の集会で村人に趣旨説明する	村人のプロジェクトに対する理解		〃	全員	趣意書(現地語)	2	
		0.4 村人の食事内容調査と血圧検査を行なう	食事内容調査報告書、血圧検査報告書		〃	全員	調査票 血圧計	35	
1. 村人が副食の重要性を知っている	1.1 人形芝居が開催される	1.1.1 人形芝居の場所をさがす	人形芝居会場		佐藤	佐藤 鈴木 高橋	—	20	
		1.1.2 人形芝居の内容を再検討する	人形芝居台本		〃	全員	裁縫道具	0	
		1.1.3 リハーサルをする	リハーサル		〃	全員	人形他一式	0	
		1.1.4 住民に開催を知らせる	開催通知		〃	佐藤 鈴木 高橋	ビラ(現地語)	2	
		1.1.5 人形芝居を開催する	人形芝居		〃	全員	人形他一式	30	

（2、3、4は省略）

第7章③　栄養政策・プログラムの立案・展開・モニタリング評価

表6　モニタリングのタイプと担当者（文献5，p.89）

モニタリング・タイプ	PDMにおけるモニタリング項目	モニタリングの内容	担当者
進渉モニタリング	活動，アウトプット	左記項目の進渉度	プロジェクトチーム
達成度モニタリング	プロジェクト目標	左記項目の達成度	プロジェクトチーム
	上位目標		在外事務所
リスク・モニタリング	前提条件，活動，アウトプット	左記項目のレベルリスク	プロジェクトチーム
	前提条件，プロジェクト目標，上位目標		在外事務所

練習問題

　特定の国の栄養課題について，2輪型フレームワーク，PCM手法等を用いて，政策／施策（プログラム）／事業のいずれかのレベルについて栄養改善の計画，評価計画を立案してみよう。

〈考慮する点〉

1　政策（事業）の計画

　◎介入の概要（なぜ，何を，どのように，誰が誰に，いつまでに実施するか等）

　計画の策定に際して参考として，2輪型フレームワークのポイントを記載する。

ステップ1：コミュニティの分析（どのようなコミュニティか等）

　計画策定に関連する資本（資源）を把握する。

　社会資本：国から地方までの栄養行政の構造，行政以外の栄養関係組織とそれらの相互関係等

　人的資本：栄養専門職の数と配置，その他の保健医療関係の専門職の数と配置，地域で活動するボランティア団体等

　自然資本：食物の生産環境，衛生環境，水環境，環境汚染等

　経済資本：食物の価格，輸出入の状況，栄養・保健対策の国家予算等

ステップ2：問題の分析（問題の重要性，どのくらい波及しているか等）

　QOL（何を幸せとするか），平均寿命，死因，健康状態等から健康課題を抽出する。その健康課題の要因となっている栄養課題を把握し，優先度が高い課題を特定する。これらは，国レベルの健康栄養調査や地域で実施された量的調査，関係者へのインタビュー等の質的調査も組み合わせて総合的に判断する。国の計画の場合は，健康課題が対象層によって異なることや1つの対象についても複数あることが多い。

ステップ3：ステークホルダー分析とエンゲージメント

　対象となる課題ごとに，ステークホルダー（個人，組織）を抽出する。その際に，その課題

への関心度と力をもつ程度を掛け合わせたステークホルダー分析の枠組みを用いて，4つのタイプについて分析をする。

ステップ4：決定要因分析

特定された栄養課題の要因となっている環境や人間の行動の課題を把握する。その際には，プリシード・プロシードモデル等を用いて，栄養課題の要因について，因果関係を明確にしながら，分析し把握する。例えば，こどもの「肥満」が多い要因として，環境側では学校で甘味飲料が安価で販売されており（食品の流通，販売環境），TVコマーシャルが多い（食品の情報環境）こと等がある。こどもの食行動として，甘味飲料を飲む回数や量が多いことがある。その要因として，こども自身の甘味飲料の飲み過ぎが肥満や健康問題につながることの知識が無いこと，甘味飲料の代わりに水を飲むというスキルや態度がないことがある。さらに保護者が甘味飲料を購入して家庭にストックされていることがある等である。これらは，量的なデータがある場合は，できるだけそれを利用する。ない場合には，観察やインタビューによる質的研究を用いる。

ステップ5：キャパシティ分析

対象となる課題を解決するために，国内の関係者（組織）がもつ能力についてアセスメントし，その結果をもとに，キャパシティビルディング（能力開発）を行う。

ステップ6：既存の政策の分析

対象となる課題に関係する既存の政策，制度，ガイドライン，社会システム等を把握する。既存の政策等と合致する方が実現可能性は高まる。また，これまでの介入の情報収集（何が実施され，何が改善し，何が改善できていないか等）から，これまでの介入の課題が明らかになり，新たな戦略につながる。

ステップ7：介入研究と戦略の選択

対象となる課題について，ステップ4で把握した要因を改善する介入方法を検討する。既存の研究のシステマティックレビューがあれば，それを参考にする。また「介入のはしご」を用いて，より効果的な戦略を抽出する。

ステップ8：リスク分析と戦略の優先順位付け

抽出された介入方法の中から，リスクの有無，費用対効果，実現可能性等を考慮して，優先すべき介入を整理する。

ステップ9：政策やプログラムの計画

最終的な目標とそのための下位目標（目標は測定可能か，対象に受容されるか，実現可能か等）の設定を行う。

ステップ10：理論モデルへの当てはめ

第7章③　栄養政策・プログラムの立案・展開・モニタリング評価

　ゴール，目標，サブ目標の関連を理論モデルで図示する。

ステップ11：実施のための計画策定
　介入計画（目標から介入までのロジックモデルの作成，介入の組み合わせ，介入の理由やエビデンス等）を立てる。

2　評価計画

評価の種類	指標	データ収集・分析の方法・調査時期等
理論（理論モデル）		
実施過程（プロセス）		
改善効果（インパクト，アウトカム）		
関係者の能力向上		
効率性		

文　献

1．Hughes R, Margetts BM.（2011）. Practical Public Health Nutrition. Willey-Blackwell.
2．龍慶昭，佐々木亮（2010）.〈増補改訂版〉「政策評価」の理論と技法. 多賀出版.
3．Fetterman DM, Kaftarian SJ, Wandersman A.（1996）. Empowerment Evaluation. SAGE publications.
4．OECD-DAC 評価6項目.
　　https://www.oecd.org/dac/evaluation/daccriteriaforevaluatingdevelopmentassistance.htm（最終閲覧日：2023年3月23日）
5．JICA（2007）. 事業マネジメントハンドブック.
　　https://openjicareport.jica.go.jp/360/360/360_000_11882206.html（最終閲覧日：2024年7月30日）
6．FASID（2019）. 開発援助のためのプロジェクト・サイクル・マネジメント：参加型計画編.
7．FASID（2022）. 開発援助のためのプロジェクト・サイクル・マネジメント：モニタリング・評価編.
8．FASID（2001）. PCM 手法の理論と活用.

【事例1】
コスト・パフォーマンス評価（費用効果分析，費用便益分析）

　米国で行われた，添加糖の表示の政策による肥満関連がんの罹患への効果について，コスト・パフォーマンス評価を実施した例を紹介する。この政策を実施することで，成人について生涯の新規がん患者数は3万人，がん死亡者数は17,100人に，医療費は1億6,000万ドルの削減と推定された。
　表示が，消費者の行動変容を促し添加糖を控える効果と，表示することで食品業界が添加糖を

240

削減する効果の両方を考慮して分析している。

用いたコスト・パフォーマンス分析の指標を以下に示す。

・医療的効果＝添加糖の表示の政策のための政府支出金額－直接的ながん医療費の減少金額
・社会的効果＝政策全体に必要な金額（政府支出＋産業界の支出）－直接的，間接的にがんの
　　　　　　　　ケアにかかる費用の減少金額

　結果の概要を表1に示す。ここで，2-6-2で示した費用効果分析は，政策にかかった費用
（⑦，⑧，⑨）に対して減少できたがんの罹患者（①），死亡者数（②），QALYの増加年数
（③）で評価できる。費用便益分析は，政策にかかった費用（⑦，⑧，⑨）に対して，減少でき
たがんの医療費とケアの総金額（④，⑤，⑥）で評価できる。

表1　アメリカの添加糖の表示政策による健康効果，経済効果の推定

数字：中央値

	指標	消費者の行動	消費者の行動＋産業界の対応
効果 （健康）	① がんの新規罹患者数（人）	30,000	65,000
	② がんの死亡者数（人）	17,100	36,300
	③ QALY（質調整生存年）の増加年数（年）	116,000	252,000
効果 （金額）	④ がん医療費の変化量（100万ドル）	−1,600	−3,400
	⑤ がん患者の時間損失費用の変化量（100万ドル）	−114	−252
	⑥ がんによる生産性低下費用の変化量（100万ドル）	−669	−1,480
政策の費用 （金額）	⑦ 政府支出（100万ドル）	9.24	9.30
	⑧ 産業界の支出（表示の法令遵守）（100万ドル）	1,660	1,660
	⑨ 産業界の支出（商品の内容変更）（100万ドル）	0	869
費用対効果 （金額）	社会的効果：⑦⑧⑨－④⑤⑥（100万ドル）	−704	−2,570
	医療的効果：⑦－④（100万ドル）	−1,590	−3,390

文　献

1．Du M, Griecci CF, Cudhea FF, *et al.* (2021). Cost-effectiveness Analysis of Nutrition Facts Added-Sugar Labeling and Obesity-Associated Cancer Rates in the US. JAMA Network Open, 4（4）: e217501.

第 7 章③　栄養政策・プログラムの立案・展開・モニタリング評価

【事例 2】
PDM の例

　第 7 章③の「5．国際協力の計画・評価手法」では，PCM 手法を用いたマネジメントのツールとして，PDM に触れた。ここでは，実際に JICA がエチオピア連邦民主共和国オロミア州（図1）で実施したプロジェクト事例を紹介する。

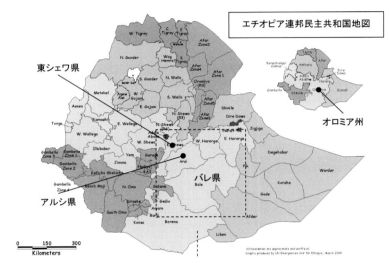

図1　エチオピア オロミア州（東シェワ県，アルシ県，バレ県）地図（文献1）

紹介事例（文献1より抜粋）

プロジェクト名：エチオピア　オロミア州母子栄養改善プロジェクト
国名：エチオピア連邦民主共和国
期間：2008年9月20日～2013年9月20日

背景：エチオピアでは，すべての疾患のうち感染性疾患は実に73.6％を占めており，2008年の5歳未満児死亡原因の約半数（48％）が感染症由来である。また，感染性疾患の原因の主要な要因のひとつとして栄養不良が挙げられる。栄養不良はこどもの死亡原因の3分の1以上の潜在的要因として考えられており，栄養失調がより重症疾患に対してこどもを脆弱にしている。特にエチオピア保健省資料においては，小児死亡の51％が低栄養に起因すると推定されており，栄養不良，特に低栄養が最も深刻な健康問題のひとつに挙げられている。2005年の人口保健調査（Demographic & Health Survey: DHS）によれば，エチオピアの5歳未満児の約半数（46％）が発育障害であると推定されている。従来，エチオピアでは主に急性栄養不良への取り組みを行っていた。これらは短期的効果は得られるものの，慢性栄養不良削減のための持続性のあるメカニズムの構築に向けた取り組みとしては限定的であった。

プロジェクト概要：エチオピア政府は，オロミア州において地域栄養改善（Community-based

242

Nutrition：CBN）アプローチを確立することを通して，母子の栄養状態を改善するための技術協力を日本政府に要請した。この要請に基づき，JICA はエチオピアオロミア州において技術協力プロジェクト「母子栄養改善プロジェクト」を開始した。本プロジェクトは，オロミア州保健局をエチオピア側の主要なカウンターパート機関とし，オロミア州の３県（東シェワ県，アルシ県，バレ県）から10郡を対象地域として，2008年９月より５年間の協力期間で開始された（図１）。また，本プロジェクトはエチオピアの国家栄養プログラム（National Nutrition Program：NNP）の下，関係する保健人材の能力強化を図ることで，地域住民に対する適切な栄養改善サービスへのアクセスを拡大し，対象地域の妊産婦・授乳婦および５歳未満児の栄養不良を低下させることをプロジェクトの主要な目標としている（図２）。プロジェクト終了時評価に用いられた評価項目を表１に示す。本プロジェクトで用いられた PDM について表２に示す。

プロジェクト目標：妊産婦・授乳婦および５歳未満児の栄養不良抑制のための地域予防サービスの強化

1．妊産婦・授乳婦および５歳未満児の栄養不良予防に向けた住民参加の促進
2．保健普及員による妊産婦・授乳婦の栄養不良予防に向けた活動強化
3．ヘルスポストと医療施設間の連携強化
4．地域栄養改善サービス提供強化に向けた州，県，郡レベルの能力強化
5．対象地域内のパイロット地域において効果的なマルチセクター連携の提示

図２　エチオピア オロミア州母子栄養改善プロジェクトの枠組み（文献１より筆者作成）

表１　当該プロジェクト終了時評価に用いられた評価５項目の概説（文献１より抜粋）

評価 5 項目	概　説
妥当性	終了時評価時点での現状・実績に基づいて，プロジェクトの目標（PDM のプロジェクト目標，上位目標）が，受益者のニーズと合致しているか，エチオピア側の政策と日本の援助政策との整合性はあるかといった，「援助プロジェクトの正当性」を検討する。
有効性	終了時評価時点での現状・実績に基づいて，PDM の「プロジェクトの成果」の達成度合いと，それが「プロジェクト目標」の達成にどの程度結び付いたかを検討する。
効率性	終了時評価時点での現状・実績に基づいて，プロジェクトの「投入」から生み出される「成果」の程度を把握する。各投入のタイミング，量，質の適切度を検討する。
インパクト	プロジェクトが実施されたことにより生じる直接・間接的な正負の影響を検討する。終了時評価でのインパクト評価は，評価の必要性・可能性に応じて検証作業を行う。
持続性	援助が終了したあとも，プロジェクト実施による便益が持続されるかどうか，自立発展に必要な要素を見極めつつ，プロジェクト終了後の自立発展の見通しを検討する。終了時評価での持続性評価は，予測・見込みに基づいて検証作業を行う。

※ JICA は2021年度より，これら５項目に「整合性（Coherence）」を追加している。

243

第7章③　栄養政策・プログラムの立案・展開・モニタリング評価

表2　PDMプロジェクトの上位目標，プロジェクト目標，成果，活動の記載例（文献1より筆者作成）

プロジェクト名：エチオピア オロミア州母子栄養改善プロジェクト　　　　　　　　　　　15-Nov-12

カウンターパート：オロミア州保健局（Oromia National Regional State Health Bureau: ORHB）

対象者：合計31名［ORHB：5名，県保健局（Zonal Health Department: ZHD）：6名，
　　　　　郡保健事務所（Woreda Health Office: WorHO）：20名］

直接受益者：対象郡内の5歳未満児と妊産婦・授乳婦

プロジェクト期間：2008年9月20日〜2013年9月20日

プロジェクト対象地域：オロミア州の3県（東シェワ県，アルシ県，バレ県）から10郡

※「検証の手段」および「重要な前提条件」は，終了時評価報告書の内容から推測されるものを筆者が追記したもの。

概要説明	客観的に検証可能な指標	検証の手段※	重要な前提条件※	達成度
上位目標				
対象郡において，栄養不良である5歳未満児と妊産婦・授乳婦の割合が減少する。	1．年齢相応体重Zスコアが，－2未満の5歳未満児の割合が30％以下となる。 2．年齢相応身長Zスコアが，－2未満の5歳未満児の割合が36％以下となる。 3．身長相応体重Zスコアが，－2未満の5歳未満児の割合が9％以下となる。 4．BMIが18.5未満の母親の割合が21％以下となる。 5．貧血である妊婦の割合が22％以下となる。	・ORHBの公文書		5つの指標のうち，達成2つ，未達成2つ，データなし1つ
プロジェクト目標				
対象郡において，5歳未満児と妊産婦・授乳婦の栄養不良の割合を低下させるためのコミュニティレベルの予防サービスが強化される。	1．生後1時間以内に母乳を与えられた2歳未満児の割合 2．6か月間完全母乳育児である乳児の割合 3．適切な時期に補完食を与えられた乳児の割合 4．少なくとも3食品群の食品を与えられた5歳未満児の割合 5．非妊娠期・授乳期より食料摂取量が増加している妊産婦・授乳婦の割合 6．鉄剤を摂取する妊婦の割合 7．保健普及員（Health Extension Worker: HEW）/ボランティア地域保健員（Volunteer Community Health Worker: VCHW）/保健開発員（Health Development Army: HDA）から栄養に関する情報を受けたケアギバーの割合	・ベースライン調査およびエンドライン調査の報告 ・ORHBの公文書	プロジェクトを実施するために必要な予算が確保されていること。	中程度
成果				
成果1：こどもと妊産婦・授乳婦に栄養不良予防に向けた住民参加（活動）が推進される。	1-1．50％以上のケアギバーが，コミュニティでのセンシタイゼーション・ワークショップに参加している。 1-2．95％以上のVCHW/HDAが，定期的な村レビュー会議に出席している。 1-3．VCHWが，地域栄養改善（Community-based Nutrition: CBN）研修を受けている（50世帯に1名）。 1-4．栄養不良予防に向けた効果的なコミュニティ動員や行動変容のためのコミュニケーション（Behavior Change Communication: BCC）モデルのための事例研究（報告書）が作成されている。	・プロジェクト報告書 ・村レビュー会議報告書 ・事例研究報告書	プロジェクト実施期間中，栄養に関する政策的優先順位は変わりません。	中程度
成果2：HEWによるこどもと妊産婦・授乳婦の栄養不良予防に向けた施策（活動）が強化される。	2-1．90％以上のHEWsが，CBN研修を受講している。 2-2．50％以上の2歳未満児が，毎月の体重測定を受けている。 2-3．80％以上の妊産婦・授乳婦が，栄養カウンセリングを受けている。	・プロジェクト報告書 ・研修報告書 ・HEW記録		高い
成果3：HPと医療施設［クリニッ	3-1．ヘルスポスト（Health Post: HP）で合併症を伴う重度栄養不良と特定されたこどもの	・プロジェクト報告書	プロジェクト実施期間中，栄養に関	中程度

【事例2】PDMの例

	指標	入手手段	外部条件
ク，ヘルスセンター（Health Center: HC），病院］間の連携が強化される。	90％以上が，医療施設にリファー（HEWから上位の医療施設への照会・委託に関する適切な指示がこども（家族）に提供）されている。 3-2．85％以上のHPが，HCやWorHOとリファーされた重度栄養不良児への対応について情報交換している。 3-3．95％以上のHEWが，HCやWorHOから技術的監督指導を受けている。 3-4．80％以上のHCに所属するHEWが，CBN研修を受けている。	・HPおよび医療施設記録	する政策的優先順位は変わりません。
成果4：CBNのサービス提供強化に向けた州，県，郡レベルの（行政機関の管理・指導）能力が強化される。	4-1．90％以上のORHB・ZHD・WorHO，HC長などのカウンターパートが四半期ごとのレビュー会議に出席している。 4-2．95％以上のHCがWorHOからの定期的な監督指導を受けている。 4-3．90％以上のZHD・郡保健事務所がCBNマスター研修を受けている。	・プロジェクト報告書 ・レビュー会議報告書 ・ORHBの公文書	中程度
成果5：対象郡内の選択地域（モデルサイト）において，（母子栄養改善に資する）効果的なセクター間連携モデルが示される。	5-1．効果的なセクター間連携モデルが開発され，文書化されている。 5-2．セクター間連携モデルの経験がワークショップを通じて連邦保健省（Federal Ministry of Health: FMOH）や国際機関と共有されている。 5-3．成功モデルの普及計画が立案されている。	・プロジェクト報告書 ・ORHBの公文書 ・FMOH等報告書	中程度

活　動	インプット		重要な前提条件※
	日本側	エチオピア側	
1-1　ベースライン調査（活動4-1）の結果に基づいて，ORHB/ZHD が HEW に対する CBN 研修プログラムをレビュー，改訂する。	・専門家の派遣：延べ16名（長期専門家：6名，短期専門家：10名）	・カウンターパートの配置：合計31名［ORHB：5名，ZHD：6名，WorHO：20名］	経済・治安情勢がプロジェクト活動に影響を与えないこと
1-2　WorHO が，HEW に対してコミュニティ・センシタイゼーション（住民の自主性を尊重しながら，気づきを促し方向性を導くこと）に関する CBN 研修を実施する。			
1-2.5 HEW が，VCHW/HDA に対して CBN 研修を実施する。	・資機材の提供：フィールド活動用車輌3台，自動二輪車11台およびその他プロジェクト活動に必要な機材	・ORHB 内プロジェクト事務スペース	
1-2.6 HEW が，VCHW/HDA を対象とした（CBN に関する）レビュー会議を実施する。			
1-8.5 HEW，VCHW および HDA が，コミュニティを動員し，住民対話（Community Conversation: CC）を運営する。		・プロジェクト事務スペースの水道光熱費	
1-9　ORHB/ZHD が，HEW とコミュニティを結び付けるための効果的な BCC モデルおよび手引きを開発し，その優良事例が文書化されて，FMOH や他の開発パートナーと共有する。	・現地活動費：在外事業強化費	・運営費用の歳出予算計上	
2-1　ORHB/ZHD は，こどもの栄養のための補完食（離乳食）ガイドラインを含む，情報・教育・コミュニケーション（Information, Education and Communication: IEC）教材をレビュー・新規開発する。	・本邦研修：研修員8名（地域に根ざした母子保健栄養技術研修，栄養政策/プログラム管理研修）の受入れ	・その他プロジェクト活動に必要な経常経費	
2-2　ORHB/ZHD が，HEW に対する成長観察促進活動（Growth Monitoring and Promotion: GMP）/栄養教育に関する CBN 研修をレビューする。			
2-2.5 ORHB/ZHD が，HEW が行う GMP/栄養教育に関する定期的な郡レビュー会議のプログラムをレビューする。			
2-3　ORHB/ZHD が，HEW の行う CBN 活動に IEC 教材を効果的に活用する。			
2-4　WorHO と HC が，HEW に対して GMP/栄養教育に関する CBN 研修を実施する。			

第7章③　栄養政策・プログラムの立案・展開・モニタリング評価

2-4.5 WorHO と HC が，HEW とともに定期的な郡レビュー会議をもつ。

2-5 HEW，VCHW および HDA が，2歳未満児の毎月の GMP および妊娠期（至適）体重増加モニタリングを行う。

2-6 HEW が，GMP，地域健康の日（Community Health Day: CHD），産前健診（Ante Natal Care: ANC）や他の地域に根ざした活動を通して，IEC 教材を用いて2歳未満児および妊産婦・授乳婦に対して栄養カウンセリング・教育を行う。

2-7 ORHB が，県および郡の母子保健（Maternal and Child Health: MCH）エキスパートに対して（HEW に対する CBN 研修の）指導者養成研修（Training of Trainers: TOT）を行う。

2-8 HEW が，VCHW に対して CBN 研修を実施する。

3-1 ORHB/ZHD が，急性栄養不良のこどものリファラル（専門医への照会・委託）/フォローアップの現在のガイドライン，研修プログラム，情報システムをレビュー・改訂する。

3-2 コミュニティ，郡，HC が，急性栄養不良のこどものリファラル/フォローアップに関する実施計画を作成する。

3-3 ORHB/ZHD が，こどもの急性栄養不良のリファラル/フォローアップを支援型監督指導チェックリストに統合する。

3-4 HEW と HC の保健従事者が，HP と医療施設間での急性栄養不良のこどものリファラル/フォローアップを推進する。

3-5 ORHB/ZHD が，HC に対する支援型監督指導の研修プログラムを開発する。

3-6 ORHB/ZHD が，（HC が HP に対する）監督指導のプロトコルおよびチェックリストを開発する。

3-7 ZHD が，HC による支援型監督指導の研修を行う。

3-8 HC が，プロトコルにのっとって，HP への支援型監督指導を実施する。

3-9 ORHB/ZHD が，外来治療的食事療法プログラム（Outpatient Therapeutic Feeding Program：OTP）/重症栄養不良児の治療的食事療法ユニット（Therapeutic Feeding Unit：TFU）のカバー率をレビューする。

3-10 ORHB/ZHD が，OTP/TFU を設置する。

3-11 ORHB/ZHD が，HC の保健従事者に対して OTP/重症栄養不良児の TFU インサービス研修を実施する。

4-1 ORHB/ZHD/WorHO/HEW が，ベースライン調査を実施する。

4-2 ORHB/ZHD が，現在のモニタリング/監督指導メカニズムをレビュー・分析する。

4-3 ORHB/ZHD が，HC による（HP に対する）監督指導に使用するプロトコルとチェックリストを開発する（活動3-6と同じ）。

4-4 ORHB/ZHD が，評価結果を文書化し，FMOH や国際機関などの関係機関とワークショップを通じて共有する。

4-5 ORHB/ZHD は，統合リフレッシャー研修（Integrated Refresher Training: IRT）の母子栄養に関する部分について，地域（オロミア州）に適した内容にレビューする。

4-6 ORHB は，プロジェクトの経験を州内で適用させるための計画を策定する。

4-7 ORHB/ZHD が，定期的な（CBN 活動のパフォーマンスについての）レビュー会議を実施する。

246

5-1 ORHB/ZHD が, 農業や教育などの連携すべきセクターを特定する。		
5-2 ORHB/ZHD は, 連携すべきセクターとともに, 家庭菜園および地域で入手可能な食材を使用した補完食の調理実習, 学校保健教育などの効果的な連携モデルを見出す。		
5-3 ORHB/ZHD は, 連携すべきセクターとともに, モデル地域とモデルの実施手順を計画する。		
5-4 ORHB/ZHD は, 連携すべきセクターとともに, 選定したパイロット村でモデルを実施する。		
5-5 ORHB/ZHD は, オペレーショナル・リサーチを通じてモデルをモニター, 評価する。		

文　献

1．国際協力機構エチオピア事務所（2013）．エチオピア連邦民主共和国 オロミア州母子栄養改善プロジェクト 終了時評価報告書．

https://libopac.jica.go.jp/images/report/12126348.pdf（最終閲覧日：2024年8月5日）

略 語 表

ACE	angiotensin converting enzyme	アンジオテンシン変換酵素
AFC	Age-Friendly Cities	高齢者にやさしい都市
AHOP	African Health Observatory Platform on Health Systems and Policies	——
AI	artifitial intelligence	人工知能
AIDS	acquired Immuno deficiency syndrome	後天性免疫不全症候群
ANC	antenatal care	産前健診
ARB	angiotensin receptor blocker	アンジオテンシン受容体拮抗薬
ARV薬	anti-retroviral drug	抗レトロウイルス（抗HIV）薬
ATNI	access to nutrition index	
AUC	African Union Commission	アフリカ連合委員会
BCC	behavior change communication	行動変容のためのコミュニケーション
BF	breast feeding	母乳栄養
BFH	Baby Friendly Hospital	赤ちゃんにやさしい病院
BFHI	Baby Friendly Hospital Initiative	赤ちゃんにやさしい病院イニシアチブ
BFN	Biodiversity for Food and Nutrition	
BMI	body mass index	肥満指数
BMS	breastmilk substitute	母乳代用品
CBN	community-based nutrition	地域栄養改善
CBPR	community based participatory research	
CC	community conversations	住民対話
CCB	calcium channel blocker	カルシウム拮抗薬
CDoH	commercial determinants of health	健康の商業的決定要因
CFS	Committee on World Food Security	世界食料安全保障委員会
CIFF	Children's Investment Fund Foundation	児童投資基金財団
COP	Conference of the Parties	締結国会議
COPD	chronic obstructive pulmonary disease	慢性閉塞性肺疾患
COREQ	consolidated criteria for reporting qualitative research	質的研究報告の総合基準
COVID-19*	——	
CPR Portal	COVID-19 Policy Response Portal	COVID-19政策対応追跡システム
CRS	creditor reporting system	
CSDH	Commission on Social Determinants of Health	SDHに関する委員会
CVD	cardiovascular disease	心臓血管疾患
DAC	Development Assistance Committee	開発援助委員会
DAH	development assistance for health	保健領域に投入される資金
DALYs	disability-adjusted life-years	障害調整生存年
DBM	double burden of malnutrition	栄養不良の二重負荷
DESA	United Nations Department of Economic and Social Affairs	国連経済社会局
DFID	Department for International Development	英国国際開発省
DHS	demographic and health surveys	人口保健調査
DMC	domestic material consumption	国内総物質消費量
DOHaD	developmental origins of health and disease	——
DSFI	dietary sourcing flexibility index	——
EBF	exclusive breastfeeding	完全母乳栄養
EEC	European Economic Community	欧州経済共同体
ENAs	Essential Nutrition Actions	
ENN	Emergency Nutrition Network	
EPA	Economic Partnership Agreement	経済連携協定
FANTA	Food and Nutrition Technical Assistance	
FAO	Food and Agriculture Organization of the United Nations	国連食糧農業機関
FCS	Food Consumption Score	——

249

FFQ	food frequency questionnaire	食物摂取頻度調査法
FIES	food insecurity experience scale	食料不安の経験尺度
FMOH	Federal Ministry of Health	連邦保健省
FPG	fasting plasma glucose	空腹時血糖値
FSS	Food Systems Summit	国連食料システムサミット
FTA	Free Trade Agreement	自由貿易協定
G7	Group of Seven	主要7か国首脳会議
G20	Group of Twenty	主要20か国首脳会議
GAFS	Global Alliance for Food Security	──
GAIN	Global Alliance for Improved Nutrition	
GBD study	Global Burden of Disease study	世界疾病負荷研究
GCNF	Global Child Nutrition Foundation	
GDP	gross domestic product	国内総生産
GFF	Global Financing Facility	
GFLI	global food loss index	グローバル食品ロス指数
GGI	gender gap index	ジェンダー・ギャップ指数
GHI	global hunger index	世界飢餓指数
GIEWS	Global Information and Early Warning System on Food and Agriculture	世界食料農業情報早期警報システム
GNI	gross national income	国民総所得
GNR	Global Nutrition Report	世界栄養報告
HALE	health-adjusted life expectancy	健康調整平均余命（健康寿命）
HbA1c	hemoglobin A1c	ヘモグロビンA1c
HBV	hepatitis B virus	B型肝炎ウイルス
HC	health center	ヘルスセンター
HDA	health development army	保健開発員
HDDS	Household Dietary Diversity Score	
HDR	Human Development Report	人間開発報告
HEW	health extension worker	保健普及員
HGSF	Home Grown School Feeding	──
HIA	health impact assessment	健康影響評価
HiAP	health in all policies	すべての政策において健康を考慮するアプローチ
HiTs	Health System in Transition Reviews	
HIV	human immunodeficiency virus	ヒト免疫不全ウイルス
HLE	healthy life expectancy	健康寿命（健康調整平均余命）
HP	health post	ヘルスポスト
HPL	Health Promotion Levy	健康増進賦課金
HPV	human papillomavirus	ヒトパピローマウイルス
HSS	health systems strengthening	医療制度の強化
IBRD	International Bank for Reconstruction and Development	国際復興開発銀行
ICD	International Statistical Classification of Disease and Related Health Problems	国際疾病分類
ICN	International Conference on Nutrition	国際栄養会議
ICN	International Congress of Nutrition	国際栄養学会議
ICT	information and communication technology	情報通信技術
IDA	International development Association	国際開発協会
IEC	information, education and communication	情報・教育・コミュニケーション
IFAD	International Fund for Agricultural Development	国際農業開発基金
IFPA	indicator of food price anomalies	食料価格の変動指数
IFPRI	International Food Policy Research Institute	国際食糧政策研究所
ILO	International Labor Organization	国際労働機関
IFNA	Initiative for Food and Nutrition Security in Africa	食と栄養のアフリカ・イニシアチブ
IPC	Integrated Food Security Phase Classification	総合的食料安全保障レベル分類
IRB	institutional review board	研究倫理審査委員会
IRT	integrated refresh training	統合リフレッシャー研修
IT	information technology	情報技術
IYCF	Infant and Young Child Feeding	
IYCF-E	Infant and Young Child Feeding in Emergencies	──

JAICAF	Japan Association for International Collaboration of Agriculture and Forestry	日本の国際農林業協働協会
JICA	Japan International Cooperation Agency	国際協力機構
KAP調査	knowledge, attitudes, and practices survey	
LBW	low birthweight	低出生体重
LE	life expectancy	余命
MAD	Minimum Acceptable Diet	
MAM	moderate acute malnutrition	中等度の急性栄養不良
MUAC	mid-upper arm circumference	上腕周囲長
MCH	maternal and child health	母子保健
MDD	Minimum Dietary Diversity	
MDD-W	Minimum Dietary Diversity for Women	——
MDGs	Millennium Development Goals	ミレニアム開発目標
MF	material footprint	マテリアルフットプリント
MICS	Multiple Indicator Cluster Surveys	——
MMF	Minimum Meal Frequency	——
MNPs	micronutrient powders	——
MUAC	mid-upper arm circumference	上腕周囲長
N4G	Nutrition for Growth	成長のための栄養
NAF	Nutrition Accountability Framework	栄養説明責任フレームワーク
NCA	Nutrition Capacity Assessment	栄養に関するキャパシティ・アセスメント
NCDs	non-communicable diseases	非感染性疾患
NGO	non-governmental organization	非政府組織
NNP	National Nutrition Program	国家栄養プログラム
NTD	neural tube defect	神経管閉鎖障害
ODA	official development assistance	政府開発援助
ODK	Open Deta Kit	——
OECD	Organization for Economic Cooperation and Development	経済協力開発機構
OPTIMUS	Online Personal Time and Information management Utility System	
ORHB	Oromia National Regional State Health Bureau	オロミア州保健局
ORS	oral rehydration solution	経口補水液
OTP	outpatient therapeutic feeding program	外来治療的食事療法プログラム
PCM	project cycle management	
PDN	project design matrix	プロジェクト・デザイン・マトリックス
PEFR	peak expiratory flow rate	ピークフロー
PEN	package of essential noncommunicable	——
PHC	primary health care	プライマリ・ヘルスケア
PO	plan of operation	活動計画表
PoU	prevalence of undernourishment	栄養不足蔓延率
PPFI	primary production flexibility index	
PPP	public private partnership	官民連携
PRISM	Presentation Integration SysteM	——
QALYs	quality adjusted life years	質調整生存年
QOL	quality of life	生活の質
RCEP	Regional Comprehensive Economic Partnership	地域的な包括的経済連携
ReSoMal	recommended ORS solution for severely malnutrition	——
RUFs	ready-to-use foods	——
RUSFs	ready-to-use supplement foods	——
RUTFs	ready-to-use therapeutic foods	——
SAM	severe acute malnutrition	重度の急性栄養不良
SBP	systolic blood pressure	収縮期血圧
SCP	sustainable consumption and production	持続可能な消費と生産
SDGs	sustainable development goals	持続可能な開発目標
SDH	social determinants of health	健康の社会的決定要因
SENS	Standardized Expanded Nutrition Survey	標準化拡大栄養調査

SFP	supplementary feeding program	栄養補助プログラム
SGA	subjective global assessment	主観的包括的アセスメント
SGA	small-for-gestational age	在胎不当過小
SNAP	Supplemental Nutrition Assistance Program	補助的栄養支援プログラム
SOFA	The State of Food and Agriculture	世界食料農業白書
SOFI	The State of Food Security and Nutrition in the World	世界の食料安全保障と栄養の現状
SRHR	Sexual and Reproductive Health and Rights	セクシャル・リプロダクティブ・ヘルス／ライツ
SSB	sugar-sweetened beverage	砂糖入り飲料
SSBs	sugar-sweetened beverages	砂糖入り飲料
SUN	Scaling Up Nutrition	
TANF	Temporary Assistance for Needy Families	（米国の）生活保護制度
TFU	therapeutic feeding unit	治療的食事療法ユニット
the APO	The Asia Pacific observatory on Health Systems and Policies	——
TICAD Ⅶ	Tokyo International Conference on African Development Ⅶ	第7回アフリカ開発会議
TOT	training of trainers	指導者養成研修
TPP	Trans-Pacific Partnership	環太平洋パートナーシップ
UHC	universal health coverage	ユニバーサル・ヘルス・カバレッジ
UN	United Nations	国際連合（国連）
UNFPA	United Nations Population Fund	国連人口基金
UNDP	United Nations Development Programme	国連開発計画
UNESCO	United Nations Educational, Scientific and Cultural Organization	国連教育科学文化機構
UNFCCC	United nations Framework Convention on Climate Change	国連気候変動枠組条約
UNFPA	United Nations Fund for Population Activities	国連人口基金
UNHCR	the office of the United Nations High Commissioner for Refugees	国連難民高等弁務官事務所
UNICEF	United Nations Children's Fund	国連児童基金
UNICEF	United Nations International Children's Emergency Fund	国連国際児童緊急基金
UNSCN	United Nations System Standing Committee on Nutrition	国連栄養常任委員会
UNU	United Nations University	国際連合大学
urban HEART	urban health equity assessment and response tool	都市における健康の公平性評価・対応ツール
USAID	US Agency for International Development	米国国際開発庁
USDA	US Department of Agriculture	米国農務省
VCHW	volunteer community health worker	ボランティア地域保健員
VGFSyN	Voluntary Guidelines on Food Systems and Nutrition	食料システム・栄養に関する自主的ガイドライン
VMNIS	vitamin and mineral nutrition information system	微量栄養素欠乏症情報システム
WASH	water, sanitation and hygiene	
WBS	work breakdown structure	作業分解構成図
WEF	The World Economic Forum	世界経済フォーラム
WFC	World Food Conference	世界食糧会議
WFP	United Nations World Food Programme	国連世界食糧計画
WHA	World Health Assembly	世界保健総会
WHO	World Health Organization	世界保健機関
WOF	World Obesity Federation	世界肥満連合
WTO	World Trade Organization	世界貿易機関
10YFP	the 10-Year Framework of Programmes on Sustainable Consumption and Production Patterns	持続的な消費と生産に関する10年枠組みプログラム
YLD	years lived with disability	障がいとともに生きる年数
YLL	years of life lost	失われた生活年数
ZHD	Zonal Health Department	県保健局

※COVID-19：2019年に発生した新型コロナウイルス感染症のことで，coronavirus infections disease, emerged in 2019に由来する。COVID-19自体が正式名称で，略称ではない。

索　引

英　字

Access	*38, 54, 155*
Action	*203, 212*
Availability	*38, 54, 155*
BF	*115, 137*
BMI	*169*
BMS	*115*
BMSのマーケティングに関する 　国際規準	*117*
CDoH	*153*
CFS	*195*
COPD	*96*
COVID-19	*7, 54, 76, 125*
CS	*176*
CVD	*95*
DAC	*230*
DAH	*16*
DALY	*59, 81*
DOHaD説	*53*
EBF	*113*
EPA	*49*
Evaluation	*203, 223*
FAO	*25*
FCS	*177*
FFQ	*173*
food insecurity	*130*
FTA	*49*
G8洞爺湖・サミット	*42*
GBD study	*82*
GHI	*31*
GIEWS	*56*
HALE	*81*
HDDS	*176, 177*
Healthy Cities	*192*
HIA	*152*
HiAP	*151*
HIV/AIDS	*53*
HIV/AIDS流行	*13*
ICD	*79*
Intelligence	*203, 204*
JICA	*166*
JICAの協力戦略	*231*
LBW児	*112*
MDGs	*2*

NAF	*196, 197*
NCDs	*2, 79, 93, 114*
NCDsの現状	*127*
NCDsの予防と管理に関する 　行動指針	*97*
objective	*215*
ODA	*16*
OECD	*17, 230*
One Health	*192*
PCM手法	*232*
PCM手法を用いたマネジメント	*232*
PDCA	*203*
PDM	*233*
PDMの例	*242*
PHC	*4*
plumpy' nut	*137*
policy	*223*
PoU	*28*
QALYs	*59*
SAM	*88*
SAMのアセスメント	*89*
SAMの栄養管理	*90*
SDGs	*3, 130*
SDGsと栄養の関連性	*8*
SDGs目標2	*28, 29*
SDGs目標12	*45*
SDH	*5, 147*
SDH The SOLID FACTS	*149*
SNAP	*74*
SOFAで提示されている指標	*60*
SOFI	*28, 33*
SOFIで提示されている指標	*61*
SSBs	*220*
Stability	*38, 155*
Stunting	*80*
SUN	*202*
SWOT分析	*206, 207*
TANF	*75*
TPP	*194*
UHC	*5, 84*
UHCキューブの概念	*6*
UNHCR	*135*
Utilization	*38, 54, 155*
VMNIS	*56*

WEF	*57*
WFP	*31*
WFP PRISM	*57*
WHO	*2*
WHOコード	*117*
WHOにおける栄養議論	*10*
WTO	*49, 194*
YLD	*81*
YLL	*81*
zスコア	*88, 119, 169*

あ　行

アウトカム評価	*227*
赤ちゃんにやさしい病院 　イニシアチブ	*118*
アクションリサーチ	*219*
アクター	*15*
アクティブ・エイジング	*161*
アデレード声明	*192*
アルマ・アタ宣言	*4*
安全保障政策	*195*
安定性	*38*
医療アクセス	*149*
医療サービス	*5*
飲酒	*96*
インパクトセオリー	*224*
インパクト評価	*227*
失われた生活年数	*81*
ウルグアイ・ラウンド	*49*
栄養計算	*175*
栄養向上のための消費者支援	*48*
栄養向上のための政策	*48*
栄養向上のための農業生産	*47*
栄養サミット	*193*
栄養政策定支援	*54*
栄養政策の位置付け	*191*
栄養政策のフレームワーク	*203*
栄養政策・プログラムの類型 	*213, 214*
栄養説明責任フレームワーク 	*196, 197*
栄養転換	*155*
栄養に関するローマ宣言 	*14, 34, 41, 196*
栄養に焦点を当てた介入	*17*

253

索　引

栄養に配慮したフードシステム
　　……………………………44
栄養に配慮したフードシステム
　　の政策に考慮する10原則…55
栄養のための「コスト」………59
栄養のための行動の10年
　　………………14, 44, 46, 196
栄養評価指標…………………53
栄養不足蔓延率…………28, 30
栄養不良…………………………87
栄養不良のスクリーニング……88
栄養不良の二重負荷…58, 77, 196
栄養不良の三重負荷………126
栄養不良の割合と地域間格差
　　………………………………119
栄養プログラム………………212
栄養問題のマッピング………31
エチオピア……………………242
エビデンス……………………210
エンゲージメント………206, 208
援助資金…………………………16
援助資金割合…………………20
エンタイトルメントアプローチ
　　………………………………36
エンパワメント評価…………230
オタワ憲章……………4, 48, 149

か　行

介入計画………………………216
介入研究と戦略の選択………210
開発援助委員会………………230
科学的根拠……………………210
格差の是正………………………4
学童期の健康・栄養問題……124
陰膳法…………………………174
過体重……94, 119, 124, 126, 144
学校給食…………84, 102, 125
学校給食のカバー率…………84
家庭内の食料分配……………130
がん………………………………96
環境政策………………………194
還元的適応………………………90
感染症……………………53, 79
完全母乳栄養…………………113
環太平洋パートナーシップ…194
がん治療…………………………97
ガントチャート………………218
カンボジア……………………187
官民連携…………………………16
緩和ケア…………………………97

飢餓………………………27, 31
飢餓および栄養不良の撲滅に
　　関する世界宣言……………35
飢餓人口…………………………30
気候変動………………155, 195
気候変動対応型の食料システム
　　………………………………52
気候変動の要因………………157
寄生虫症………………………111
既存の政策の分析……………210
喫煙………………………………96
客観的指標から主観的知覚への
　　シフト………………………38
キャパシティ分析……………209
吸啜刺激………………………113
供給面のフードセキュリティ…35
強靭なレジリエンスを持つ
　　フードシステム……………45
行政構造………………………199
京都議定書……………………193
グアテマラ共和国………166, 185
国レベルの栄養・食事調査…179
グローバル・シンデミック
　　………………………94, 156
グローバルな食料サプライ
　　チェーンの脆弱性…………48
グローバル・パートナーシップ
　　………………………………20
グローバルヘルス…………1, 4
クワシオコル……………88, 89
経済協力開発機構………17, 230
経済的主義……………………198
経済連携協定……………………49
ケーススタディデザイン……227
決定要因分析…………………208
研究倫理………………………183
研究倫理審査…………………183
健康影響評価…………………152
健康格差の社会的要因………151
健康課題のリスク要因………83
健康寿命…………………………81
健康増進賦課金………………220
健康づくりを21世紀へと誘う
　　ジャカルタ宣言………………5
健康的な食事……………………97
健康日本21（第三次）………131
健康の決定要因………………147
健康の社会的決定要因…147, 149
健康の社会的決定要因に関する
　　委員会……………………151

健康の社会的決定要因に関する
　　概念的枠組み……………150
健康の商業的決定要因………153
合計特殊出生率………………133
行動のための枠組み……34, 41
高齢化率………………3, 129
高齢者への栄養支援…………138
ゴールの設定…………………215
国際栄養目標2025……………80
国際機関等のデータベース・
　　報告書……………………180
国際協定…………………………49
国際協力機構…………………166
国際緊急援助…………………52
国際疾病分類…………………79
国際的栄養戦略の決定プロセス
　　………………………………196
国際保健………………………1
国際保健における栄養課題……8
国際保健の変遷………………1
国連食糧農業機関……………25
国連世界食糧計画……………31
国連総会，G7，G20での栄養
　　議論…………………………13
国連難民高等弁務官事務所…135
5歳未満児の健康・栄養改善
　　活動………………………185
5歳未満の死亡原因…………120
個人のライフスタイル………147
個人レベルの栄養・食事調査…169
コスト・パフォーマンス評価
　　………………………229, 240
こどもの肥満・過体重………160
コミュニティエンゲージメント
　　分析………………………205
コミュニティ資本……………205
雇用と労働……………………152

さ　行

災害時のフードセキュリティ…52
最初の1,000日間………………107
財政……………………………198
サステナブル・ディベロップ
　　メント・ボンド……………20
サハラ以南アフリカ…………127
サブサハラ・アフリカ………26
サプリメンテーション………112
差別的な環境…………………125
産業界…………………………24
参照量…………………………135

254

索　引

ジェンダー格差……………131
ジェンダーと健康・栄養問題131
ジェンダー問題……………53
時間の貧困…………………131
事業所給食…………………85
思春期の健康・栄養問題…125
システマティックレビュー211
システム思考………………192
自然環境……………………148
持続可能な開発目標……3,130
持続可能な健康な食事の指針98
持続可能なフードシステム
　……………………………40,44
実行…………………………212
実施の管理…………………218
実施のための計画策定……216
実装研究……………………182
質調整生存年………………59
質的研究と量的研究………205
質的データ…………………182
疾病構造の変化……………1
質問紙による調査…………175
社会環境……………………148
社会的決定要因……………5
社会的排除…………………153
重度の急性栄養不良………88
自由貿易協定………………49
重労働………………………111
出生率の低下………………26
授乳・離乳の支援ガイド…122
需要面のフードセキュリティ35
障がい者への栄養支援……139
障がい調整生存年数……59,81
障がいと共に生きる年数…81
消費者行動…………………154
情報収集…………………203,204
消耗症……………………87,119
食事記録法…………………171
食事摂取基準………………175
食品成分表…………………174
食品のマーケティング規制49
食品廃棄物…………………195
食品ロス……………………48
食物摂取頻度調査法………173
食物選択・食行動に影響する
　諸要因……………………154
食料安全保障………………134
食料援助……………………49
食料支援ツール……………136
食料システム………25,40,154

食料システムの構造的特性…64
食料の安全保障に関するローマ
　宣言……………………34,38
食料の輸出制限……………50
食料不安……………………74
食料へのアクセス…………36
食料優先の視点……………37
女性への栄養支援…………139
女性用トイレの整備………132
初乳…………………………116
新型コロナウイルス感染症…7,54
人権としてのフードセキュリ
　ティ………………………37
人口増加……………………25
人口動態の変化……………2
人新世……………………7,52
心臓血管疾患………………95
身体測定値…………………169
森林保全……………………187
推定飢餓人口………………28
ステークホルダー…………15
ステークホルダー分析……206
すべての政策において健康を
　考慮するアプローチ……151
生活保護制度………………75
生活優先の視点…………37,39
政策…………………………223
政策（事業）の計画………238
政策・プログラムの評価…223
政策やプログラムの計画…214
政治体制……………………198
政治的主義…………………198
成人期の健康・栄養問題…126
生体指標……………………171
政府開発援助………………16
セオリー評価……………224,225
世界栄養宣言………………40
世界栄養宣言と行動計画…38
世界飢餓指数………………31
世界銀行グループ…………191
世界経済フォーラム………57
世界疾病負荷研究…………82
世界食料安全保障委員会…195
世界食料危機………………35
世界食料サミット………34,38
世界食料農業情報早期警報
　システム…………………56
世界人口推計………………27
世界人口の高齢化…………161
世界人口白書………………27

世界の高齢化………………129
世界の食料安全保障と栄養の
　現状……………………28,33
世界貿易機関……………49,194
世界保健機関………………2
セクシャル・リプロダクティブ・
　ヘルス／ライツ…………132
世帯レベルの栄養・食事調査176
ゼロ・ハンガー……………27
前後比較デザイン…………227
ソーシャル・インクルージョン
　……………………………153

た　行

タイド援助…………………50
第2回国際栄養会議………34
太平洋島嶼国………………144
男児選好……………………132
地域の状況を理解するための
　指標………………………58
地域別フードセキュリティ課題
　……………………………57
地域レベルの栄養・食事調査177
地域を知るための情報……178
地球温暖化…………………157
地球にとって健康な食事…162
地球の健康…………………161
チリ…………………………221
低栄養傾向の高齢者の割合の
　減少………………………130
低栄養の身体所見…………171
低出生体重児………………112
低所得国の疾病構造………79
低体重……………………88,119
低・中所得国における NCDs
　の診断と治療……………93
低・中所得国におけるヘルス
　ケアシステム……………84
低・中所得国の健康問題…79
鉄欠乏性貧血………………125
東京栄養サミット…………15
東京栄養宣言………………197
統計資料……………………179
糖尿病………………………95
都市部と農村部……………152
ドナー………………………194
ドナー国……………………15

な　行

二国間援助資金……………17

255

索　引

二重の疾病負荷………………………2
24時間思い出し法…………………172
日本の高齢化…………………………129
入院栄養不良…………………………92
乳児の栄養法…………………………115
乳幼児期の健康・栄養問題………119
乳幼児身体発育曲線………………110
乳幼児に対する不適切な食品の
　　販売促進の終止…………………23
乳幼児への栄養支援………………136
２輪型フレームワーク……………203
人間の安全保障………………………38
妊産婦死亡……………………………112
妊娠期・授乳期の食事……………111
妊娠・授乳期の健康・栄養問題
　　…………………………………107
妊娠前からはじめる妊産婦の
　ための食生活指針………107, 109
認知機能の低下……………………130
妊婦健診………………………………112
妊婦・授乳婦への栄養支援………138
農業・食糧システムのリスクと
　不確実性……………………64, 65
能力向上（持続性）の評価………228

は　行

バイ………………………………………20
曝露……………………………………108
発育阻害…………80, 87, 119, 126
母親の教育レベル…………………132
パリ協定………………………………194
非感染性疾患………2, 79, 93, 114
ビスマルク型…………………………198
肥満………………94, 95, 144, 155
肥満人口………………………………31
肥満の診断基準……………………128
肥満予防プログラム………………221
非無作為割付実験デザイン………227
評価………………………………203, 223
評価計画………………………………240
評価の種類……………………………226
微量栄養素欠乏症情報システム
　…………………………………………56
微量栄養素不足………………………76
貧血……………………111, 114, 126
フードシステム…………………25, 40

フードシステムに関する課題…42
フードセキュリティ…………25, 134
フードセキュリティに関する
　課題……………………………………51
フードセキュリティに関する
　国際的議論…………………………34
物理的・経済的入手可能性…38, 54
プライマリ・ヘルスケア………………4
プラネタリー・バウンダリー
　………………………………………162
プラネタリー・ヘルス………3, 161
プラネタリー・ヘルス・ダイ
　エット…………………………………52
プリシード・プロシードモデル
　………………………………………208
フレイル………………………………130
プロセスセオリー……………………224
プロセス評価…………………………226
紛争影響国……………………………52
米国人のための食生活指針
　…………………………………107, 109
ベバリッジ型…………………………198
ヘルシーダイエット…………58, 63
ヘルシンキ宣言………………………183
ヘルスケアシステム………………153
ヘルスケアの不適切な分配………151
ヘルスシステム………………………199
ヘルスプロモーション………………4
ヘルスプロモーションの定義……48
ヘルス・リテラシー…………………132
貿易・経済政策………………………194
貿易政策………………………………50
補完食…………………………………124
補完食の指標…………………………124
保健医療システム…………………153
保健外交………………………………24
母子栄養に関する世界栄養目標
　………………………………………123
母子栄養の決定要因の概念的
　フレームワーク……………………159
母子健康手帳………………………110
母子保健………………………………13
補助的栄養支援プログラム………74
ホット・スプリング会議………………34
母乳育児成功のための10箇条
　………………………………………118

母乳栄養………………………………115
母乳代用品……………………………115
母乳中の栄養素……………………116

ま　行

マラスムス…………………88, 135
慢性呼吸器疾患………………………96
慢性的な栄養不足……………………28
慢性閉塞性肺疾患……………………96
見えない飢餓…………………………58
みどりの食料システム戦略………193
南アフリカ……………………………220
ミレニアム開発目標……………………1
無作為割付実験デザイン…………227
目標……………………………………215
目標の設定……………………………215
モニタリングと評価………………233
問題分析………………………………205

や　行

優先順位の意思決定………………212
ユニバーサル・ヘルス・
　カバレッジ……………………5, 84
葉酸サプリメント……………………114
要配慮者の健康・栄養問題………134
余剰処理原則…………………………50

ら　行

ライフコースを通じた社会保障
　………………………………………152
ライフコースを通した栄養改善
　………………………………………158
ライフコースを通した健康的な
　老化…………………………………161
リスク分析……………………………211
離乳食…………………………………122
利用可能性………………………38, 54
両側性浮腫……………………………89
量的供給可能性…………………38, 54
量的データ……………………………182
理論モデル…………………216, 217
レジリエンス…………………………37
レジリエンスの７原則………………45

わ　行

ワンヘルス・アプローチ……………52

〔編著者〕 (担当章)

村山 伸子　新潟県立大学人間生活学部教授　第7章②・③

五味 郁子　神奈川県立保健福祉大学保健福祉学部教授　第3章・第5章

坂元 晴香　聖路加国際大学大学院公衆衛生学研究科客員准教授　第1章

須藤 紀子　お茶の水女子大学基幹研究院自然科学系教授　第4章・第6章

水元 芳　中村学園大学栄養科学部教授　第2章・第7章①

国際栄養学
―グローバルな栄養課題とその対策―

2024年（令和6年）9月5日　初版発行

編著者代表　村　山　伸　子
発　行　者　筑　紫　和　男
発　行　所　株式会社　建　帛　社
KENPAKUSHA

〒112-0011　東京都文京区千石4丁目2番15号
TEL（03）3944-2611
FAX（03）3946-4377
https://www.kenpakusha.co.jp/

ISBN 978-4-7679-6224-5　C3047　　　亜細亜印刷／愛千製本所
©村山伸子ほか，2024.　　　　　　　　Printed in Japan
（定価はカバーに表示してあります）

本書の複製権・翻訳権・上映権・公衆送信権等は株式会社建帛社が保有します。
JCOPY〈出版者著作権管理機構　委託出版物〉
本書の無断複製は著作権法上での例外を除き禁じられています。複製される
場合は，そのつど事前に，出版者著作権管理機構（TEL03-5244-5088，
FAX03-5244-5089，e-mail：info@jcopy.or.jp）の許諾を得て下さい。